高水平医疗康复与伤病预防研究

——2018年国家体育总局“优秀中青年专业技术人才百人计划”培养对象运动康复赴美国培训班成果汇编

国家体育总局干部培训中心　编

北京体育大学出版社

策划编辑：吴　珂
责任编辑：田　露
责任校对：吴　珂　井亚琼
版式设计：杨　俊

图书在版编目（CIP）数据

高水平医疗康复与伤病预防研究 ： 2018年国家体育总局“优秀中青年专业技术人才百人计划”培养对象运动康复赴美国培训班成果汇编 / 国家体育总局干部培训中心编. -- 北京 ： 北京体育大学出版社, 2021.4
ISBN 978-7-5644-3422-9

Ⅰ. ①高… Ⅱ. ①国… Ⅲ. ①运动医学—康复医学 Ⅳ. ①R87②R49

中国版本图书馆CIP数据核字（2020）第256385号

高水平医疗康复与伤病预防研究　　**国家体育总局干部培训中心　编**
GAOSHUIPING YILIAO KANGFU YU SHANGBING YUFANG YANJIU

出版发行：北京体育大学出版社
地　　址：北京市海淀区农大南路1号院2号楼2层办公B-212
邮　　编：100084
网　　址：http：//cbs.bsu.edu.cn
发 行 部：010-62989320
邮 购 部：北京体育大学出版社读者服务部 010-62989432
印　　刷：唐山玺诚印务有限公司
开　　本：710 mm × 1000 mm　1/16
成品尺寸：170 mm × 228 mm
印　　张：23.25
字　　数：354 千字
版　　次：2021年4月第1版
印　　次：2021年4月第1次印刷
定　　价：98.00元

编　委　会

前　言

国家体育总局为了加强对“优秀中青年专业技术人才百人计划”培养对象的针对性培养，使其学到美国运动康复理论研究的最新成果，如运动损伤预防诊断、现场处理、运动康复治疗及练习的先进手段和方法，于2018年10月15日至11月4日举办了“优秀中青年专业技术人才百人计划”培养对象运动康复赴美国培训班。

本期赴美国培训班学员共22人，主要是长期在竞技体育运动队的医务人员、科研人员以及在大学中从事康复教育的教师等，涉及射击、乒乓球、田径、赛艇、皮划艇、摔跤、体操、拳击、足球、篮球等项目，由国家体育总局人事司杨新利副司长担任团长。

本期培训班的主要培训地点为美国亚特兰大佐治亚州立大学和洛杉矶VSP（Velocity Sports Performance）训练中心。课程设置合理且前沿性强，围绕运动损伤与康复的各环节和相关领域，采取理论授课与实践演示、现场教学相结合的方式进行。

为了将此次培训成果进行交流和宣传，并为有关职能部门提供咨询参考，我们将学员的培训总结、课堂记录、经验交流编辑成集。本书在编辑过程中，得到了国家体育总局人事司、北京体育大学领导的关心、重视和北京体育大学出版社的大力支持，在此一并致以衷心的感谢。

由于水平有限，书中不当之处在所难免，敬请读者批评、指正。

目　录

学习成果与培训总结

专家讲课记录

科研成果交流

洋为中用、中西合璧，提高运动康复水平，为我国体育健儿保驾护航

——2018年国家体育总局“优秀中青年专业技术人才百人计划”培养对象运动康复赴美国培训班总结报告

国家体育总局为加强对“优秀中青年专业技术人才百人计划”培养对象的针对性培养，经国家外国专家局批准，于2018年10月13日至11月4日举办了“优秀中青年专业技术人才百人计划”培养对象运动康复赴美国培训班。本期培训班分两个阶段进行。国内培训阶段于10月13日至10月14日在国家体育总局干部培训中心进行，国外培训阶段于10月15日至11月4日在美国亚特兰大、洛杉矶两地进行。培训班情况总结报告如下。

一、基本情况

（一）培训目的

了解美国运动康复理论研究的最新成果，学习美国运动损伤的预防诊断、现场处理、运动康复治疗及练习的先进手段和方法。

（二）参训人员

本期培训班共22名学员，学员主要是长期在竞技体育运动队服务的医务人员、科研人员以及在大学中从事康复教育的教师等，涉及射击、乒乓球、田径、

赛艇、皮划艇、摔跤、体操、拳击、足球、篮球等项目。培训班成员见表1。

表1　培训班学员名单

序号	姓名	性别	工作单位	职务/职称	团内分工
1	杨新利	男	国家体育总局人事司	副司长	团长
2	高志青	男	北京市体育科学研究所	副所长	副团长
3	韩文义	男	山东省运动康复研究中心	主任医师	教研组长
4	张彦峰	男	国家体育总局体育科学研究所	研究员	后勤组长
5	高晓嶙	男	国家体育总局体育科学研究所	副研究员	团员
6	李　然	男	国家体育总局体育科学研究所	副研究员	团员
7	周敬滨	男	国家体育总局运动医学研究所	副主任医师	团员
8	梁　辰	女	国家体育总局运动医学研究所	副主任医师	团员
9	安　楠	女	国家体育总局运动医学研究所	研究员	团员
10	石丽君	女	北京体育大学	教授	团员
11	钱菁华	女	北京体育大学	副教授	团员
12	任　杰	男	上海体育学院	教授	团员
13	彭小伟	男	武汉体育学院	教授	团员
14	徐建武	男	北京市体育科学研究所	研究员	团员
15	卢慧敏	男	内蒙古自治区体育科学研究所	副主任医师	团员
16	姜建辉	男	吉林省体育系统运动创伤医院	副主任医师	团员
17	王　晨	女	上海体育科学研究所	研究员	团员
18	薛　亮	男	浙江体育科学研究所	副研究员	团员
19	包信通	男	山东省运动康复研究中心	副主任医师	团员
20	侯晓晖	女	广州体育学院	教授	团员
21	石　红	女	国家体育总局冬季运动管理中心	副主任医师	团员
22	黄文博	女	国家体育总局人事司	主任科员	团员

（三）培训内容

此次培训分国内培训和国外培训两个阶段。国内培训在国家体育总局干部培训中心进行，首先由国家体育总局人事司人才工作处副处长赵正光同志、北京体育大学副校长夏伦好同志进行出国教育，然后参加培训班的学员就自己的研究专项、领域及所取得的成果进行交流。

国外培训的前两周由佐治亚州立大学荣誉学院根据培训班主题统筹安排，第三周由洛杉矶VSP训练中心落实。在美国学习期间，主办方安排了佐治亚州立大学荣誉学院运动康复相关AT（运动损伤防护师）及PT（物理治疗师）等专业人员、VSP团队中经验丰富的AT及PT进行授课。

二、主要特点

（一）培训内容丰富

本次培训以理论教学为主，结合实地考察和实际操作。

理论课内容有运动损伤的治疗和康复原则，身体主要部位（上肢、下肢、腰、髋、头、颈、脸）的损伤及其评估和治疗，运动性肌肉损伤的特征、原因及对运动能力的影响，老年人和运动障碍患者的跌倒预防和运动康复，脑震荡的评估与管理，伤害预防、改善运动和最佳表现的功能性训练策略，淋巴引流在运动恢复中的应用，姿势分析与冬季运动项目的损伤预防，动作分类、技术结构与分析，力量类型、力量训练与准备活动，离心训练——运动表现提升与损伤预防，运动营养与损伤——损伤预防与促进恢复的策略。

实地考察包括参观1996年亚特兰大奥运会主赛场、佐治亚州立大学运动医学场馆、佐治亚州立大学橄榄球赛场、佐治亚州立大学橄榄球队休息室、NBA亚特兰大鹰队主场馆等。

实际操作包括荒木洋平老师带领学员做赛前肌肉激活、拉伸运动，伊藤博士进行皮肤贴扎、弹力带加压演示，米莎老师进行刮痧、电疗演示等。

（二）课程设置合理且前沿性强

课程内容不仅丰富，而且授课者多为一线AT、PT，他们皆能深入浅出地讲解运动康复前沿性知识。

在关于运动损伤评估、治疗康复原则的课上，讲师香农结合运动康复实践，详细介绍了运动创伤康复的基本原则，伤后不同时期（炎症、增殖、再生、成熟）运动康复的技术方法和指导性意见，运动康复力量训练的进阶方法，膝关节的解剖，ACL（前交叉韧带）损伤的机制，ACL术后康复不同时期关节活动度需要达到的标准，力量训练的方法，以及何时逐步加入基础体能与专项技术训练。

在身体主要部位（上肢、下肢、腰、髋、头、颈、脸）的损伤及其评估和治疗方面，由不同讲师详尽地讲解了各部位的损伤及其评估和治疗。约翰逊根据所学和经验讲解了运动队中常见的下肢各关节、肌肉、韧带、骨骼的损伤，香农对头、颈、脸部的常见伤病分别做了讲解，讲解过程中反复强调解剖的重要性，尤为强调伤病发生后的评估，所有措施的实施都是建立在评估之上的，在治疗方面基本以运动康复疗法为主。

在关于运动性肌肉损伤的特征、原因及对运动能力的影响的课程中，克里斯托弗教授指出运动性肌肉损伤是指运动对骨骼肌造成的物理性破坏所导致的长时间肌肉功能受损，显微镜下观察可见规则性肌纤维结构紊乱。按损伤程度可分为Ⅰ度（病灶性损伤，仅5%~15%肌纤维受损）；Ⅱ度（肌组织部分断裂）；Ⅲ度（肌组织完全断裂）。其特征主要表现为肌纤维损伤、细胞骨架破坏、肌三联管破坏、延迟性肌肉酸痛（DOMS）和肌力下降。骨骼肌运动性肌肉损伤引起的肌力下降需要5周时间才能完全恢复；肌肉损伤发生的时间点为进行不熟悉的技术动作（如新的技术动作）或增加运动负荷时；离心收缩是最主要的引起肌肉损伤的因素。肌肉损伤初期的力量丧失与收缩蛋白含量减少关系不大；肌肉损伤后3~5天收缩蛋白含量减少50%，5~14天时减少20%，提示肌力的后期恢复与收缩蛋白含量的恢复有关。胫骨前肌损伤后7天应用伽马射线照射抑制卫星细胞，可以影响正常的肌肉损伤恢复过程，提示卫星细胞在肌肉损伤恢复中具有重要作用。JPH（junctophilcion，膜耦联的关键蛋白）可以影响钙离子释放，动物进行肌肉离心收缩训练后出现 JPH1和JPH2减少，提示与肌力下降有关。在影响运动能力方面，肌肉损伤会在训练后使肌力、做功能力、肌肉活化等能力下降，更容易出现肌肉错误动作；在药物治疗方面，NSAIDs（非甾体类消炎药物）可以减少损伤后巨噬细胞的聚集，减少炎症反应，在损伤初期有助于损伤恢复，但随着时间的延长，效果下降。NSAIDs实际上阻碍了炎症反应，不利于肌力的后期恢复。实验显示：机体对肌肉损伤具有自体适应能力，建议最好不服用NSAIDs，而是通过自身机制修复损伤。但如果损伤发生在肌腱，可以适当服用，以减少应力性骨折的发生；肌肉损伤后进行跑步训练有助于损伤恢复和肌肉重建；肌肉损伤后，训练会加重慢性炎症反应风险，损伤发生后周围肌肉会发生代偿，改变运动的力线，导致新的损伤风险。

在老年人和运动障碍患者的跌倒预防和运动康复方面，杨锋副教授指出跌倒会引起生理、心理、经济、社会问题，在大量实验数据的基础上，他发现动态步态稳定性是导致滑倒及绊倒的关键因素。筛选跌倒的高风险人群，开发干预措施，可以减少和避免跌倒的发生。采用扰动训练和振动训练的干预策略就大大减少了跌倒的概率。

在脑震荡的评估与管理方面，阿曼达·霍金斯女士指出脑震荡是指外力冲击所引起的大脑功能受损的复杂的病理生理过程，主要是大脑受到直接或间接的外力作用，导致的神经系统暂时受损，虽然95%的脑震荡案例不会发生意识丧失，但最终危害往往无法预测。因此，评估显得尤为重要，评估通常包括几个部分：①对脑震荡程度的分级检测；②心理、生理的平衡测试；③对神经认知的评估。现场评估应该详尽记录：①运动员发生脑震荡的原因；②撞击力的大小；③是否伴随着意识的丧失；④丧失意识的时间有多久；⑤是否有记忆的缺失；⑥之前是否出现过脑震荡。良好的对脑震荡的评估及管理能够起到更好的预后效果，避免运动员发生长期的脑震荡损伤。

关于淋巴引流在运动恢复中的应用方面，劳拉·阿博特教授指出，淋巴引流对运动员恢复的好处包括：减少肌肉紧张；帮助运动员监测肌肉张力；促进放松；减少肌肉高渗性；增加动作范围；改善软组织功能；支持从瞬时免疫抑制状态中恢复；支持高强度运动后心率变异性和舒张压的恢复；减少运动后肌肉僵硬和疲劳；提高运动表现；减少延迟性肌肉酸痛；与主动恢复相结合，是使运动员在后续运动（比赛）中保持最优运动表现的有效干预手段；减少运动后血清肌酸激酶浓度；减少肿胀；减少呼吸模式障碍；提升运动成绩；定期接受按摩可能有助于预防受伤。在比赛间歇，通常只对运动员在比赛中使用的身体区域进行淋巴引流。如果上午比赛，下午或晚上还有比赛，其间可以进行全身的淋巴引流。在不同比赛日之间可以进行全身淋巴引流。要提醒运动员喝大量的水，以促进循环，利于毒素排出。

在伤害预防、改善运动和最佳表现的功能性训练策略方面，彼得博士指出人体运动系统是一个非常复杂的系统，各个组成部分肌筋膜、神经、肌肉和关节之间相互关联、相互依赖，只有当所有组件功能最优时才存在人体运动系统的最佳神经肌肉效率。利用FMS（功能性动作筛查）可以及早发现运动员的结构和功能异常，并且及早进行纠正性训练，进而预防运动损伤。故教练员、体育医务人员、PT、体能教练等密切合作，有助于运动员保持身体健康、获得运动的最佳表现、预防运动损伤。

在动作分类、技术结构与分析方面，荒木洋平作为AT主要从生物力学、生理学和解剖学的角度讲解如何分解动作，与运动医学团队进行交流，一起帮助运动员进行有效而安全的恢复。他指出动作分为5个大类：基本姿势、转换、连接、变向、衡量维度，并详尽分解了这5种动作，这对确诊伤病意义很大。

荒木洋平在力量类型方面指出，力量不仅仅是指运动员能够举起的重量，而运动员需要多少力量，取决于运动专项。如果运动专项需要保持稳定性，就必须要有力量。动作很慢的对抗，需要较大的最大力量速度；跳得更高，取决于更大的速度力量。临近赛季时，需要更多的专项力量。力量类型在伤病的预防和治疗方面的意义为：80%的非接触性伤病都是在离心期发生的，如果没有基本的离心力量，就不能协调其他。

荒木洋平在力量训练与准备活动课上首先带领大家复习了人体关节链理论，为加深印象，荒木洋平还带领大家进行了准备活动的实践练习。SMR（利用泡沫轴进行的自我肌筋膜放松）是用练习者自身重量与泡沫轴相互作用产生的压力放松肌肉及筋膜等软组织的方法。同时，他着重介绍了利用泡沫轴放松小腿三头肌、股四头肌、腘绳肌、臀肌、大腿内收肌等主要肌群的方法。

在运动恢复系统方面，肯·维克指出运动恢复在美国依然是一个存在争议且复杂的问题。身体可以做到自我恢复，但需要采取相应措施帮助其恢复。一般来说，身体恢复包括四个过程，即中枢神经系统的恢复——充电，组织结构的恢复——修复，运动生理的恢复——重塑，精神层面的恢复——重生。但同时，特殊的情况需要进行有侧重的恢复，运动员会经常遇到旅行中的疲劳，包括时差等问题，而这些问题的解决主要是需要消除睡眠和中枢神经系统的疲劳，以及改变由于疲劳带来的免疫力降低的情况。对于时差问题有两种解决方法，即提前较长时间到赛区和临近比赛到赛区。如果有较长的时差，第3～7天是受时差影响最严重的时间段。免疫系统的恢复往往需要医学的帮助，因此，预防疾病的产生是关键，比赛前期增强机体免疫力至关重要。

在运动营养补充与损伤方面，克里斯·威尔金斯指出良好营养可提高运动表现，预防伤病，且运动营养并非只有短期效应。建立简单有效的营养学方法和饮食习惯：慢吃，只达到80%饱腹感；摄入足够的蛋白质；每餐食用蔬菜；摄入优质脂肪、天然碳水化合物等。在伤病早期，炎症的控制需要减少ω-6脂肪酸的摄入，增加ω-3脂肪酸的摄入，同时降低炎症反应的营养物品还有姜黄素、大蒜、菠萝蛋白酶等；重塑期不可缺少维生素A、维生素B、维生素C、维生素D及铜、锌等微量元素，还要补充精氨酸、谷氨酰胺，这些物质皆有加速恢复过程、促进胶原积累的作用。

（三）学员深入交流

本期培训班为22名学员提供了交流学习的机会。由于学员的工作单位、职业、专业、研究领域不同，在学习过程中往往对同一问题的观察、思考角度不同，有各自独到的见解，体会、经验也有着各自鲜明的特点，培训中，学员们一方面积极与授课专家进行交流，一方面相互沟通、相互切磋、相互启发、共同提高。尤其是不同学科学员的沟通可以互通经验，互通有无，每个人都对今后如何更好地服务于竞技体育有了新的理解。培训班学员一致反映，通过相互交流，自己获得了大量的信息，增长了知识，拓展了思路，提高了对所从事运动项目和研究领域的认识。此外，培训班既有“百人计划”的培养对象，又有国家体育总局负责体育人才培养、培训工作的职能部门的相关负责同志，培训期间的深入沟通，使大家增进了对彼此工作的了解，有利于进一步增强体育人才培养的针对性和有效性。

（四）培训管理规范

本期培训班由国家体育总局人事司主办，国家体育总局干部培训中心承办，学员从报到的第一天到培训班结束，始终严格遵守教学管理、学风建设等各方面的管理制度和程序要求。同时，培训班还有严格、有效的学员自我管理、自我服务的机制，如成立了教研组，专门负责撰写培训总结、整理汇总课堂笔记、落实培训班各项工作和要求、组织各项学习考察活动；成立了后勤保障组，专门负责培训中的安全、人员、行李管理等事务，这些具体措施有效地保证了培训班的学习秩序和培训质量。

三、主要收获

（一）学习、借鉴美国在运动康复领域的先进之处

通过为期3周、奔波于亚特兰大和洛杉矶两地的培训，学员们了解了当前美国运动康复领域的发展现状和先进性。

在此次培训中，亚特兰大佐治亚州立大学的授课老师以AT为主，洛杉矶VSP训练中心的授课老师以体能教练为主，他们的日常工作都是围绕运动损伤的预防、处理、康复和训练展开的，只是工作重点不同。在运动队中，教练是主导，运动员是核心，医生、AT、PT、营养师、体能教练之间有基本的共同语言、工作流程、测试评价、资料记录规范，因此他们能够相互协同，这一点值得我们借鉴。但如VSP训练中心总监肯·维克所说，他们派出的体能教练和PT的水平也是参差不齐的，他们正在打造自己的体系，规范操作流程，从而让团队发挥最大作用。我国竞技体育有自己的特点，有举国体制的优势，同样可以建立起复合型团队，团队的负责人不但要对项目有深刻的认识，同时也要有良好的协调沟通能力，能使不同学科、不同职能的人员协同配合，从而保障运动员的损伤康复和科学训练。

（二）在运动康复专业方面的收获

此次培训，学员们在运动康复专业方面获得如下收获。

（1）运动康复与临床医学康复是有很大区别的。临床医学康复的目标是实现身体康复，使残疾人和伤病员能融入社会，改善生活质量，进行有意义的家庭生活和社会生活。运动康复主要考虑的是恢复正常训练、提高运动成绩和参加比赛的问题。通俗地讲，使受伤运动员恢复到损伤前的竞技水平或机能状态，并缩短康复期，是运动康复的目的。因为两者目的不同，在康复各阶段要求就不同，康复的手段也不同，运动康复不再只局限于疼痛的解除。鉴于我国现行的队医模式不会在短期改变的情况，我们有必要对相关队医进行相应的运动损伤防护方面的培训，在尽量短的时间里使队医的治疗与体能的恢复相衔接。

（2）运动康复包括运动损伤与疾病的预防、评估、急救、治疗、康复（含康复性体能训练）等方面。其中，对于康复性体能训练，虽然我国的运动康复工作者在2008年北京奥运会时已经提出相关建议，但在运动队中，尤其是受伤运动员康复中没有得到重视，仍然是重症状治疗，没有针对损伤原因的处理和对薄弱环节的加强。如果能把运动康复的几个方面都处理好，损伤和训练、康复和训练就并不矛盾，康复可以防止损伤，并促进训练，提高运动表现。

（3）运动损伤康复需要恢复动作模式，也要关注姿势和形态。骨骼与肌肉系统中最重要且基本的功能就是动作，一般来说，连续的肢体活动会被视为动作，体育的本质是动作。而没有动作的静止状态，则会被视为姿势。然而，如果把姿势视为一个与运动系统整体功能无关的独立因素，则将犯下根本性的错误。但实际康复中往往忽视了错误姿势的影响，如上、下交叉综合征会影响骨骼系统的负荷最佳化，使拮抗肌之间产生不平衡的力，从而使身体内部系统不能达到负荷最佳化，产生运动损伤的风险。

（三）对我国运动康复领域未来发展的建议

（1）加强运动损伤的预防体系建设，建立与运动员相关的测试评价数据库和追踪系统。我国人口虽达14亿，但体育人口或经常参加体育锻炼的人口比例，官方统计结果，无论是1996年的31.4%，还是2002年的33.9%，抑或2008年的37.1%，均略显空洞。实际上，我国的体育人口，如果不算在校学生，就连10%都达不到，专业运动员更是少之又少，这也是现在运动员难选的原因之一。然而，面对如此窘况，从市级体校到省级专业队，再到国家队，目前都没有建立关于运动员身体状况、伤病记录、常规测试及评价数据的档案，更谈不上追踪系统了。预防不力，会导致伤病增多，使国家队很多项目出现断层。为了中国体育的更快、更高、更强，亡羊补牢，为时未晚，运动员相关测试评价数据库和追踪系统的建立已迫在眉睫。

（2）根据项目的运动损伤特点，总结有效的运动康复手段和方法，进行推广。运动项目不同，技术特点就不同，运动损伤的特点也大不同，为了减少伤病发生，使运动员在受伤后能快速恢复，专业的医生、AT、PT与教练员需要通力合作，吸收国外先进理念，结合中医理论，针对不同伤病建立一种相对效益化、规范化、标准化的运动康复方案，并使其易学、易推广。

（3）结合项目运动特征，将康复与体能相结合，形成康复体能一体化。肢体同一部位在不同运动项目中，伤病发生的规律、特点也不一样，所需体能也不同。而伤病的发生与体能水平息息相关，这就要求医生、PT对运动员所从事的运动项目有透彻的了解，让康复与体能训练有机结合、同时进行，最终让运动员早日回归赛场。

（四）对“百人计划”及专业技术人才培训课程设计、课程内容设置等方面的建议

本次培训让学员了解了美国高校体育中运动康复的现状和运动康复在市场中的运作，国家体育总局人事司和干部培训中心的安排是有针对性的。因为培训时间只有3周，非常短暂，建议今后的培训更加明确化和有针对性，如PT的特色手法治疗、AT的纠正性训练和运动性肌贴的贴扎技术等，一方面加强交流，另一方面让学员获得该治疗技术原始所在地的认证，和国内的培训有所区别。同时，也可以请美国运动医学学会或相关领域的专家针对运动康复发展的前沿问题集中进行培训，从而体现培训的层次。

四、结语

美国之行让我们了解了美国运动康复理论研究的最新成果，学习了美国运动损伤的预防、诊断、现场处理、运动康复治疗及练习的先进手段和方法，达到了出国之前国家体育总局的预期目标。洋为中用，相信全体学员都会把这3周在美国所学的知识很好地吸收、消化，与传统中医相结合，进一步细化中医之优势，提高我国的运动康复水平，将之做大、做强，为我国体育健儿保驾护航，让他们在以后的奥运会和冬奥会上取得更优异的成绩。

学习成果
与培训总结

中西结合，理论与实践并重

北京体育大学　石丽君

作为一名运动人体科学专业教师，我非常有幸参加了国家体育总局人事司主办、国家体育总局干部培训中心承办的2018年“优秀中青年专业技术人才百人计划”培养对象运动康复赴美国培训班。整个美国培训分为两个阶段，前一阶段（2周）在亚特兰大，主要是有关运动损伤康复的理论学习与实践，后一阶段（1周）在洛杉矶VSP训练中心，进行了有关运动表现的理论学习和实操训练。

本次培训安排得非常紧凑，每节课都由专业教师进行精心讲授，内容涉及运动员损伤治疗和康复的原则，头、面部及颈部损伤的评估与治疗，运动损伤应急预案，运动导致的肌肉损伤的特征、原因及其对运动表现的影响，跌倒预防与运动康复，脑震荡的识别与处理，运动医学贴扎术，运动员康复的淋巴引流，冬季项目损伤预防的姿态分析，腰和髋损伤的评估，上肢的解剖、损伤、评估和康复，VSP训练中心的康复系统、力量分类、离心训练、运动恢复系统等。

3周的培训使我收获颇丰，我对美国的运动康复领域有了初步的认识和了解，以下是我的几点体会。

一、美国运动康复研究的系统性：基础和实践并重

聆听了佐治亚州立大学运动与健康学院肌肉生物学实验室的克里斯托弗教授的课程，我对其在基础和实践方面的联合研究颇有感触。教授主要研究领域为运动导致的肌肉损伤，他与我们就运动导致的肌肉损伤的特征、原因及其对运动表现的影响进行了系统而深入的探讨。

运动性肌肉损伤是运动对骨骼肌造成的物理性破坏所导致的长时间肌肉功能受损，显微镜下观察可见规则性肌纤维结构紊乱。按损伤程度可分为：Ⅰ度（病灶性损伤，仅5%~15%肌纤维受损）；Ⅱ度（肌组织部分断裂）；Ⅲ度（肌组织完全断裂）。其中Ⅱ度和Ⅲ度会有明显痛感。Ⅰ度肌肉损伤中，比较严重的是出现横纹肌溶解，特别是不经常运动的人群在首次运动后容易出现。肌肉溶解释放的毒素进入血液循环，可能引发心衰或肾衰。每年美国在赛季开始时都会有大量横纹肌溶解的病例产生。

克里斯托弗教授实验室的运动诱导肌肉损伤模型涉及人体和动物两种。人体实验模型，即让人在跑步机上进行下坡跑，诱发股四头肌和腘绳肌损伤。动物实验模型，即通过电刺激小鼠下肢肌肉（在体），进行1次、50次至150次肌肉等长离心或向心收缩，造成不同程度的骨骼肌损伤。

基础研究方面，该实验室深入探讨了肌肉损伤后的肌力下降的可能原因和特征。运动神经元传出神经冲动至肌细胞，刺激肌细胞的肌浆网释放钙离子，胞浆内钙离子浓度升高则可诱发肌丝滑行，肌肉收缩。其中RyR（兰尼碱受体）和 FKBP12蛋白为重要的钙离子释放通道蛋白及其辅助蛋白。运动性肌肉损伤的特征包括肌纤维损伤、细胞骨架破坏、肌三联管破坏、延迟性肌肉酸痛和肌力下降。该实验室的动物实验显示，骨骼肌运动性肌肉损伤引起的肌力下降需要5周时间才能完全恢复。肌肉损伤一般发生在进行完全不熟悉的技术动作，如新的技术动作或增加运动负荷时；其中，离心收缩是最主要的引起肌肉损伤的原因。肌力产生与钙离子浓度的关系为：钙离子浓度的增加会使肌力和做功能力也随之增加。

研究发现：肌肉损伤初期的力量丧失与收缩蛋白含量减少关系不大。肌肉损伤后3~5天，收缩蛋白含量减少50%，5~14天时减少20%，提示肌力的后期恢复与收缩蛋白含量的恢复有关。损伤后7天对胫骨前肌应用伽马射线照射抑制卫星细胞，可以影响正常的肌肉损伤恢复过程，提示卫星细胞在肌肉损伤恢复中具有重要作用。近期该实验室研究还发现：JPH可以影响钙离子释放；动物进行肌肉离心收缩训练后出现 JPH1和JPH2减少，提示与肌力下降有关。

克里斯托弗教授实验室的系列研究发现在引起肌力下降的主要原因中，在肌肉损伤早期，物理损伤占10%，神经肌肉传导下降为主要原因；随着时间延长，在恢复后期，收缩蛋白含量下降及恢复的情况起到更大作用。

在上述机制研究的基础上，该实验室还利用人体实验探讨了肌肉损伤对运动能力的影响。例如，未经历过跳箱等超等长训练的运动员首次进行此类训练时，均出现明显的肌肉损伤症状，3天才能恢复跑步训练，1周后才能完全恢复。因此，建议在日常体能训练中例行安排一些离心训练，使运动员逐步适应这种训练。研究显示，肌肉损伤会在训练后影响肌力，肌肉做功、肌肉活化等能力均会下降，相较于肌力下降，更容易出现肌肉错误动作。对未训练肌肉的影响，研究显示：跑台训练在引起伸膝肌功能下降的同时，使屈臂肌在训练后第2天也出现了功能下降，可能的原因是神经激活能力下降；进行30分钟下坡跑实验，峰值力矩在训练后即刻和2天后分别下降18%和10%；肌肉损伤2天后进行强度为65%VO_2max（最大摄氧量）的跑台训练时，能量消耗增加6%，提示对未训练肌肉亦存在影响。

该实验室还从药物治疗方面探讨了是否需要对肌肉损伤进行NSAIDs治疗。NSAIDs主要用于减少损伤后巨噬细胞聚集，减少炎症反应。研究显示，NSAIDs在损伤初期有助于损伤恢复，但随着时间延长，效果下降。NSAIDs实际上阻碍了炎症反应，不利于肌力的后期恢复。人体实验显示，机体对肌肉损伤具有自体适应能力，建议最好不服用NSAIDs，而是通过自身机制修复损伤。但如果损伤发生在肌腱，可以适当服用，以减少应力性骨折的发生。

克里斯托弗教授实验室的研究基础与实践并重，采用动物实验进行在人体上无法进行的机制研究，同时又将基础研究成果应用于人体实践研究中，只有这样，才能深入促进运动康复研究的深远发展。

二、美国运动康复研究的长期性和深入性：看似简单，实则不易

佐治亚州立大学运动与健康学院杨锋副教授在其讲座“老年人和运动障碍患者的跌倒预防和运动康复”中为我们讲授了他近年来在此领域的研究进展。跌倒常引起许多严重的医学和社会问题，1/3以上的老年人每年至少跌倒一次，1/3的MS（多发性硬化）患者每月经历一次以上的跌倒，超过1/3的创伤性脑损伤是由跌倒引起的。跌倒会引起生理、心理、经济和社会等诸多问题。因此，

其研究目标就是为老年人和患有运动障碍（MS和中风）的个体提供新型、便捷、有效的摔倒预防方案。基于此研究目标，杨锋副教授为我们详细介绍了其研究的思路和方法。第一步，筛选跌倒的高风险人群；第二步，找出有效的循证的预防跌倒的方案；第三步，开发防护设备以减少和避免跌倒损伤。经过跟踪测试，在大量实验数据的基础上，杨锋副教授发现动态步态稳定性是导致滑倒及绊倒的关键因素。继而，其研究团队从生物力学角度，采用计算机仿真和步态分析深入探讨了扰动训练和振动训练对跌倒的预防作用及其机制。

不仅是杨锋副教授的研究，还有许多其他运动康复领域的研究者，都在一个固定的研究方向，进行长期而深入的研究，看似简单的问题，实际能挖掘出很多深层次的机理，获得更多启发，拥有更好的研究思路，继而又能开发出更加便捷高效的康复设备，这样的研究思路也十分值得我们借鉴。

三、美国运动康复的专业化：分工明确，分支精细

美国现有的运动康复体系包括医生、PT、AT。运动场地的急性处理由长期随队的AT完成。医生一般是在运动损伤之后做出最主要的诊断，开出康复建议性处方，交给PT处理。医生更注重的是病理检查和评估，包括必要的影像检查，决定是否手术或是否需要康复治疗等。

PT主要考虑的是评估和解决功能障碍与活动受限问题。因为需要医生处理的病理问题已经由医生做出决定，PT则主要是帮助解决术后或不需要手术处理的问题，帮助运动员尽快恢复身体活动与专项运动能力。具备专家资质的PT对基础知识的掌握十分扎实，对患者功能障碍所涉及的解剖学及生物力学十分明了，从询问、检查到治疗的针对性极强。他们也会考虑和了解损伤的病因病理，以把握康复的操作进程与强度等。PT注重的是功能评估，尤其是人工的功能评估，较少采用影像检查等手段。无论是普通患者还是运动员，无论是熟悉的患者还是陌生的患者，都要对其进行功能评估，这是下一步治疗的依据，也是个体化治疗原则的基础。在运动损伤防治中，功能评估尤为重要。除了初始评估和治疗结束评估外，患者作为特殊群体需参与休闲或竞技运动，对自身功能要求高的，还需在治疗过程中或根据患者需求进行定期评估。评估结果反映患者当前功能状态，既是对前一阶段治疗疗效的评价，也为下一阶段治疗提供参考。PT以此检验自己的治疗策略，决定是否调整原有计划。在PT完成功能障碍的评估与恢复后，甚至是同时，AT会介入，进行以功能为主的后续康复训

练，进一步帮助运动员恢复运动能力，并最终重返运动场。他们经常需要到现场进行贴扎、按摩、牵拉，帮助运动员进行热身活动、康复训练等。

随着康复医学的新发展，特别是新技术的实现让康复医学的专业分支结构不断完善和精细，康复医学的专业化更强，专业研究更深入。我国的运动康复领域在专业化、系统化方面还需要进一步细化深入。

四、美国运动康复的整合思路：从以肢体活动为主到以目标功能为导向的全身性整体康复

传统的运动康复仅局限于肢体活动的恢复，而忽视了人的整体性和社会属性。目前，美国运动康复的理念非常重视人体本身的统一性和完整性。加之，新技术的应用让运动康复不再局限于传统的“头痛医头、脚痛医脚”的局部治疗模式，而是让患者从单纯的以肢体活动为主的被动运动进入以功能训练为中心的主动运动，以提高其功能水平和活动能力，并从生理、心理和社会功能等方面进行整体康复，使患者生活质量达到尽可能高的水平，以重返社会，实现真正的全面康复。

五、小结

本次学习收获颇丰，通过3周安排紧凑的运动康复课程，我对美国的康复医学专业有了初步的认识，也对美国运动康复的体系有了一定了解。中国的运动康复虽然起步较晚，目前也并不完善，但是，这是一个非常有前景的学科领域，在今后的发展过程中还需要借鉴国外该领域所长，发挥我国优势，中西结合，理论与实践结合，提升专业化水准，提倡以功能康复为主的康复思路，从而加快我国运动康复事业的全面深入发展。

他山之石，可以攻玉

山东省运动康复研究中心　包信通

2018年10月15日至11月4日，国家体育总局“优秀中青年专业技术人才百人计划”培养对象运动康复赴美国培训班一行22人，在美国亚特兰大市和洛杉矶市接受了为期21天的运动康复专业培训。在培训过程中，美国佐治亚州立大学运动与健康学院及洛杉矶VSP训练中心的各位专家给我们全方位呈现了当前美国专业运动康复界主流的运动损伤防护、评估及康复流程以及诸多先进理念、知识和技术，自感受益匪浅，现总结如下，以期在运动康复的工作中融会贯通。

20多天的培训，内容涉及运动损伤的预防、评估、治疗、康复训练等各个方面；我们实地考察了美国职业运动队的体能训练、运动防护、治疗的场所，了解了相关的设施、仪器；观摩了围绕着为运动员提供医疗保障的组织架构和工作流程，专家们为我们从运动康复的角度展示了美国当前体育运动发展的水平。

一、运动康复与体育运动关系方面的理念

在美国的竞技体育方面，工作的核心仍然是运动员成绩的提高，AT、PT、体能教练、运动心理咨询师、营养师、队医都是围绕着运动员训练和竞赛能有优异的运动表现来开展工作的。科学化训练的程度越高，各个环节的分工越细致，团队组成方面的优势就越能展示出来：AT负责运动员训练前的热身和贴扎、训练中的保护和紧急救护、训练后的恢复；PT负责运动员伤病后的手法治疗及物理治疗；体能教练或运动表现教练负责体能训练以及伤后恢复性训练；运动心理咨询师负责运动员的心理疏导；营养师负责运动员的营养搭配和摄入

计划；队医负责伤病的治疗及全部医务的主导工作。这对我们来说，是一个需要学习的重要方面。而且他们整个团队虽然分工明确，但并不是各自为战，而是非常重视沟通和合作，大家围绕着训练、比赛和康复统一认识，分工协作，各司其职。

美国体育运动全民参与度相当高，还有职业化的特点，各个运动项目都有广泛的群众基础，我们耳熟能详的美国职业篮球联赛在美国民众中的影响力仅仅排在第三位，前两位的棒球运动和橄榄球运动有着更高的群众参与度。同样，与运动伤病防护、康复相关的工作也呈现高度的职业化、专业化、市场化。各种围绕着体育运动伤病处理及科研的机构积极地发挥着作用，也为整个运动康复的研究和发展奠定了深厚的基础。

回顾所有的培训内容，我们不难发现，美国当前运动康复的理念越来越趋向整体观。比如，在运动康复的原则方面，重视结构与功能的统一，重视运动系统结构的全面平衡，如强调关节的活动度和机体的柔韧性，强调发展肌肉力量与耐力，重视训练与康复结合促进机体的适应性的理念，这些对运动员重返赛场都非常重要。他们还强调本体感觉协调性和灵敏性，也重视伤病在心理及情感层面的康复。

从宏观训练到微观变化，都有专门的研究，比如佐治亚州立大学运动与健康学院肌肉生理实验室的克里斯托弗教授，专门从事骨骼肌损伤的微观研究，这项研究对科学训练、伤后康复都具有无比重要的指导意义。他通过动物实验和人体实验向我们明确地展示了骨骼肌损伤的镜下表现、损伤机理和原因、损伤后的风险和影响。把这些研究理解透彻了，在训练中就会准确地减少甚至避免骨骼肌损伤，加快伤后康复的进程，从而提高训练的效率。如他的研究表明：在引起肌力下降的3种主要原因中，在肌肉损伤早期，物理损伤占10%，神经肌肉传导能力下降为主要原因；随时间延长，在恢复后期，收缩蛋白含量下降及恢复的情况起到更大作用。

二、运动损伤相关的基础知识

此次培训，佐治亚州立大学运动与健康学院的教授们专门带领我们系统地回顾和复习了很多知识性的内容。

通过培训，我们了解到在美国的运动队中，无论是队医还是PT、AT，常见的运动损伤种类及表现、运动系统相关解剖结构等知识都非常扎实，并且对常见损伤的评估、处置及后续的康复都有规范的流程。

在运动与健康学院，我们复习过的主要内容包括上肢损伤的评估与治疗和下肢损伤的评估与治疗，授课老师比较详细地对上、下肢主要关节的解剖结构、常见的损伤及症状表现、产生原因、治疗及康复进行了讲解。下面以膝关节为例进行总结，因为其更加具有代表性。

（一）骨骼系统

膝关节的骨骼系统主要由胫骨、股骨、髌骨以及其关节面构成。关节囊组织包括滑膜组织、脂肪垫组织，还有韧带的加强处。

股骨：属于长骨，近端包括股骨头，其与髋臼构成球窝关节，远端构成膝关节。

髌骨：是人体最大的籽骨，位于股四头肌肌腱内部。其功能为参与伸膝运动，同时保护膝关节前方组织。

腓骨：帮助胫骨承重，其远端构成踝关节。

胫骨：近端构成膝关节，帮助承重，是行走、跑步、跳跃的主要承重部位。

膝关节的活动度：膝关节属于铰链关节，其活动包括屈伸、内外旋和内外翻。

（二）膝关节的韧带与肌腱

髌腱：与髌骨构成伸膝装置。

ACL：最重要的稳定性结构之一，损伤后需要手术与康复。它提供了前向和旋转稳定性，帮助膝关节适应不同的运动。

后交叉韧带：损伤发病率较低，是正常ACL强度的两倍，同时包含两束，分别具有一定的功能。它提供了后向的稳定性。

内侧副韧带：防止膝关节过伸和过度外翻。

外侧副韧带：防止膝关节内翻，同后外侧复合体一起，共同抑制膝关节的后外旋转不稳。

（三）半月板和软骨组织

半月板：缓冲股胫关节的压力，内、外侧各有一个，帮助分解膝关节受力。内侧半月板呈“C”形，更易损伤。外侧半月板呈“O”形，有防止膝关节过伸的作用。

（四）膝关节肌肉群

腘绳肌：膝关节弯曲作用。同肌腱、韧带一起控制膝关节稳定性。

股二头肌腱：位于膝关节后方，分为长头和短头，分别起源于坐骨和股骨。

半腱肌：从坐骨结节到胫骨。

半膜肌：同半腱肌类似，参与膝关节的屈曲。

股四头肌：起于髂前下棘，止于髌骨上缘，分为4个头，具有伸膝作用，对膝关节有重要的稳定和动力作用。

缝匠肌：人体最长的肌肉组织，帮助膝关节屈曲、外展、外旋。

大腿内侧肌群：具有内收作用。股薄肌帮助膝关节内收和屈曲。内收肌为人体最大的内收肌肉，分为两部分，即内收短肌和内收长肌。

（五）膝关节常见损伤

膝关节常见损伤包括骨刺、骨关节炎、膝关节脱位、髌腱炎、ACL损伤、后交叉韧带损伤、侧副韧带损伤、半月板损伤等。

损伤原因：大部分由外力造成。常见于跌倒、运动、车祸和意外损伤。一般会损伤韧带、半月板和软骨。

致伤因素：性别、年龄、过度运动、不正确的训练方式、不正确的早期康复、体重过大等。

症状：疼痛、肿胀、发热、交锁、压痛等。

三、运动中可能出现的特殊性损伤

对于一些运动中常见的危急情况，这次培训中也专门做了讲解，包括重伤和可能导致生命危险或残疾的损伤，如颈椎损伤、头部闭合重度损伤、开放性骨折或脱位、损伤引起的血管神经损伤、热休克、镰刀状细胞型贫血及并发症、创伤后肌间隔综合征、严重出血、休克、惊厥、低体温症、牙齿损伤、眼部损伤、糖尿病性休克、糖尿病性昏迷、严重的过敏反应、运动诱发哮喘、横纹肌溶解综合征、深静脉血栓、肺部栓塞。

这次培训把“脑震荡的评估与管理”单独作为一个章节进行了详细的讲解，包括脑震荡的定义、脑震荡的症状、脑震荡的评估方法、脑震荡的管理经验等。通过学习，我们深深地认识到了脑震荡的危害性，以后应当采取更加专业的行为来处置。

（一）脑震荡的症状

虽然95%脑震荡案例的不会发生意识丧失，但其最终危害往往无法预测。大部分脑震荡在7~10天内治愈，也有10%~15%的案例持续时间超过10天，所有这些案例必须得到有经验的医师的管理和监护，所以，教练员也应该掌握必要的观察方法以便对运动员脑震荡后的各种表现进行快速识别。

脑震荡发生后数分钟至数小时内病情会发生变化，如果医师在现场对运动员进行全程的监测，就可以发现脑震荡运动员的现场表现通常包括出现甩脑的动作，试图去保持清醒；单膝跪下，眼神迷茫，无法集中注意力等。这些症状可以作为是否发生脑震荡的初步观察依据。

更为具体的脑震荡症状表现在以下方面：生理上表现为头痛、视野改变、恶心、对光和噪声敏感、失眠等症状；情绪上表现为忧伤、抑郁、焦虑等症状；认知上表现为意识模糊、记忆受损、无法专注、推理思维能力下降等症状。

脑震荡后出现的非常危险的症状有：完全失去意识反应；两只眼睛瞳孔大小出现差异，运动员出现复视；伴随着颈部的疼痛，惊厥，无法辨别周围熟悉的人和地点，甚至进一步恶化；言语不清，恶心呕吐，四肢麻木等。这些症状一旦出现，意味着发生了严重的脑震荡，需要及时就医治疗。

（二）脑震荡的评估

对脑震荡良好的管理能够有更好的预后效果，以避免运动员发生长期的脑震荡损伤。对疑似发生脑震荡的运动员，可以通过一些辅助测试对其脑震荡的程度进行评估，排除一些严重的病变，评估通常包括几个部分：①对脑震荡程度的分级检测；②心理、生理的平衡测试；③神经认知的评估。对脑震荡的评估需要由受过训练的、有经验的医务工作者进行，对可能更为严重的脑震荡患者则需要使用CT（计算机断层扫描技术）和磁共振成像技术。如果没有医务人员在场，教练员应该详尽记录：①运动员发生脑震荡的原因；②撞击力的大小；③运动员是否伴随着意识的丧失；④意识丧失的时间有多久；⑤运动员是否有记忆的缺失；⑥运动员之前是否出现过脑震荡。

基准标定测试是通过测试运动员正常情况下的平衡和神经认知功能，包括学习和记忆能力、专注能力、解决问题能力等方面的测试，把测定值作为在损伤以后诊断脑震荡是否发生的一种对比工具。基准标定测试需要由有经验的、擅长脑震荡管理的经过认证的医护人员进行。测试要求包括：①以小组的形式展开；②在精神比较饱满的时候进行，不要在训练以后进行；③不要在患病期进行；④在运动员参加比赛的赛季之前完成。基准标定测试主要包括SCAT5（“体育运动脑部损伤评估方案”第五版）和IMPACT（冲击测试）两种测试方式。SCAT5主要作为13周岁以上遭受脑震荡损伤的运动员的标准化测试工具，测试过程大概需要10分钟。首先，对一些比较直观的症状进行询问，比如说，是不是在地下静躺不动？是不是在场上行走时出现蹒跚状？或失去方向感，或眼神空洞，颈部是否感到疼痛等，这些问题构成SCAT5的测试内容，根据运动员的回答赋值并统计总分，以客观衡量运动员意识状态，监控运动员是否发生了脑震荡，症状是较稳定还是恶化了。

（三）脑震荡的管理经验

脑震荡管理中很重要的一部分工作是教育工作，指的是教育教练、运动员及其父母，增强他们对脑震荡的认识，包括认识脑震荡的相关术语和脑震荡症状的早期识别。另外一个非常重要的工作职责是记录、整理脑震荡患者资料。一旦发现脑震荡案例，就要对正患有脑震荡的运动员的症状做详尽的记录，监测其康复并重回赛场的整个过程。另外，每年要对大学生运动员进行基准标定测试。

四、美国现行的主流康复技术

运动损伤康复方面的知识培训，体现了美国运动康复界目前普遍认可的原则、常用康复技术、先进的理疗康复设备等。

（一）运动创伤康复的基本原则

1. 柔韧性与关节活动度

柔韧性指肌肉的活动度和能够被延展的程度。关节活动度指关节能够活动的范围，受肌肉柔韧性的影响。伤病康复的第一步常常是关节活动度与柔韧性的康复。

2. 肌肉力量与耐力

肌肉力量指肌肉的最大力量。肌肉耐力指肌肉能够持续做功的能力。伤后肌肉力量和耐力通常都会明显下降。二者的康复对运动员重返赛场都非常重要。

3. 本体感觉协调性和灵敏性

本体感觉协调性指感知身体姿态，根据刺激快速做出动作姿态调整的能力。在此阶段之前，柔韧性和力量必须得到足够的康复。该阶段是运动员重返竞技运动赛场的重要一步。

4. 心理或情感层面的康复

损伤康复中必须考虑运动员心理/情感状态，运动员伤后心理通常会经过以下几个阶段：拒绝（不愿接受损伤事实）、生气愤怒、抑郁、接受受伤事实。帮助运动员进行心理康复的方法包括：交流、设定康复目标、帮助支持、建立友谊、制订有趣的康复计划等。

（二）伤后康复的不同时期

1. 炎症期

炎症是身体对运动损伤最直接的生理反应，人体会释放各种化学因子和炎性细胞到损伤区域，通常会持续10天左右，主要症状包括局部的充血、肿胀、发热、疼痛等。通常采取休息、冰敷、加压来减轻炎症反应。另外，科学的营养补充、消炎止痛药物的使用（注意预防副作用的产生）也可以促进炎症期的康复。

常用的治疗方式包括：电刺激（止痛）、加压、冰敷、低功率激光等。

2. 增殖期

增殖期通常为5~21天，主要取决于损伤程度，炎症逐步消退，身体逐步新生出组织与血管。炎症期的治疗康复措施可以继续使用，同时注重关节活动度的恢复、热敷、超声波按摩等。

3. 重塑与成熟期

此时，损伤部位组织逐步形成瘢痕，肿胀消退。注意：重塑期的药物使用可能会影响康复，其他相关影响因素还有手术、年龄、疾病、受伤程度、感染、营养、肿胀等。炎症和增殖期康复措施可以继续使用，同时注重肌肉力量、平衡性和协调性，以及身体基本功能和专项能力的训练。

（三）伤后的力量训练

伤后力量训练方式多种多样，主要有以下方式：人工辅助力量训练、身体自重训练、弹力带/管练习、自由重量训练、器械训练。加滑扰动训练、振动训练是预防跌倒的比较有效的两种训练方法。

（四）纠正性训练

抑制技术：释放张力、减少过度活动的肌筋膜组织的神经肌肉活动。

延长技术：增加组织长度和关节活动度。

激活技术：再教育或增加不活动组织的活化。

整合技术：通过功能性渐进运动，重新训练协同功能。

重返运动场的评估：由医生评估损伤康复情况，决定是否可以重返赛场。

五、评估技术

在美国的运动损伤康复体系中，对运动功能的评估和对运动表现的促进被放在了比较重要的位置。

这方面的课程主要安排在洛杉矶，在这里我们系统学习了运动动作的种类、模式以及其基本分解。关于关节在运动中的作用，有两个要点：一是稳定性，二是灵活性。人体最基本的动作是由一个接一个关节来完成的，人体的关节具有稳定性和灵活性。人体的不同关节，具有不同的作用，比如肩关节和髋关节都是球窝关节，具有很大的灵活性。而膝关节如果活动度太大就会有不利影响，它需要更多的稳定性。关节的稳定性和灵活性是交替着的。如跖趾关节（灵活）、足弓（稳定）、踝关节（灵活）、膝关节（稳定）、髋关节（灵活）、腰椎（稳定）、胸椎（灵活）、肩胛骨（稳定）、盂肱关节（灵活）。这对人体运动功能评估和训练具有很重要的指导意义。

人体运动系统是一个非常复杂的系统，各个组成部分肌筋膜、神经肌肉和关节之间相互关联，相互依赖，只有当所有组件功能最优时才存在人类运动系统的最佳神经肌肉效率。组织损伤会造成局部的炎症反应， 而炎症反应又会造成肌肉痉挛，肌肉痉挛又会造成组织粘连，组织粘连又会造成神经肌肉控制改变，神经肌肉控制改变又会造成肌肉不平衡，肌肉不平衡又会造成组织损伤。如此会形成恶性循环，治疗干预可以从任何环节开始。最佳神经肌肉控制取决于三个方面：最优的长度张力关系、最优的力偶关系、最优的关节运动学。这样才能产生最优的感觉运动的整合、最优的神经肌肉的效率、最佳的组织恢复。

及早发现结构和功能异常，并且及早进行纠正性训练就可以预防运动损伤。所以对机体组织进行一些科学的筛查是非常必要的。本次培训数次讲到当前在美国比较流行的FMS，通过这种方法可以识别运动员运动风险，找到身体的“薄弱环节”。这些身体的薄弱环节引起人体在运动中的代偿，代偿过程后，就容易出现损伤。运动筛查可以识别受伤风险，设计并使用纠正性训练，可以改善动作模式。

FMS当然不是万能的，它也有一定的局限性。如这是一种标准化筛选，不允许对运动模式进行修改，即使它们在生物力学上是必要的。例如：深蹲在FMS中采取双脚与肩同宽的站立姿势，这对身材较高的人来说是困难的，较长的股骨往往需要更宽的双脚距离以完成深蹲。

总之，通过此次培训，我开阔了视野，增长了见识。回国后，我将努力将所学进行总结、沉淀，力求结合自己的实践，为运动员训练竞赛服务，为我国体育事业发展做出应有的贡献。

浅谈运动康复团队的专业化和高效率

国家体育总局体育科学研究所　李然

2018年10月，我有幸参加了2018年国家体育总局“优秀中青年专业技术人才百人计划”培养对象运动康复赴美国培训班。培训地在佐治亚州立大学（亚特兰大）和VSP训练中心（洛杉矶）。本次培训不但包括了基础理论和技能的学习，还展示了科学研究的前沿领域。从理论教学到实际操作，都安排得合理、紧凑和丰富。因而，尽管21天非常短暂，却让我收获很大。

在亚特兰大佐治亚州立大学的培训，主要围绕运动损伤的康复进行了较为系统的教学。从运动损伤康复的评估和治疗原则，到头颈部、下腰部、髋部以及上下肢的具体损伤评估和康复方法，较为全面地概括和系统地回顾了运动损伤的评估和治疗。在“运动员的急救预案”的课程里，我们系统地学习和回顾了运动过程中可能发生的损伤或意外。并在随后的课程中，专家详细地介绍了脑震荡的评估和管理、运动性肌肉损伤的生理机制、老年人或运动障碍患者的跌倒预防和运动康复。随后又讲授了姿势分析与冬季运动项目的损伤预防和伤害预防、改善运动和最佳表现的功能性训练策略。在本次培训的第三周，我们来到了加利福尼亚州的VSP训练中心，学习了损伤与康复培训课程。主要包括动作分类、动作技术分析、身体稳定性和协调性的训练与伤病预防和康复、运动恢复系统、运动营养与损伤预防和康复策略。此外，还进行了大量的实践课，尤其是VSP训练中心组织的离心训练课给大家留下了深刻的印象。

在本次学习过程中，我最感兴趣的内容是运动性肌肉损伤的特征、原因及其对运动能力的影响和运动员的急救预案。前者体现了从生理学研究到解决实际应用问题的科研思路，对我有非常大的启示。后者是针对运动员的急救预案，本质上是对运动损伤可能发生的情况以及发生后第一时间的处理措施。而在目前运动促进健康的大背景下，在大众体育运动和运动处方开展过程中，对运动带来伤害时如何进行紧急处理确实还缺少相应的预案。此外，我对美国运动专家的专业化程度、团队效率之高印象非常深刻。

运动性肌肉损伤是运动对骨骼肌造成的物理性破坏所导致的长时间肌肉功能受损，显微镜下观察可见规则性肌纤维结构紊乱。按损伤程度可分为：Ⅰ度（病灶性损伤，仅5%～15%肌纤维受损）；Ⅱ度（肌组织部分断裂）；Ⅲ度（肌组织完全断裂）。其中Ⅱ度和Ⅲ度会有明显痛感。不经常运动的人群首次运动后，会出现Ⅰ度肌肉损伤，通常为横纹肌溶解。肌肉溶解释放的毒素进入血液循环，可能引发心衰或肾衰。所以，对Ⅰ度损伤的研究非常重要。在具体的运动性肌肉损伤研究中，通常可以选择动物实验模型。通过电刺激小鼠下肢肌肉，进行1次、50次至150次肌肉等长离心或向心收缩，使峰值力矩降低，造成不同程度肌肉损伤模型，进行相关机制研究。模型损伤部位的主要表现为肌纤维损伤、细胞骨架破坏、肌三联管破坏、延迟性肌肉酸痛和肌力下降。动物实验显示，骨骼肌运动性肌肉损伤引起的肌力下降需要5周时间才能完全恢复。由于肌力产生的原理是神经传导刺激肌浆网释放钙离子，引起肌肉收缩，其中RyR和FKBP12为重要的钙离子释放通道蛋白及其辅助蛋白。钙离子浓度增加，肌力和做功能力也随之增加。肌肉损伤初期的力量丧失与收缩蛋白减少关系不大；肌肉损伤后3～5天收缩蛋白含量减少50%，5~14天时减少20%，提示肌力的后期恢复与收缩蛋白含量的恢复有关。损伤后7天对胫骨前肌应用伽马射线照射抑制卫星细胞，可以影响正常的肌肉损伤恢复过程，提示卫星细胞在肌肉损伤恢复中具有重要作用。JPH可以影响钙离子释放；动物进行肌肉离心收缩训练后出现JPH1和JPH2减少，提示其与肌力下降有关。引起肌力下降的原因，在肌肉损伤早期，物理损伤占10%，而神经肌肉传导下降占90%为主要原因；随着时间延长，在恢复后期，收缩蛋白含量下降及恢复的情况起到更大作用。在实际情况中，肌肉的损伤通常发生在肌肉发生离心运动时。比如，未经历过跳箱等超等长训练的运动员首次进行此类训练时，均出现明显的肌肉损伤症状，3天才能恢复跑步训练，1周后才完全恢复。肌肉损伤会在训练后影响肌力，做功、肌肉活化等能力下降，相较于肌力下降，更容易出现错误动作；同时对未训练的肌肉，神经激活能力下降也产生一定影响。那么，发生肌肉损伤时，NSAIDs是否可取呢？研究显示：NSAIDs在损伤初期可以有助于损伤恢复，但随着时间延长，效果下降。NSAIDs实际上阻碍了炎症反应，不利于肌力的后期恢复。人体实验显示：机体对肌肉损伤具有自体适应能力，建议最好不服用NSAIDs，而是通过自身机制修复损伤。但如果损伤发生在肌腱，可以适当服用，以减少应力性骨折的发生。动物实验显示：肌肉损伤后进行跑步训练有助于损伤恢复和肌肉重建。在实际情况中，应该在日常体能训练和健身锻炼中例行安排一些离心训练，使人体获得一定程度的适应，预防肌肉损伤。

在“运动员的急救预案”的课程中，专家重点讲述了急救的转诊指征，急性损伤和疾病管理原则，常规转诊指征，急性阶段治疗目标，亚急性阶段治疗目标，重返赛场阶段治疗目标。对运动员的急救病症的讲解主要包括脑震荡，热损伤防治策略，雷电天气的防护措施，颈椎损伤，严重出血，休克，四肢骨折与脱位，惊厥，低体温症，牙齿损伤，眼部损伤，糖尿病性休克——严重的低血糖症，糖尿病性昏迷——严重高血糖症，严重的过敏反应，运动诱发哮喘，横纹肌溶解综合征，镰刀状细胞型贫血，深静脉血栓，以及肺部栓塞。尽管以上内容更多的是针对运动员可能发生的风险事件进行的归纳，但实际上，在普通人群参加体育锻炼时，当某些危险因素存在时，同样会出现类似的急性损伤和疾病。比如：头部在运动时发生了碰撞，应该遵照急救措施里脑震荡的判别和紧急处理方案；还有雷电天气的防护措施、糖尿病性休克或昏迷的急救方案等。 由于普通人群发生意外的情况较为偶然，因此通常不为重视，但是实际情况是参加运动的普通人群基数远远大于运动员，尽管偶发，但是出现的病例在总数上不会少于运动员群体。随着体育产业的发展，人们对体育锻炼的需求和参与程度也会增加，建立健身人群运动损伤急救预案也将成为必然趋势。

在本次培训过程中，每位外籍授课老师的专业化程度都非常高，不同专业的专家被整合成了有效的运作团队。团队专业化程度高，各负其责，不同专业人员间建立了沟通原则和方法，平等协商，我认为这也是国外运动康复团队工作效率高的一个重要原因。我认为VSP训练中心的团队运作做得非常出色，他们的理念是在建立运作体系过程中，使工作形式越简单越好。把事情变得更简洁并不是更简单，这需要掌握更丰富的知识。要整合不同知识层次的团队，既需要每位成员的高度专业化，还要能共同说一种“语言”并有明确的共同目标。

总之，本次培训收获颇丰，我对运动康复的理念、理论知识和技能都相对系统地进行了学习，为从事运动损伤预防和康复工作打下了坚实的基础。尽管具体从事的运动康复领域存在差别，但也使我在健康人群和慢性病人群的运动康复的研究和实践工作中获得更为专业和前沿的理念和知识。非常荣幸能够参加国家体育总局“优秀中青年专业技术人才百人计划”培养对象运动康复赴美国培训班。

浅谈美国运动康复从业者的思维方式与工作方法

武汉体育学院　彭小伟

2018年国家体育总局“优秀中青年专业技术人才百人计划”培养对象运动康复赴美国培训班即将结束，在整整3周的学习过程中，美国运动康复领域的专家、学者们从不同角度给我们展示了该领域的新进展、新理论、新方法，自觉受益匪浅。但比较运动康复理论与康复技术方面的学习与收获，美国运动医学康复研究者的问题意识、系统思维、讲求实效、精益求精的研究态度与工作方法给我留下了更为深刻的印象。

一、强烈的问题意识

佐治亚州立大学运动与健康学院杨锋副教授关于“老年人和运动障碍患者的跌倒预防和运动康复”的选题，就是发生在我们日常生活中一个极为普通、常见的现象。有研究表明：1/3以上的老年人每年至少跌倒一次，1/3的MS患者每月经历一次以上的跌倒，超过1/3的创伤性脑损伤是由于跌倒引起的，老年人摔跤后出现伤害问题极大可能威胁其寿命。虽然人们都清楚摔跤对于老年人和运动障碍患者的健康危害极大，摔跤后的医疗与陪护成本极高，但避免老年人摔跤的方法却仅限于反复提醒、穿防滑鞋、雨雪天尽量少出门等被动措施，如何采取科学的主动措施，对摔跤现象进行提前干预，降低摔跤发生的概率以及减轻摔跤时发生的伤害，明显缺乏有足够深度的研究。杨教授正是抓住这样一项容易引起社会各方关注与共鸣、有较强的社会经济价值、便于研究后期转化的课题，持久、深入地开展研究。可以说，相对于国内研究者将更多的注意力投放在完善学科知识体系的严谨性、系统性，更乐于从事学理性研究而言，该选题在如何提高研究者的问题意识方面给我们树立了一个典范，具有很强的启示意义。在研究实施过程中，首先从生物力学的角度分析人体维持平衡时身体重心、行进速度与支撑面三者之间的关系，借助计算机仿真模型构造可行稳定性区域（FSR），在此基础上进一步区分向前失衡区域、向后失衡区域和中间稳定区域，解释了人体在静态与动态状态下出现滑动时的稳定性。进而分析出现轻微的滑动与较大幅度的滑动时，人体分别需要做出什么样的调整才能使身体重心维持在安全区域内，提出维持静态与动态步态稳定性的根本要求。并以此作为评测易摔跤高危人群以及后期干预方案设计与评估的重要依据，整个研究思路非常清晰、严谨，很有理论深度，结论也具有说服力。但研究并不会在这里停止，进入干预方案的设计与实施环节以后，研究人员紧扣模拟环境的仿真性、干预设备的简洁性、易于市场化的普及性等几个考量因素，最终选择将防滑训练设备集约在跑步机上，这样不仅可以通过传输带突然随机改变运动方向模拟滑动危险情境，还因为体积小、价格适中，可以在社区中心、高级康复护理中心甚至家庭使用，使得该项目的研究成果具有很好的市场转化预期，获得了多家基金公司的青睐。我国运动康复医学领域的研究者，要真正使自身研究成果最大程度服务于“全民健身”“健康中国”“体育产业”等国家战略，必须注重研究成果的实际应用范围与效果。

二、系统的思维方式

现代人群由于久坐少动，腹部和臀部肌肉松弛，再加上营养过剩，大腹便便，又或者爱美女士长时间穿着高跟鞋，这些都会导致人体重心前移，但人体行走时的重心必须保持在中立位，于是这时候人体就会借助身体姿态的改变来维持重心位置，即我们常见的“前挺后撅”的身体姿势，如果从侧面观察，实则是骨盆过于向前倾斜，受它保护的内脏顺着斜度向下方滑动，造成小腹凸起及脊柱的过度弯曲变形，形成下交叉综合征。下交叉综合征会造成诸多不良影响，比较常见的包括：①腰椎曲线过大，影响整个脊椎与下肢的线条，如X形腿、O形腿等；②给腰椎和膝关节带来压力，造成腰部或膝盖疼痛。以往出现类似问题时，往往是“腰痛医腰”“膝痛医膝”，缺乏系统、深层次的思考，没有找到出现上述问题的根本原因，达到“标本兼治”的效果。佐治亚州立大学的劳拉·阿博特教授综合运用人体生物力学与人体解剖学知识，开发姿势分析技术，解决各类运动损伤问题。劳拉·阿博特教授通过分析指出，形成下交叉综合征的原因不是简单的腰部、膝关节的力量不足或柔韧性差，关键是骨盆前倾引起的局部肌肉的不平衡，有些肌肉比较强、比较紧张，有些肌肉则比较弱，比较强和紧张的肌肉有竖脊肌、髂腰肌，比较弱的肌肉有腹肌、臀大肌，对于过于兴奋、紧张的肌肉要抑制、拉伸，对于相对薄弱的肌肉要激活、加强，进而设计出多种简单易行的练习方法。劳拉·阿博特教授解决下交叉综合征问题的思维方式告诉我们，无论是青少年形体矫正、大众健康指导，还是运动员损伤防治过程，甚至是更为广泛的运动训练与康复问题，都应该把人体作为一个整体来加以分析，明确各关节、各肌群在不同运动情境下的主要功能、协同方式，我们才能更为准确地把握各种错误姿势及运动损伤出现的深层原因，提出更为有效的矫正方法。针对运动训练与康复领域问题进行系统思考的思维方式，以及由此产生的相关知识与技能也要尽可能融入我国广泛的体育教师、社会体育指导员、基层教练员的培训活动中，以有效提高我国学校体育教学、大众体育指导与基层运动训练的培训质量与实际效果。

三、讲求实效的工作方法

VSP训练中心的首席执行官肯·维克所列举的一个工作案例让我充分认识了美国体育工作者讲求实效的工作方法。VSP团队曾为某男子排球队提供体能训练服务，该男排主教练提出要尽量提高队员的弹跳能力，让每位队员都能够比现在跳得更高。肯·维克请主教练为其队员的弹跳能力进行评测、打分，然后对队员的实际弹跳高度进行测量，结果发现，教练员给予较高评分的队员并非弹跳高度测试成绩最好的队员，为何会出现这种现象？他们经过反复思考认为，排球运动中的弹跳能力绝不能等同于田径运动中的弹跳能力，从排球比赛的实际需要来看，队员跳得高不是决定因素，相反，谁的起跳时机好、谁跳得准、谁跳得快、谁能连续起跳、谁能在不平衡的身体条件下起跳、谁能向不同方向跳，是更为关键的因素。取得这样的共识后，弹跳的相关训练就有了针对性目标，为发展弹跳的力量训练也就有了不同方案。因为力量有不同的分类，比如：①离心力量，体现于振荡和吸收。着地运动时需要离心力量。

②最大力量，位于向心力量的最顶端，速度低但力量大，是人体能施加的最大力量。③爆发力，负荷最大时，爆发力不是最大；举得很重时，不一定有最大爆发力。力量速度，取决于更多的力量；速度力量，取决于更快的速度。④力量发展率，指起动肌肉组织的最快力量，时间窗口要小。⑤反应速度，离心负荷之后，承受的负荷转化为下一组的速度。动作很慢的对抗，需要最大力量速度；小负荷更具备反应性；跳得更高，取决于更大的速度力量。针对不同位置技术、不同比赛情境，采用不同的力量训练方案，可以获得最佳的弹跳训练效果。推而广之，除了体能训练外，在技能训练、战术训练、心理训练等领域，我们都要从实效出发，“找准问题、系统分析、精准发力”，提高训练效益。

3周的学习时间毕竟有限，但见微知著，从具体案例中找到美国运动康复、体能训练同行们的专业思维方式与工作方法，既可以借鉴其优势，也可以反思自身工作，相互补益，获得更好的发展。

浅谈美国运动损伤预防康复体系

国家体育总局体育科学研究所　高晓嶙

竞技运动提倡“更快、更高、更强”，就是要深挖人体潜力，不断突破自身运动极限。所以竞技运动员需要经常游走在大强度、大运动量训练和运动伤病之间，两者构成了一个矛盾统一体。多数运动员伤后很难恢复到巅峰状态，甚至因伤过早退役。培养运动员，治疗运动伤病要花费大量人力、物力和财力，而运动员的运动生涯也因为伤病变得非常短暂，这对社会和个人都是极大的浪费。所谓“上医治未病”，在运动伤病预防上前进的每一步，都会有效延长运动员的运动生涯，为国家节省大量资金和医疗资源，提高竞技体育投入资金的使用效率。所以，目前国际上许多体育强国，如美国、新西兰、加拿大、澳大利亚等都已注意到这点，将伤病风险控制和预防提到非常重要的位置，并予以大量资金支持，取得了非常好的效果。以下介绍参加本次培训班学习美国的运动损伤预防与康复体系的体会。

一、美国运动损伤预防与康复体系框架

美国的运动损伤预防康复系统主要分为预防和康复两部分，运动损伤预防工作包括基础数据测量和损伤预防工作。基础数据测量一般会定期进行，主要包括血液学检查、动作测试、专项测试、认知测试、损伤史记录。基础数据的主要作用是定期观察、纵向比较运动员或团队损伤风险相关因素的变化。损伤风险管理，主要包括对团队或个人的内在运动损伤风险量化评估，以及环境风险评估。

康复部分主要包括运动损伤管理，以及重返运动场。运动损伤管理主要包括运动损伤现场处理，专业医学检查，仪器检查，医学诊断与治疗；利用

SFMA（选择性功能动作评估）寻找运动损伤的潜在原因，制订纠正性动作训练计划，同时联合运动医学和康复专家解决各自领域中的伤病问题。从病灶和损伤根源同时解决问题。重返赛场的第一步是功能性评估，包括专业医学检查、SFMA、FMS、YBT（动态平衡测试）、等速肌力测试等。当功能性测试都通过后就会逐渐增加体能训练，提高训练表现，定期进行体能测试、认知测试，以及身体各项机能的血液学检查。

二、运动损伤风险评估的方法

运动损伤风险评估是进行风险控制与预防工作的重要标尺，对于衡量预防工作成效、监控训练具有重要的作用。运动损伤风险评估涉及众多因素（年龄、性别、种族、项目、运动史、受伤史、测试方法等），一直是运动医学中的重点和难点，也是前沿热点。美国在此领域的研究处于领先水平，目前已经建立多项目的运动损伤风险评估体系，并被广泛应用在健身、竞技体育、军队、消防等领域。

Move2perform（一种运动测量和分析工具）是目前国际上最新的运动损伤风险预测与管理系统，具有简便、实用、可靠、可信度高等特点，已广泛应用于欧美国家的健身、竞技体育、军队、消防等的风险控制领域。

目前，运动风险预测已经从传统的柔韧性、力量测试转向综合性运动测试，如神经肌肉控制和动态平衡测试等。Move2perform相关测试技术（FMS、YBT、等速肌力测试和部分功能运动测试）历经多年发展均已成熟，积累了大量的各种人群的数据资料，并经大量研究证实与运动损伤风险存在密切关系，构成了运动损伤风险评估的重要科学依据。Move2perform正是以国际最新研究证据和大量人群数据（覆盖青少年到老年人的各年龄段人群）为基础，采用现代流行病学统计方法建立风险评估模型，对个人和团体的运动损伤风险进行评估，实现了对运动损伤风险的科学化管理。

Move2perform的作用为：

（1）通过评估个人/团体运动损伤风险，为制订健身、训练计划提供科学依据，并提供降低运动损伤风险的预防性康复练习方法。

（2）通过阶段性对比个人/团体运动损伤风险，评价有针对性的健身、训练、预防性康复练习后运动损伤风险变化情况，是否降低到可接受水平。

（3）通过对患者康复后运动损伤风险检测，评估身体运动能力恢复程度，为决定其能否重返运动场提供科学依据。

Move2perform测试项目主要包括FMS、YBT、等速肌力测试和部分功能运动测试，可根据不同人群、职业、运动项目定制相应的测试套餐。

三、动作评估在预防与康复中的重要性

从出生到离开人世，动作都与人们的生活质量息息相关。动作出了问题，或许不会致命，但会使生活质量大打折扣。动作评估在现代运动康复中已经成为必不可少的一部分内容，对于发现运动损伤的根源具有非常重要的作用。动作健康的定义为：不只是没有疼痛，而是能随心所欲地做出各种动作，适应外在与内在的变化，选择最有效率的动作模式。举个例子，系鞋带的时候，有下列几种方式：蹲下来系；弯下腰去系；坐下来，把脚跷起来系；请别人系。动作健康的人，可以依照当时的状况，决定自己要用什么方式系鞋带，例如：有椅子就坐，没椅子就蹲或弯腰；但是如果有一个人因为脚踝、膝盖或髋关节出了问题，没办法蹲也没办法跷脚，那么每次系鞋带时，就只剩下弯腰这个选择了。

人体在运动时可能出现不同程度的代偿动作，这是短时间内机体的高效性选择。但如果代偿持续时间过长、出现次数过多，则会出现UCM（uncontrolled movement，非控制性动作），并有可能导致运动损伤或疼痛等症状。而疼痛会作用于中枢，产生以下影响：

（1）改变单关节稳定肌的下行调节，影响稳定肌募集。

（2）改变部分深层肌肉（稳定肌）的前馈。

（3）改变皮质表层协同效应的激活区域。

换句话来说，慢痛会影响中枢，导致稳定肌募集不足和运动肌过度激活，从而继续产生UCM，使疼痛增多。

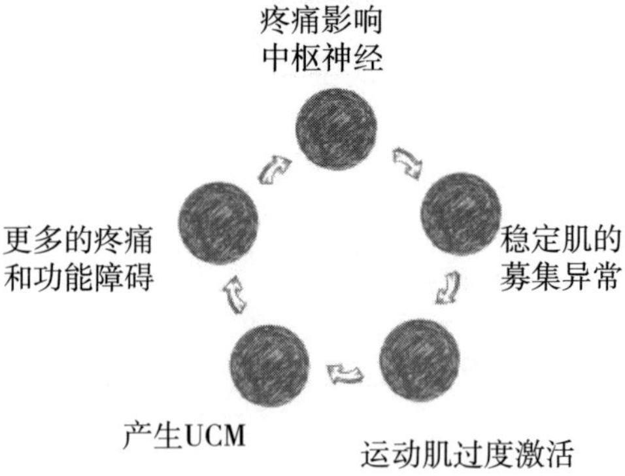

疼痛与UCM作用循环图

UCM出现在肩部不同部位和方向对应的临床疼痛表现见表1。

表1　UCM出现在肩部不同部位和方向对应的临床疼痛表现

	控制不良动作部位	控制不良动作方向	症状/表现的临床示例
肩部	肩胛骨	下旋 前倾 翼状 抬起 回缩 前伸	肩峰下或喙肩下撞击的症状，如肩部某点、喙突区、三角肌前外侧区疼痛 +/– 来源于肌筋膜、关节和神经结构的牵涉痛
肩部	盂肱关节	内旋 肱骨可呈现非控制性内旋活动范围	喙肩下撞击的症状，如肩部某点、喙突区、三角肌前外侧区疼痛 +/– 来源于肌筋膜、关节和神经结构的牵涉痛
	盂肱关节	向前平移 向下平移 向后平移 非控制性肱骨头平移	盂肱关节不稳定症状，如肩前部或后部、肩部某点和腋窝深部疼痛 +/– 来源于肌筋膜、关节和神经结构的牵涉痛

通过系统认知运动控制测试，确定UCM部位和方向，根据损伤特点，进行神经肌肉的再训练。对特定肌肉进行训练，也会对患者的中枢神经系统产生影响，恢复大脑对最佳运动策略的选择能力，从而提高患者动作效率和降低复发风险。

根据患者情况可以选择两种针对性训练策略，分别为动作控制策略和肌肉效率训练策略。动作控制策略对患者症状会有明显改善，而当患者无法完成训练动作时，或发现动作难度较高时，PT可采取肌肉效率训练策略，帮助患者重获运动功能和正确的关节对位对线。

四、体会与建议

（一）建立科技复合型团队工作管理制度是我国竞技体育发展的迫切问题

美国运动损伤预防与康复体系是一个分工明确、多专业人员系统合作的复合型团队，整个体系有非常明确的流程，运动员经过的每一个阶段都有明确的目标和治疗或训练计划。正是因为美国运动损伤预防与康复体系采用“法治”，所以不会因人员调动而发生混乱。这值得我国复合型科研攻关与服务团队学习和借鉴。

（二）与国外先进专业机构合作，加强培训科技工作服务人员的专项实用技能

科技是在快速发展的，我国的体育科技与国外还有一定差距，且我国在相关领域，尤其是运动康复学科上没有完善的培养和继续教育体系，无法为我国体育事业持续提供高质量的科研或康复人才。创造机会，引进国外先进理念和实用技术是迫切需要解决的问题。因此，在培训计划中应尽量系统安排接地气的各种运动康复或相关专业的实用技术，为我国体育事业提供最先进的服务。

我国运动康复发展需要解决的问题

广州体育学院　侯晓晖

本次培训围绕高水平运动队运动员的运动损伤康复展开，主要与佐治亚州立大学和VSP训练中心的AT、体能教练和运动科学专家在运动损伤评估、现场处理、伤后康复、损伤预防及相关的研究等方面进行了交流。主要有以下几点体会。

一、加强AT的培养和职业发展规划

我国需加强对AT的培养和职业发展规划，以加强我国高水平运动队及全民健身的运动伤害防护，减少伤病的发生，进一步提高竞技水平，促进全民健康，为实现“健康中国2030”保驾护航。

美国的高水平运动队都配备有运动损伤防护的团队，称为运动医疗人员，包括运动医学的医生、AT、PT等。运动医疗团队中的各个专业人员彼此分工合作，权责清晰，医生诊断并提供后续治疗的建议；PT负责术后或康复运动与仪器治疗，协助受伤运动员将身体恢复到可以应付日常活动的强度和机能；AT全职跟队，是运动损伤防护的关键，可以根据伤病和健康需要转介运动员给其他专业人员，如各专科医师、PT、心理咨询师、运动科学人员、体能教练、营养师等，并协助后续的检查、治疗与咨询。

目前，美国运动防护师协会将AT的工作分为五大领域：预防运动伤害，运动伤害的辨别、评估与紧急处理，运动伤害后的康复与体能调整，健康管理，专业发展与责任。

预防运动伤害涵盖运动防护过程模式的“早期诊断”与“特殊防护”部分。AT针对运动员在从事特殊的活动时，身体、环境与该项活动可能衍生的危险因子进行监控，以降低运动伤害发生的概率与严重程度。具体包括运动前健康检查、运动机能评估、气温等环境监测、应用贴扎或护具和体能调整等。

运动伤害的辨别、评估与紧急处理主要集中在运动防护过程模式的“降低损害”部分。AT需要熟悉问诊、生理学检查、功能测试与病历记录，分辨可能的伤害，评估其影响，做出适当的处置。这部分与医师类似，但AT仅做急救处理，不涉及医师权责内的诊断与处方。平时训练或比赛时，现场未必有医师或其他会急救的医疗专业人员，AT必须担任在第一线处理受伤运动员或运动参与者的角色。

运动伤害后的治疗、康复与体能调整属于运动防护过程模式的“治疗康复”部分。要运动员每日到医院进行康复治疗有实施上的困难，运动员伤后到回场训练、比赛前的体能调整，恰为PT与教练不易掌握的部分。AT可依医师指示进行仪器治疗与运动治疗，加速运动员康复，并将运动员调整至可接受教练指导的状态。此外，不同的运动员因专项的特殊性，必须再经过针对个人需求设计的运动治疗、运动处方、功能性训练，甚至体能训练，以协助他们重获本体感觉、肌肉力量、肌肉耐力、爆发力、心肺耐力、敏捷性、协调性等，并调整受伤后的心理状况，才能重拾运动场上的能力，也才能安全地把运动员交回教练的手中接受常规训练。

因此，AT对人体、专项需求及训练知识的了解，是运动员康复计划中不可或缺的。在国际上，AT同时取得美国体能协会体能教练资格几乎是常态。然而，由于AT考试要求申请人必须经过完整的大学专业训练，能考体能教练未必能考AT，因此，只有AT兼具体能教练资格，而没有体能教练兼具AT资格的。

目前，我国尚未落实AT岗位、规范运动防护工作要求，缺乏人才培养对接，这一点亟待突破。

二、建立以解决问题为导向的运动损伤防护及康复系统

建立以解决问题为导向的运动损伤防护及康复系统是我国运动康复发展需要解决的问题。

VSP训练中心介绍的以运动员为中心，以运动表现为驱动的运动损伤防护

及康复系统，给我国运动康复的发展提供了很好的借鉴。

VSP训练中心成立于1999年，主要致力于帮助运动员提高能力，培训运动员、教练员，帮助建立专业运动发展系统。先后服务了10届奥运会、20届美国橄榄球大联盟选秀，2016年里约奥运会上其服务的运动员取得31枚金牌。VSP在全美有14个培训点，20年来培训了10 000余名教练员、1 000 000余名运动员。

20年来，VSP训练中心逐渐形成了结构化、简洁有效的运动损伤防护和康复系统。它以运动员为中心，以运动表现为驱动，将训练、恢复和运动医学整合在一起，统一术语和标准，建立有效沟通，共同努力，各有侧重，从生理、心理、运动技能、营养等各方面全方位地帮助运动员更快、更强。

VSP训练中心的康复系统与偏重临床思维的其他康复系统不同，不是从损伤出发，考虑运动员不能做的事情，而是从运动表现出发，考虑运动员能做的事情。

综合应用各种手段，从生理上，积极促进损伤组织的修复和结构的重建。如应用手法引流、肌效贴、拔罐消肿，应用冷疗减轻炎症和疼痛，通过改善睡眠、放松呼吸和提高副交感兴奋性从而产生更好的内在修复环境，应用鱼油、高蛋白质、抗炎或抗氧化的食物或补充剂促进修复，通过低剂量的激光、红外线、微波促进ATP（三磷酸腺苷）生成和细胞修复，通过刮痧等工具帮助软组织松解消除粘连，特别强调通过进阶的离心训练重塑肌腱组织；在关节的延展性上，通过SMR、希氏抑制手法、针灸等消除扳机点，以及通过全身振动训练、关节松动技术、拉伸和走罐激活高尔基腱，增加组织延展性；在力量上，通过纠正训练等激活并建立正确运动和核心控制模式，增加核心稳定性和力的传递能力，增强减速和加速的离心力量训练，发展最大力量、速度力量、力量速度以及反应速度；在动作发展上，通过增强动静态平衡的训练、生物反馈技术、本体神经促通的增强技术和节律稳定技术加强反馈，强调在建立正确动作模式以及发展快速反应能力的基础上，进行动作技术的发展。

同时，要关注运动训练的恢复，VSP训练中心提出身体可以做到自我恢复，但需要采取相应措施帮助其恢复，包括中枢神经系统的恢复、组织结构恢复、生理机能的恢复、心理的恢复，通过超量恢复来不断提升运动能力，但要避免过度疲劳和损伤的发生，加强训练和比赛的监控，要注重运动员机能水平各项指标基线的建立，注重长时间监控、阶段性的调整，特别是赛前时差的调整和免疫能力的增强，主要是需要解决睡眠和中枢神经系统的疲劳，以及由于疲劳带来的免疫力降低问题。

三、科学进行运动康复训练

运动康复训练可以功能动作系统为基础，以动作发育为线索，以问题为导向，合理应用FMS、普拉提、瑜伽等各种方法，并将离心运动作为康复训练的重要组成部分。

离心力量有两个作用：缓冲制动，主要起到减震吸收的作用，由肌肉承担大量负荷；落地反弹和变向，对肌腱的弹性要求很高。离心力量的两个作用提示肌肉、肌腱在两种作用中承担的角色是不同的，针对性的训练是十分必要的。

利用离心力量减震的主要目的是减少能量冲击，控制发力，如果关节活动范围很大，时间较长，肌肉、肌腱中弹性成分存储的能量就会变成热量流失；如果反复进行减震的离心运动，就会造成局部肌肉负荷过重，热量过度累积，增加慢性劳损的风险。在排球等集体项目中，急停、落地缓冲等减速运动中离心机制是非常重要的。离心负荷通常是最大力量的160%，所以需要极强的神经肌肉控制能力。

离心运动导致的伤病主要包括延迟性肌肉酸痛、急性损伤和慢性损伤。大多数非接触性运动损伤发生在离心运动中，所以，运动员不进行离心力量训练是损伤的高风险因素之一。离心运动可能会对肌腱造成微小损伤，如果得不到恢复，损伤积累就可能会导致肌腱退行性变。离心力量训练后比向心力量训练后更容易出现延迟性肌肉酸痛，其原理可能是离心收缩相对于向心及等长收缩参与的运动单位较少，肌节过分拉长并引起肌动蛋白与肌凝蛋白之间非理想的交叠从而导致肌节损伤。然后，白细胞会移动到受损的肌肉纤维以对急性炎症做出反应并释放像组胺及前列腺素之类的化学物质，引发疼痛的感觉。离心收缩后出现的组织结构损伤是可修复的，而且损伤修复后的肌肉增强了抗离心收缩所带来的损伤的能力。

大量研究表明：经离心训练方法获得的离心肌肉力量明显高于向心训练。

离心收缩肌肉力量提高了18%～34%。离心训练提高离心肌肉力量的结果可以解释最大离心肌肉动作比最大向心肌肉动作更能刺激力量的增加。同时，离心力量的增加是由于离心收缩可以促进运动单位协调的神经性适应。离心训练可以促进肌腱的重塑，提高肌腱细胞的活性，增加胶原蛋白。在康复运动中离心运动是已知肌腱康复的有效手段之一，通常早期采用小负荷多次重复的练习方法（12～15次/组），然后逐步增加强度，减少次数。离心力量的减震运动练习，同样要逐步增加负荷，向发展离心运动的弹簧作用进阶。跑步时，如果步伐过大，脚落到重心前面，就会增大腘绳肌的离心负荷，导致损伤风险明显增加。建议在运动员准备活动中适当增加离心运动成分，如高速跑。肌腱只对10分钟内的快速拉伸—收缩练习有反应并产生最佳重塑效果，6～8小时内再重复训练并不能产生更大的效果。所以一天中最好在运动训练前、后各安排一次离心力量训练。同时，服用维生素C等营养药物有助于肌腱重塑。

总体而言，此次培训使我对美国运动损伤康复的团队、理念和工作模式有了进一步的了解，对今后运动康复专业建设及科研工作的开展，以及运动队的运动康复服务都有很大的启发，收获颇丰。

今后，建议进一步加强实践观摩环节的培训安排，以及运动康复较为领先的其他国家的相关专题培训，如澳大利亚、德国、捷克等，以博采众家之长，形成适合我国国情的运动康复系统。

同时，希望以此培训为起点，通过组织相关科研或攻关项目，加强“百人计划”专业人才的可持续合作与交流，发挥专业人才的优势，形成集体培养的成果。

浅谈跌倒的预防方案及运动员急救预案

国家体育总局运动医学研究所　梁辰

2018年10月14日，我随国家体育总局“优秀中青年专业技术人才百人计划”培养对象运动康复赴美国培训班赴美国亚特兰大和洛杉矶访问学习。

此次学习的第一站是位于美国佐治亚州亚特兰大市的佐治亚州立大学。佐治亚州立大学成立于 1913 年，是美国东南部城市中最主要的研究型高等学府，吸引了来自全美各州和世界 170 多个国家的学生，佐治亚州立大学有 11 所学院，其中，运动与健康学院的主要研究领域包括运动科学、运动管理、健康与体育教育。

在佐治亚州立大学的2周培训中，运动与健康学院的多位教授以及拥有多年运动队工作经验的AT为我们进行授课，内容从理论基础到实践经验，涉及运动损伤的发生机制和康复方法、运动员现场急救和康复治疗新技术、新方法等多方面，主题贴近运动队工作实际，讲授丰富全面，逻辑性强。最令人印象深刻的是几次现场观摩和实践操作课程，学员们均亲身感受到AT娴熟有序的现场处理和治疗技巧，并结合自身经验与AT进行切磋交流。

团部安排我们两两一组负责每天的笔记和学习总结，我负责记录的课程是由运动与健康学院杨锋副教授讲授的“老年人和运动障碍患者的跌倒预防和运动康复”。跌倒问题一直是近年来国内外运动医学领域的研究热点，因为跌倒容易引起许多严重的医学和社会问题。研究表明：1/3以上的老年人每年至少跌倒一次，1/3的MS患者每月经历一次以上的跌倒，超过1/3的创伤性脑损伤是由于跌倒引起的。

国内外对跌倒问题的研究目标都是寻找适宜的预防方案，而佐治亚州立大学的经验是建立基于社区的、新颖且有效的跌倒预防方案。他们通过筛选跌倒的高风险人群，开发干预措施，减少和避免跌倒的损伤三方面实施以上方案。杨锋副教授结合他本人近5年的研究介绍了生物力学视角下的跌倒机制即计算机仿真及试验，以及目前在跌倒评估方面应用最广泛的扰动训练与振动训练。通过学习，我们了解到当重心在人体支撑面之外，扰动发生且无法恢复时即发生跌倒。因此，他设计利用计算机仿真模型构造可行稳定性区域并分为向前失衡区域、向后失衡区域和中间稳定区域，解释了动态时的稳定性。在此基础上，他认为以运动为基础预防跌倒的训练可能是有效的，如太极拳、平衡训练等，但其也存在局限性，包括可能会遇到实际跌倒和受伤，老年人不愿意或不能参加运动课程，需要较高的体力活动水平，或者由于地点或成本问题可能无法普及。

鉴于此，扰动训练和振动训练应运而生。扰动训练是一种干预模式，通过干扰正常姿势，引起对突然的失衡反应的逐步适应，最终防止跌倒，可以利用不稳定的表面（如滑动地板、活动平台、跑步机等），视觉扰动（虚拟现实）或利用外力（身体上的推或拉）造成扰动。扰动训练的理论基础就是学习身体移动的技巧，包括踝关节技巧、髋关节技巧、跨步技巧，通过反复训练使大脑形成条件反射，它的两种形式包括主动扰动训练（在滑板上进行，受训者可以通过训练适应、调整）和被动扰动训练（在跑步机上进行，计算机随机控制，受训者不能控制）。实验表明，反复的扰动训练（6个月）可以明显使跌倒率减少。杨锋副教授将该系统应用于系统性硬化、中风和肥胖等人群。实验证明，采用跑步机进行扰动训练与对照组相比可以明显减少跌倒。

另一个对预防跌倒有效的评估和训练手段是振动训练，它通过机械振动刺激肢体表面来诱发被动的快速肌肉收缩，通过持续循环来刺激肌肉，产生强直振动反射，逐渐使肌力增强，研究表明机械振动能使肌肉力量、爆发力、身体平衡、活动功能、触觉和柔韧性得到改善从而减少跌倒。针对老年人的振动训练有以下益处：增加骨密度、增强力量、改善平衡、增强敏感性、降低跌倒率（实验室和真实生活中均降低）。将振动训练应用在MS中，发现较训练前，手活动功能提高，残障状态改善，骨密度增加。振动训练应用在肥胖症中，较训练前，肌力增强，跌倒率下降。将振动训练与抗阻训练比较，采用等速运动进行训练，结果表明振动训练和抗阻训练均提高肌力，振动训练组的提高更明显。

另一个与我专业领域相关的课程是“运动员的急救预案”，授课人是有多年运动队工作经验的AT，约翰逊老师。

运动员的急救预案包括了运动员在训练和比赛中经常发生的紧急情况的原因、诊断标准、诊治原则和处理方案，其中有一些是在国内较少遇见且更具借鉴价值的，如热损伤防治策略：首先应对温度和湿度进行测量，根据测量结果对休息时间提出建议，如果环境恶劣，可以建议教练取消训练。水合状态是热损伤的影响因素，因此应重视在训练中补液：训练前补充17～20盎司（1盎司=28.35克）液体，活动前2～3小时补充7～10盎司，赛后补充10～20盎司。可以通过尿液的颜色来对缺水情况进行判断。另外，缺水的症状包括口渴、口鼻干燥、去卫生间次数减少、头疼、痉挛、易怒或困惑。要根据出汗率、运动能力、耐受力正确补液。另外，饮水时，要避免水中毒，即训练前2～3小时饮用2～3杯。赛后避免饮用含糖过多的饮料、酒精饮料和碳酸饮料等。热损伤的分类包括：热痉挛（脱水，口渴，出汗，短暂的肌肉痉挛，虚弱）；热晕厥（头晕，视野狭窄，皮肤苍白，脉搏下降，核心体温为36.1～38.9摄氏度）；热衰竭（脱水，头晕，头重脚轻，头疼，恶心，苍白，多汗，寒战，皮肤湿冷，过度通气，核心体温为38.9～40摄氏度）。处理方法包括停止训练，移至阴凉地点，监测生命体征；采取休克体位。

低体温症，首先要认识这是一种可以致命的症状，最佳治疗即预防。预防策略包括穿着宽松衣服、平衡膳食、保暖。轻、中度低体温症可见寒战，体温降低，呼吸变浅。处理上可以让运动员穿着干燥、暖和的服装，给予热饮，嘱其做不出汗的活动。不要按摩、饮酒或咖啡。30分钟内未改善，需要急救。重度低体温症可见肌肉僵硬、瞳孔放大等体征，需要实施急救并监测生命体征。

对于休克和惊厥，应先辨别症状，休克是一种急性应激，微循环的缺血障碍会导致一些并发症。休克症状包括浅呼吸、心律不齐，意识模糊，排尿减少，低血糖，意识消失。治疗需要保温、抬高患肢、采取休克体位；禁饮食，进行急救。惊厥，诱因杂，类型多，多数情况持续30秒到2分钟，超过5分钟需要及时就医。处理上要防止受伤，保护口舌，保证呼吸道通畅，不要限制移动。

雷电天气也是我们较少涉及的特殊环境，在训练中应设立安全区域。在雷电过后30秒以内进行练习是危险的，要停止训练等待半小时，不能站在树下和金属物体旁，不能待在最高点、躺在地上等。

对一些运动训练和比赛中常见的损伤，约翰逊老师也介绍了简单明了的处理方案：颈椎损伤，要求非医务人员不得触碰，通过专业器材进行科学移动，保证头颈部稳定，保证气道畅通。使用脊椎板时，要保证颈椎、胸椎、腰椎的稳定性，先进行颈椎的保护与固定，禁止非必需的搬动，等待急救到来。四肢骨折与脱位，要首先判定四肢功能，开放性骨折需要去除污染物，检查血液运输，用支具固定。对于严重出血，一定要记住戴手套和面罩，保护好施救者，避免传染；首先进行按压，抬高出血肢体，使其高于心脏，可以重复加压，同时进行动脉压迫；佩戴手套，操作完毕后进行洗手；利器置于利器盒。牙齿损伤，应该第一时间找到缺失的牙齿，尽快复位，不可复位的使用专业容器保存，或含舌下，或放在牛奶中，同时，立即送医。眼部损伤时需要同时评估是否有头部损伤，如果眼球出现损伤，要将两眼遮住送医院。立即送往医院的情况还包括前房积血，眼球撕裂，异物入眼。另外，若视网膜脱落有遮挡症状，此时不要擤鼻，不要平躺，应保持镇静，立即送往医院。

还有许多运动诱发的非创伤性疾病，其识别和处理方法也很有借鉴价值。例如，运动性哮喘，其表现为气管症状，应采用激素等类固醇药物进行治疗。急性发作时应将运动员搬离场地，屏气6秒，严重时送往医院。横纹肌溶解综合征或称镰刀状细胞型贫血，首先要在体检时检查是否有此类疾病，该疾病通常会造成疼痛和胸部综合征，但容易误诊和漏诊，因为此病可以致命，会在高海拔和高强度训练时发作，所以应在体检中了解运动员患病情况，判断其是否能够参加训练和比赛。深静脉血栓，往往发生于腿部，同时出现疼痛、肿胀，严重时导致肺栓塞，在手术后、创伤后常常出现，其危险因素包括手术、骨折和创伤、固定、长距离旅行、避孕药、解剖变异等。其症状与体征有局部疼痛、肿胀、肤色改变、局部体温升高，应该急诊就医。肺部栓塞，其症状可见呼吸短促、胸痛、心跳加速、咳嗽；发生时需要及时就医。

运动员现场急救是运动医务监督工作的重要组成部分，在我国，此项工作主要由运动队队医完成，我们作为国家体育总局运动医务监督重点实验室，梳理了该项工作的工作流程并编写了不少队医培训教材，亦建立了较为有效的三级转诊制度。在这方面，美国的特点主要有以下几点。

1. 流程清晰，措施有效

例如应对严重的过敏反应，AT需要提前进行病史调查，并与医生制定应急方案，对于有过敏史的运动员，AT会记录他进食的所有食物甚至接触的物品，运动员一旦出现口唇肿胀、皮肤瘙痒、皮疹、支气管痉挛、喘息、短促呼吸、胸闷咳嗽等严重过敏反应，可以立即使用肾上腺素来实施急救。美国仅在以下情况需要紧急将运动员转诊，如重伤、一切可能造成生命危险和残疾的损伤，颈椎损伤，头部闭合重度损伤，开放性骨折或脱位，损伤引起的血管神经损伤，热休克，镰刀状细胞型贫血及并发症和创伤后肌间隔综合征。日常训练中的转诊指征包括导致停训3天的急性骨与关节损伤，导致无法比赛的损伤和病症，Ⅱ度关节扭伤，肌肉拉伤在一周内没有好转，需要紧急处理的脑震荡反复臂丛神经损伤，出现全身病症，7～10天内上呼吸道病症没有缓解以及需要内科医生介入的其他损伤或病症。

2. 细致规范的运动员病历系统

通过与AT和教练沟通，我们了解到美国任意一个运动员，即便是校队的运动员，都有一个完整的病历采集系统，内容包括病史和受伤史的采集，医生治疗和康复情况，目前是否有持续性治疗，训练和比赛中受伤或不适的情况等。我们可以借鉴美国经验，尽快完善我们的运动员管理系统。

3. 分工合作，各司其职

美国的运动队从主教练到AT，团队分布合理，管理有效，不同岗位各司其职，体能教练负责运动表现的提高，PT负责伤后康复，营养师负责膳食和营养补充，AT的职责与我国队医相似，主要负责运动员伤病的医务监督和简单防治。美国由于医生成本高，运动队一般不设队医，AT帮助运动员就医并在现场执行医嘱，AT就像医生与运动员之间的桥梁，好的AT可以完整高效地收集运动员伤病数据，帮助医生精准诊疗，同时，过硬的临床技能也能帮助AT更好地执行医嘱。

3周的培训时间虽不长，却能感受到组织者的用心，无论是前2周的大学理论课学习还是后1周训练中心的实地演练，都力求从运动队实践、康复技术进展、体能训练的融合等多方面为我们展示美国运动康复体系的全貌，令人大开眼界，思考良多。另外，更令人欣慰的是与同行的同事和专家在短短的时间内建立了深厚的友谊，专业上深入交流，畅所欲言，生活上互相关照，无微不至。希望回国后，不同专业的老师还能继续保持沟通，一如既往地彼此帮助，共同为我国的运动康复事业贡献力量。

中西结合，建设医疗康复团队

内蒙古自治区体育科学研究所　卢慧敏

为期3周的学习结束了，这3周的学习生活紧凑、快乐、充实，且有意义。现就这几天的学习生活总结如下。

首先谈谈对此次学习的感受。这3周我们先后在佐治亚州立大学和VSP训练中心进行了学习和参观，感受如下：

第一，美国的康复体系很完备，康复理念很独特，康复技术很新颖，让人有一种大开眼界的感觉。

第二，在老师的教学当中，有很多中医元素，比如针灸、拔罐、刮痧等。虽然在理论上有所不同，但可以猜测，应该是受到了中医的启发。

第三，这几年国内运动损伤治疗康复领域有长足的进步，从业人员的单兵作战能力有所提高，但医疗康复团队的建设、教练员、队医、PT等的配合度还有待提高。

下面再谈一谈一些对我触动较大的知识点。

一、脑震荡的评估与管理

脑震荡在拳击、摔跤、柔道等项目中发生的概率很高，但我对这一损伤缺乏整体的了解，此次培训使我对脑震荡的定义、症状、机理、预后、评估、治疗等方面有了较全面的认识。

（一）脑震荡的定义

脑震荡是指运动员受外力冲击后所引起的大脑功能受损的复杂的病理、生理过程，主要是大脑受到直接或间接的外力作用导致神经系统暂时受损，甚至丧失意识。

（二）脑震荡的症状

虽然95%的脑震荡案例不会发生意识丧失，但最终危害往往无法预测。大部分脑震荡在7～10天内被治愈，也有10%～15%的案例持续时间超过10天，所有这些案例必须得到有经验的医师的管理和监护，所以教练员也应该掌握必要的观察方法，以对运动员脑震荡后的各种表现进行快速识别。

脑震荡发生后数分钟至数小时内病情发生变化，如果医师在现场对运动员进行全程的监测，就可以发现脑震荡运动员的现场表现通常包括出现甩脑的动作，试图去保持清醒；单膝跪下、眼神迷茫，无法集中注意力。这些症状可以作为是否发生脑震荡的初步观察依据。

更为具体的脑震荡症状表现在以下不同方面：生理上包括头痛、视野改变、恶心、对光和噪声敏感、失眠等症状；情绪上表现为忧伤、抑郁、焦虑等症状；认知上表现为意识模糊、记忆受损、无法专注、推理思维能力下降等。

脑震荡后出现的非常危险的症状包括：完全失去意识反应，两只眼睛瞳孔的大小出现差异，出现复视；伴随着颈部的疼痛，惊厥，无法辨别周围熟悉的人和地点，甚至进一步恶化；言语不清，恶心呕吐，四肢麻木等。这些症状一旦出现，意味着有严重的脑震荡，需要及时就医治疗。

（三）脑震荡的评估

对脑震荡良好的管理能够起到更好的预后效果，避免运动员发生长期的脑震荡损伤。对疑似发生脑震荡的运动员，可以通过一些辅助测试对其脑震荡程度进行评估，排除一些严重的病变，评估通常包括：①对脑震荡程度的分级检测；②心理、生理的平衡测试；③神经认知的评估。对脑震荡的评估需要由受过训练的、有经验的医务工作者进行，对可能更为严重的脑震荡患者则需要使用CT和磁共振成像技术。如果没有医务人员在场，教练员就应该详细记录：①运动员发生脑震荡的原因；②撞击力的大小；③是否伴随着意识的丧失；④时间多久；⑤是否有记忆的缺失；⑥之前是否也出现过脑震荡。

基准标定测试是对运动员正常情况下的平衡和神经认知功能，包括学习和记忆能力、专注能力、解决问题能力等方面的测试，然后把测定值作为在损伤以后诊断脑震荡是否发生的一种对比工具。基准标定测试需要由有经验的、擅长脑震荡管理的经过认证的医护人员进行。测试要求包括：①以小组的形式展开；②在精神比较饱满的时候进行，不要在训练以后；③不要在患病期进行；④在运动员参加比赛的赛季之前完成。基准标定测试主要包括SCAT5和IMPACT两种测试方式。SCAT5是针对13周岁以上遭受脑震荡损伤运动员的标准化测试工具，测试过程大概需要十分钟。首先，对一些比较直观的症状进行询问，比如：是否在地下静躺不动；在场上行走时是否出现蹒跚状，或失去方向感，或眼神空洞；颈部是否感到疼痛等。这些问题构成SCAT5的测试内容，根据运动员的回答赋值并统计总计分值，最终达到以客观衡量运动员意识状态的分值监控运动员是否发生脑震荡、症状是稳定或是恶化的目的。

二、对离心运动的认识

正确的离心训练对治疗和预防伤病有非常好的作用，离心训练还可以提高运动员的运动表现。

离心运动的功能：①可以吸收力量（缓冲制动），如从高处跳下通过离心收缩达到缓冲制动的目的。②可以储备势能，如起跳前先下蹲，储备势能，这样会跳得更高。以上两点都是离心运动，但是目的不同，对训练和弹性成分的要求也不同，所以，先要了解肌肉和肌腱的不同成分，强调这一点是因为不同的训练方法针对的是肌肉的不同部分，肌肉中包括收缩成分和弹性成分，和肌肉连接的肌腱也是弹性成分。不同的训练或运动针对的是不同的成分，伤病类型不同要采取不同的治疗方案。下坡时会有肌肉酸痛感，是刺激到肌肉的收缩部分造成的，非常快的弹性动作，更多的是刺激肌腱。为了区分我们用了两种不同的术语，以吸收力量为目的是减震，就像汽车的减震器一样，如果以使动作更快为目的，那么术语是弹簧系统。影响弹簧系统更多的是肌腱和肌肉的僵硬程度，僵硬程度是指能多大力量抵抗拉伸，而不是活动范围。肌腱和肌肉的弹性成分可以储存能量以方便使用，但这会很大程度地影响力量的发展速度，在快速做动作时，肌腱的僵硬程度越高越好，这在动作的效率中特别重要，特别是跑步。减震更需要关注收缩部分，肌肉的主动收缩会抵抗被动拉伸，例如：手臂向前挥舞时，后侧肌肉必须让动作减速，此时身体后侧的肌肉就在离心收缩，当肌肉不断离心收缩时就有可能导致伤病。

在体育中通常越快越好，减震目标是控制并且减少力，吸收力量时活动范围会很大，动作不快，能量就会以热量的形式损耗掉，热量损耗后，动作重复发生会导致组织在化学上的改变，这是疲劳性伤病非常重要的一部分原因。当运动员摆臂时拮抗肌的作用是减速，大脑会保护我们的身体，所以，如果运动员想要很有力地摆臂，就不仅要训练手臂前侧肌肉，还需要训练手臂后侧肌肉，就像汽车一样不仅要有强大的引擎，还要有强大的刹车系统，才能开得快。离心动作和向心动作，在大脑的激活部位不同，同样的肌肉、关节活动范围，离心动作和向心动作的动作控制是不一样的，这意味着需要专门训练离心动作。离心力量不足是导致伤病的重要原因，大部分非接触伤病都会在离心动作中出现，这通常会在运动员初次损伤后发生，因为在重返赛场后没有加强离心力量训练，所以在康复过程中想要增强爆发力就一定要练习离心动作，包括离心控制力，以刺激胶原蛋白与肌纤维的形成，对损伤原因的合理利用也是一种治疗方法。另外，离心动作可以刺激快肌纤维，进行高负荷的训练时，如果没做离心练习，那么康复训练就不完整。

以上简单罗列了几个知识点，3周的学习信息量很大，我将继续利用一段时间进行消化、吸收、归纳、总结，加深理解，使之真正成为自己的知识，在工作中更好地应用。

论“短跑腿”之防治与康复

山东省运动康复研究中心　韩文义

“短跑腿”的发生不只在短跑运动员中高发，在足球、篮球、橄榄球、手球等对抗项目中也时常发生。按以往经验及文献记载，一旦发生，其康复期长，严重影响运动员的专项训练及比赛成绩，但通过在美国亚特兰大、洛杉矶3周的专项运动康复培训，我有了一个清晰的预防、治疗、康复方案。

首先，我们先来了解一下“短跑腿”发生的机理。目前，对腘绳肌损伤发生的原因有以下几种观点：一种观点建立在运动学分析基础上，认为腘绳肌群损伤最可能发生在小腿摆动末期，因为腘绳肌群最大拉长发生在着地前，且股二头肌被拉长的幅度明显大于半腱肌和半膜肌，所以，股二头肌很容易在被拉长（离心收缩）的状态下受伤。另一种观点则建立在动力学分析基础上，认为足着地后支撑腿要承受强大的地面反作用力冲击（外力），瞬间可达体重的3~5倍，因此腘绳肌在此阶段很容易受伤。上海体育学院刘宇在2007年5月通过三维测力台及相关数据分析认为，短跑高速跑支撑期内，地面反作用力在膝关节产生伸膝力矩，为抵抗这一力矩，腘绳肌群收缩产生屈膝力矩，此时腘绳肌承受巨大负荷，有可能造成其受伤。

一、预防

无论何种观点，总结起来都是认为腘绳肌因承受过大负荷而拉伤。为了减少“短跑腿”的发生就必须加大腘绳肌群的力量训练，及其柔韧性练习。凡是容易受伤的部位，就是力量薄弱的部位。在国内，腘绳肌力量训练多以抗阻向心运动为主，练到一定程度很难再有提升，而在美国，运动员在AT指导下除加强抗阻向心运动外，每周还要加入一堂抗阻离心运动课，这样下来腘绳肌所能承受拉力就明显提高。再有，每次训练前，在AT指导下做各部肌肉交感神经激活（利用泡沫轴对要训练的肌群进行快速滚动）、预热及适当拉伸；还有从全身整体观、平衡观来看，除加强腘绳肌力量的向心、离心训练外，还必须结合股四头肌的力量训练，以达到股骨前后肌群力量平衡、骨盆位置平衡。每次训练过后，运动员继续在AT指导或帮助下做四肢拉伸，并用泡沫轴做全身肌肉滚动，此时以慢滚为主，以激活副交感神经，加速排掉肌肉中的酸性代谢产物，进而快速消除疲劳。另外还可利用超低温室、中医推拿、冷热交替浴等手段快速消除疲劳。这样一来，腘绳肌的抗冲击力得以提高，身体平衡性得以稳定，疲劳没有积累，自然起到防伤作用。

二、治疗

（一）诊断标准

腘绳肌群受伤往往以股二头肌长头伤为多，根据其受伤程度可分为四级：

零级：仅是局部肌肉拉伤，肌纤维无断裂，不肿，局部稍痛，下肢功能不受限；

一级：轻度的肌肉拉伤，只是少数的肌纤维断裂，局部微肿、疼痛，下肢功能影响不大；

二级：中度的肌肉拉伤，有较多的肌纤维断裂，局部肿胀、疼痛症状较为明显，下肢功能受限；

三级：严重的肌肉拉伤，是指大部分的肌纤维断裂，甚至整条肌肉断裂成两部分。局部肿胀、疼痛明显，下肢功能很受限。

（二）治疗原则

零级、一级、二级不经手术可治愈；三级必须手术治疗。

急性阶段：包括电刺激，抬高患肢，肌肉等长训练，维持关节活动度，使用支具固定等减少疼痛肿胀。

亚急性阶段：通过局部组织的理疗、超等长训练等，增加关节活动度、提高本体感觉。

重返赛场阶段：根据项目进行专项训练，以达到力量恢复、本体感觉正常，可在适当保护下进行功能测试，通过重返赛场评估即可重返竞技项目。

（三）操作流程

"短跑腿"发生时，AT在现场迅速进行初步评估及应急处理，并决定是留现场观察还是迅速送医；若送医院，队医会快速经病理、B超、影像等检查确定受伤级别，判断是否手术处理，再决定何时交予PT进行康复治疗、训练。

三、康复治疗、训练

"短跑腿"康复的整个过程需要多学科的参与，由PT主导共同制定整体康复策略。PT以解剖学为基础，运动生物力学为指导的康复过程，结合营养学、心理学的参与，对"短跑腿"的康复起到事半功倍的效果。

PT接手伤者后，首先对伤情进行全面评估，以解剖学为基础，充分利用运动生物力学知识分析"短跑腿"产生的深层次原因，分析动作结构及相关技术，制定合理的康复训练动作，对康复和预防再损伤有重要意义。同时邀请从事营养相关人员参与受伤队员康复过程，根据生化检查制定营养配餐，早期炎症的控制需要减少ω-6的摄入，增加ω-3的摄入，如亚麻油、鱼油，同时降低炎症反应的营养物品还有：姜黄素、大蒜、菠萝蛋白酶；重塑期不可缺少维生素A、维生素B、维生素C、维生素D及铜、锌等微量元素，还要补充精氨酸、谷氨酰胺，这些皆起加速恢复过程、促进胶原积累的作用。"短跑腿"发生后运动员心理会产生一系列的变化：自我拒绝→悲伤→生气→消沉→接受，所以康复过程中除了PT必须与运动员建立良好关系，积极关注运动员的精神层面，并进行一些相应的心理疏导工作以外，对于一些心理影响较大的运动员还需专业心理治疗师参与，帮助运动员克服受伤导致的心理变化，使其身体功能及运动能力达到返回训练场的要求，并尽可能恢复到受伤前的竞技水平。

运动员在经过PT、AT一系列康复训练后，做重返赛场的评估测试，通过后即可返回竞技赛场。

四、总结

（1）"短跑腿"本是运动损伤的常见病之一，国内外对其发生后的诊断、治疗区别不大，唯有在预防及伤后康复方面差异较大，其他运动损伤也是如此。经过赴美3周培训了解到，美国也是近20年才对康复如此重视、细化，且完全改变了过去以治疗为主的观念，现在对各种伤病的预防都做了大量工作，大有防重于治的意思，包括运动关节铰链理论、整体筋膜交叉理论、身体姿势不正致病论、主动肌与拮抗肌平衡发展理论、运动前肌肉神经激活及拉伸理论等，这些理论的建立及实施确实大大降低了伤病的发生。在伤病预防方面我们应向国外学习，加强对运动员、教练员、队医及科研等相关人员的教育。

（2）当前对“短跑腿”等伤病的处理，国内运动队基本由队医完成，队医兼顾AT及PT的部分工作，有的队医甚至还负责营养师、队务的工作，工作量非常大，往往疲于应付，很难做到业精于勤。而美国现有的运动康复体系是医生、AT、PT的合作体系，这种体系体现了优势互补，充分发挥各自专业的特长，提高了效率，并保证了康复治疗的质量，我国亟须进一步加强运动康复专业人才的培养。

（3）在美国，队医、AT、PT协同工作，各司其职，同时还邀请有关营养师、心理师参与进来，疗效显著，队员很快就可以以健康的状态回归竞技赛场。

（4）在后期康复阶段，PT也开始大量应用我们中国的传统医术：针灸、拔罐等。唯有不同的是，他们仅是在扳机点作针刺，方式单一，与传统中医还是有一定差距，即使这样也已受到广大美国运动员欢迎。

通过这次培训，我以“短跑腿”为例提出的引入系列美国康复理论结合中医理论进行康复治疗方案，应是最佳方案。故我们有理由相信，洋为中用、中西合璧，在运动康复方面以西医之长补中医之短，进一步细化中医之优势，将中国的运动康复事业做大、做强，能够为我国体育事业做出更大贡献，为我国参加2022年北京冬季奥运的体育健儿保驾护航，帮助他们夺得更好成绩。

浅谈美国运动康复领域的发展现状

国家体育总局运动医学研究所　安楠

2018年10月13日至11月4日，我按要求参加了国家体育总局“优秀中青年专业技术人才百人计划”培养对象运动康复赴美国培训班，为期3周，与其他20余位来自全国各地的专业同人一起在佐治亚州立大学和洛杉矶参加了培训课程，并对亚特兰大奥运会和洛杉矶奥运会的主会场进行了参观，对美国运动康复专业和体育发展现状有了进一步的了解。

一、课程回顾

亚特兰大的2周课程在佐治亚州立大学运动与健康学院完成，该学院设有运动训练、体育管理和运动与健康教育专业，其中体育管理专业在世界上居于领先地位，美国运动医学学会现任主席在该校担任研究生院副院长，在美国体育科学领域占有较为权威的地位。课程主要围绕AT在运动队的主要工作职责进行讲解，包括运动损伤的治疗与康复原则、运动急症预防措施、肌肉损伤的特征机制及对运动能力的影响、头颈部损伤的现场诊断和处理、脑震荡的现场评估与处理、淋巴按摩促进康复的原理和方法、FMS、上肢及下背部损伤评估、损伤风险评估与重返赛场的判断以及贴扎的基本理论和操作技能等，覆盖了运动队队医工作的基本内容。之后现场参观了佐治亚州立大学运动康复中心，其中，细节设计方便使用的按摩床、冰疗池、配套齐全的冲击波、超声波等理疗设备，虽然未必是最尖端的贵重设备，但布置有序、物尽其用、设施便利程度高，给我们留下了深刻的印象。课程之余，团队还参观了1996年亚特兰大奥运会的主场馆，目前已成为佐治亚州立大学橄榄球队的主场，球队“Panthers”的队标随处可见，文化理念和竞赛精神渗透其中，设施专业、精良，让我们深深体会到了美国体育文化和商业运作的成功，这很值得我们借鉴。

抵达洛杉矶后，我们的课程由VSP训练中心承担，VSP训练中心于1999年创立，专注于发展独特的工作体系帮助运动员提升运动表现，并由不同专业人才组建了高效的工作团队，服务于多届奥运会，为14个国家和地区运动员夺取奥运金牌做出了努力，并曾服务于中国国家举重、柔道、摔跤、自行车、跳水、乒乓球、击剑、女足等多支队伍，我们访问时，冬季项目滑雪U形槽中国国家队正在VSP训练中心集训，这也是中国冰雪项目接受国外高水平训练中心指导的首次尝试。VSP训练中心的工作体系中包括运动能力和运动损伤诊断、问题针对性及损伤预防指导方案，注重教育运动员学习正确的运动方式，并辅以康复、心理及营养支持，从而提升运动表现，形成了一套有效的工作方法，类似于中国的复合型科研团队。短短1周的VSP训练中心课程中，一些新的理念认识和工作方法让我们受益良多，如：①在运动能力和运动损伤诊断中，VSP训练中心将FMS、SFMA等方法有机地结合起来，创立了一套完整的诊断体系，注重对运动员的运动能力缺陷进行分级筛查，这不仅能起到损伤预防的作用，而且对改善运动员运动缺陷、最终提升运动表现具有直接的指向作用；②VSP训练中心在为不同运动队服务的过程中，注重不同运动项目、不同运动的数据积累，通过不断完善的自我学习过程，获得了很多项目专项特征的数据成果，可以进一步运用到不同队伍的服务中；③VSP训练中心注重对运动训练新理论方法的学习和借鉴，如将基本的运动动作进行分解，逐个分析考察各个关节的灵活性和稳定性及有效的训练方法，注重发展有效的离心训练方法，既可以有效地预防损伤，又有助于运动员伤后康复训练和重返赛场；④引进了较新的疲劳状态诊断和训练后恢复仪器手段，如低温恢复冰箱、离子漂浮舱、脑电及心率变异性分析等，对运动员训练后疲劳进行积极诊断与消除，配合前述独特的科学训练方法，极大地提高了运动训练效率。

二、美国运动康复领域发展现状

美国运动康复领域具有一套相对完整的工作机制，以高水平大学校队为例，损伤康复工作团队一般由AT、PT、队医，加上心理、营养等外围专业辅助人员共同组成，可以对运动员损伤及后续康复进行全链条、全方位服务。其中，AT负责运动员损伤的现场处理、初步筛查诊断、常规物理治疗及重返赛场前的康复训练、损伤预防等；PT负责手术后或慢性损伤的专业物理康复治疗；队医则一般由专业骨科医生兼任，主要负责手术等临床治疗或处理；各个环节各负其责、紧密衔接、逐级转介，严格按照损伤康复规范操作，可以有效地保证运动员在损伤后得到及时有效的处理。

三、结合专业，谈对运动康复及竞技体育发展的收获和启发

我国公共营养领域注册营养师考试认证与继续教育刚刚步入正轨，为做好备战2022年冬奥会国家队营养保障工作，国家体育总局运动医学研究所运动营养研究中心也正在启动国家队运动营养师招募、选拔、分级培训、认证和管理工作，并与中国营养学会密切合作，计划将注册营养师认证与国家队运动营养师人才队伍培养结合起来，将这一工作规范化、专业化，从而更好地为国家队备战奥运输送运动营养专业保障人才。

四、对我国运动康复领域未来发展的建议

我国的运动康复领域经过多年的发展，运动康复师、AT、PT等专业人才队伍在不断地培养建设中，在不同职业划分和岗位设置上也进行着长足的努力，虽然还存在一些问题，但专业发展从无到有，已经取得了前所未有的进步。在未来发展中，还应重点解决以下问题：①进一步规范运动康复领域不同岗位专业和工作职责，可以通过引进、借鉴国际规范化培训，结合体育院校学科建设，从损伤预防、现场处理、临床手术、术后康复等各个环节培养打造我国自己的运动康复人才队伍；②建立国家队运动康复实习基地，使更多的本专科运动康复毕业生有机会接触高水平运动队，发展专业实习和继续教育的渠道；③在引进康复设备的过程中，要做好充分调研和论证，更多注重康复设备的实用性和系统配套，避免盲目引进、利用率不高和高端设备闲置的问题；④将更多的科研项目资金向运动康复领域倾斜，特别鼓励和发挥

传统医学优势，充分挖掘中西医结合康复手段的潜力，促进我国运动康复领域的自主研发和科研创新，使我国运动康复水平整体迈上一个新台阶，助力奥运争光和全民健身计划。

五、对百人计划及专业技术人才培训课程设计、课程内容等方面的意见建议

为期3周的赴美培训结束了，本次培训在课程设计方面既有整体框架、又有创新理念，课程内容衔接完整，为我们较为充分地展示了美国运动康复领域的优势和特色，达到了运动康复培训的预期效果；不同专业相结合的学习方式也有助于各专业间交流和互相提高，有利于开阔眼界、提升认识，从更高的格局开展本专业的工作；同时，也希望国家体育总局在今后开展类似的培训时，能进一步向纵深发展，让不同专业的学员有机会接触到本专业顶级的国际专家，搭建更高的专业平台，提高专业水平，更好地为奥运备战和全民健康服务！

运动康复团队的专业素养与执业规范

北京体育大学　钱菁华

2018年10月15日至11月4日，我们在美国亚特兰大佐治亚州立大学及洛杉矶VSP训练中心学习3周，目的是了解美国运动康复理论研究的最新成果，学习美国运动损伤的预防、诊断、现场处理、运动康复治疗方法等，学习日程安排紧凑，理论教学与实践体验结合，我的收获与体会总结如下。

一、术业有专攻，专业素养与执业规范

在美国，运动队里的队医、PT、AT、体能教练是4类专业界限清晰的不同职业，均从事与运动员身体功能及运动表现相关工作，但各司其职，相互合作。不同的专业人员都必须经过一定的专业知识学习和技能培训，并通过相关机构考核后，方能获得相应的资格证明。资格证明通常分为两类：一是执照，即从事职业的政府许可证，医生、PT、AT都要持证上岗；二是证书，即培训学习证明，证书不是就业的职业工作许可证，认证机构有NSCA（美国体能学会）、ACSM（美国运动医学学会）、ACE（美国运动学会）等300多家机构。

队医通常由运动医学医生担任，他具备医生职业资格，负责运动员的伤病医疗诊断及临床治疗，只在重大赛事或有运动员需要医疗救助时进队服务。PT进行过规范的运动专科化培训，有独立诊所接收转介运动员康复治疗或提供重点运动员跟队服务，能够独立诊断评估和开具物理治疗处方，不需要在医生指导下工作。AT由美国各州政府卫生部门提供监管认证，工作职责是对运动员的伤病进行预防、急救、恢复，提供全程跟队服务。体能教练没有政府监管，不需要职业执照，主要负责运动员的体能训练或运动表现提升，通过增强体能达到损伤预防的目的，体能教练不做诊断，只是通过观察，找出自己专业范围内

的调整策略。

正是由于规范的职业管理制度，专业人员各司其职，相互配合，根据运动员的具体需求进行及时转介，不随意越界，充分保障了运动员维持健康身体状况的权益，值得学习借鉴。

二、跌倒预防与运动康复策略的研究思路

佐治亚州立大学杨锋副教授为我们讲授的主题，研究思路清晰，从解决跌倒带来的医疗与社会问题入手，提出研究策略：找出高风险人群（研究跌倒机制）；找出有效的循证的预防跌倒的方案；研制减少或预防损伤的装备。杨锋副教授的系列研究从生物力学角度，应用计算机仿真分析，设计步态分析实验，采用扰动训练和振动训练两种不同的预防跌倒的方法。重心与支撑面之间的关系是跌倒的关键，以可行稳定性区域为关键数值，模拟行走、坐站转移、绊倒等情景，观察MS、肥胖、中风等不同人群的平衡反应。训练后随访发现12个月只有19%的人发生过摔倒。振动训练方案为：持续8周，每周3次，每次振动训练5分钟，3个月后再测试。与对照组相比，足跟骨的骨密度增加；其他测试指标包括：膝关节伸肌等速力量、纵跳高度（爆发力）、Berg平衡量表、10点轻触觉，训练前后干扰的表现（跌倒率），6个月后在生活中的跌倒率。

三、损伤预防、动作改善及优化运动表现的功能训练策略

彼得博士是佐治亚州立大学运动防护项目负责人，他的讲座分析了运动员常见动作功能异常及纠正性训练，提出改善运动表现的纠正策略。他认为体能教练能够观察运动员训练的全过程，好的体能教练应该关注筋膜、神经肌肉、关节的整体观念。当创伤导致炎症、肌肉痉挛、粘连、改变神经肌肉控制、肌力不平衡时，就会出现动作受损。专业训练强调优化以下成分：静态力线、转移力线和动态力线。

他还分析了关于功能训练的三个问题：有多少运动是坐位完成的？有多少运动是在稳定的环境中进行的？有多少运动是单关节运动？运动动力链的传递需要活动性和稳定性，不同专项可有不同需求，例如：速滑运动员需要髋关节

最大的屈伸活动范围、肩关节活动范围、躯干的稳定性传递力、平衡控制优化动作表现。如果其中某成分改变，动作变形，就会影响运动表现。纠正性训练包括抑制技术、肌肉拉长技术、激活剂再教育技术、整合技术。彼得演示了抑制技术，一种自我肌筋膜松解，体能教练能够教训练但不能做手法松解，如果超过职责就交给PT处理。

他还介绍了RNT（反应性神经肌肉训练）。训练时可以先增加错误动作使身体能够自动纠正。例如：纠正运动员下蹲膝内扣情况，通过RNT，先增加动作中膝内扣程度，诱发身体的纠正反应，达到形成正确动作模式的目的。下蹲时身体不对称，用力加重这种情况，身体自主纠正等。

四、运动表现专家与VSP理念介绍

VSP训练中心于1999年建立，帮助31位运动员获得里约奥运会奖牌。与中国国家举重、柔道、摔跤、场地自行车、跳水、乒乓球队有合作。VSP训练中心关注运动员的专业技能、身体、心理，建立在运动医学、恢复、营养基础上，获得最佳运动表现。

VSP 康复体系是以运动员为中心，以运动表现为驱动。运动表现思维，即关注运动员，而非损伤；给运动员动力，改变态度。

五、恢复体系

比赛前恢复不足，过度训练导致疲劳，都是运动损伤的主因。支持再生和恢复进程，提供能量、自主神经功能促进有助于恢复。个人与集体项目压力不同，比赛前运动员受伤会担心运动生涯，家庭及人际关系受影响，需要及时修复、重塑、再生。此外，运动员经常外出训练，旅程会影响睡眠，向东飞更难倒时差，干扰了睡眠节律。免疫系统问题也会影响恢复，有些运动员在重大比赛前生病，需要在竞赛2周前提高免疫系统机能。

有效的恢复手段能够对身体起作用，让运动员觉得有效、更自信，没有更糟。最好状态是运动员比赛前自信且平静。不需要每天都恢复到完美状态，但要监控、掌握规律。保持负荷与适应性的平衡，每天进行心率变异率监测，利用手机App每天记录运动员的自我报告，包含：情绪、肌肉感觉、疲劳程度、睡眠质量、身体酸痛情况，如果训练简单但身体反应大则需要关注。

在我们参观运动员恢复手段时，发现干针、拔罐、刮痧等中国传统治疗手段已经被成功引入美国康复体系，并有标准化设计及流程加以规范，推广应用。此外，水疗、冷冻疗法、气压循环治疗等也应用广泛。

六、营养与损伤——预防及加速恢复的营养策略

“Fitness=运动表现+健康”，好的营养能够提高运动表现、改善身体成分（瘦体重与脂肪的平衡）、改善健康因子、预防损伤。改善运动员的营养缺乏情况，否则会影响恢复、阻碍训练、影响睡眠质量、降低精神敏锐程度。

平衡营养的5种习惯：慢慢吃，并在八成饱时停止；每顿都有蛋白质（手掌大小）；每千克体重摄入2.2克蛋白质；每餐吃蔬菜（一拳）；每餐吃健康脂肪（拇指）；每餐吃天然谷物（一把）。运动员饮食习惯分级：三级。80%的人为一级，15%的人为二级，少数为三级，需要严格控制体重。

饮食在损伤各时期的功能：炎症控制阶段的脂肪摄入减少，损伤后静息代谢率增加15%～50%，损伤后能量消耗多于静坐少动但少于训练；镁、锰、铁、钙不足容易损伤；损伤后保证食物充足，适当补充3周维生素和其他补剂，从营养角度减少伤病再发生。

综上所述，本次美国培训班开阔了视野、丰富了专业知识，启发了我在运动队保障服务的工作思路，认识了志同道合的专业团队，为将来工作奠定了良好的基础。

以运动性疲劳综合征为例，论述针刺结合“治未病”理论在冬季项目中的应用体会

国家体育总局冬季运动管理中心　石红

慢性疲劳综合征（chronic fatigue syndrome，CFS）是以慢性疲劳持续或反复发作6个月以上为主要表现，同时伴有低热、头痛、咽喉痛、肌痛、神经精神等非特异性症状的一组症候群，1988年由美国疾病控制中心正式命名。运动性疲劳是指机体生理过程不能持续其机能在一特定水平上和不能维持预定的运动强度，在运动医学中属于常见病。近些年来，课题组采用针刺、心理健康辅导治疗运动性疲劳综合征取得了较好的临床疗效，且针灸作为一种疗效可靠、简便易行、经济实用、具有较小的副作用、便于推广的疗法，得到了广大患者的认可。

一、资料与方法

（一）一般资料

本组共66例运动性疲劳综合征患者，均为专业运动员，运用随机数字表法分为两组。治疗组33例，年龄（23.75±6.78）岁，针刺组33例，年龄（24.43±5.21）岁，经统计学处理，差异无显著性意义（$P>0.05$），具有可比性。

（二）诊断标准

1. 西医诊断标准

参考曲绵域主编的《实用运动医学》。对于运动性疲劳综合征，西医认为主要有以下系统的功能紊乱：免疫系统功能紊乱、神经内分泌系统的改变等，从侧面对运动性疲劳进行阐释。

2. 中医诊断标准

运动性疲劳作为中医临床中常见的症状，在中医古籍中常被描述为“懈怠”“懈惰”“四肢劳倦”“四肢不举”等，在现代中医临床中多用“周身乏力”“四肢倦怠”“神疲乏力”等描述。中医认为运动性疲劳和虚、劳、损等症非常接近，与肝、脾、肾三脏有直接的关系。

3. 纳入标准

（1）持续2周心境低落、兴趣与愉快感丧失、易疲劳等，符合疲劳分类；

（2）疲劳症状评分（Greene评分）≥10分；

（3）实验室检查：血常规、尿常规、肝功能、肾功能、血糖、心电图均无明显异常；

（4）暂未采取任何治疗措施的患者。

4. 排除标准

（1）继发于其他精神疾病或躯体疾病的疲劳发作者；

（2）继发于甲亢、结核、糖尿病、慢性感染所致的潮热出汗等症状者；

（3）严重躯体疾病患者。

5. 治疗方法

（1）治疗组：采用心理健康辅导，同时行针刺治疗。

心理健康辅导：①采用共同参与的医患模式，关心、理解、同情患者，多用鼓励、安慰性语言，引导患者交谈，借以调动患者的潜在能力而积极参与治疗。②对患者进行疾病发生、发展、转归的讲解，使其有正确的认识，并根据患者个性特点及对疾病的认识情况，帮助其正确认识疲劳期的身心反应，适应运动强度的变化，提高自我调节和自我控制能力，树立战胜疾病的信心。

针刺治疗：主穴为百会、印堂、神门、太溪、太冲、三阴交、足三里。随症配穴：失眠、多梦易醒配安眠、内关，用以养心安神；心悸焦虑配内关、心俞，用以宁心定志；头晕、注意力不集中配四神聪、悬钟，用以健脑益智。

（2）对照组：单纯采取理疗。

（3）疗程：主穴均常规操作，每周治疗3次，10次为1个疗程，治疗4个疗程后评定疗效。针灸并用，补法。

6. 观察指标

血红蛋白相关症状评分：共7项症状评分，全距63分。

7. 疗效判定

参照《中药新药临床研究指导原则》和《中医诊治慢性疲劳综合征的疗效标准探讨》拟订疗效标准。

8. 统计方法

临床研究的所有资料均采用统计软件SPSS、SAS软件包进行统计学分析。计数资料用X^2检验，计量资料用t检验（符合正态分布、方差齐）。

二、结果

（一）两组患者疗效比较

两组患者疗效比较见表1。表1显示，治疗组疗效与对照组之间有显著性差异，表明治疗组与对照组之间总体疗效有明显差异。

表1　两组患者治疗前后总体疗效比较　　单位：例

组别	总数	显效	有效	缓解	无效	总有效率
治疗组	33	5	19	6	3	88.2%
对照组	33	2	15	9	7	76.5%

（二）两组治疗前后血红蛋白含量比较

两组治疗前后血红蛋白含量比较见表2。从表2可见，针刺结合心理健康辅导与单纯心理健康辅导均能改善疲劳时血红蛋白含量，且针刺结合心理健康辅导较单纯心理健康辅导更有效。

表2　运动性疲劳运动员针灸前后血红蛋白含量比较　　单位：g/dL

组别	治疗前	治疗2个疗程	治疗4个疗程
治疗组	14.1 ± 0.94	14.6 ± 0.92	14.9 ± 0.87
对照组	12.9 ± 0.94	13.3 ± 0.98	13.9 ± 0.90

注：两组治疗前与治疗4个疗程后比较$P<0.01$,有显著性差异。两组治疗4个疗程后比较$P<0.05$，有显著性差异。

（三）两组患者显效有效例数与治疗时间的关系

两组患者显效有效例数与治疗的关系比较见表3。治疗组经2周治疗后的显效有效率达8.8%，与对照组的2.9%比较，差异有极显著性意义（$P<0.01$），治疗组经3周治疗后的显效有效率达41.2%，与对照组的23.5%比较，差异有显著性意义（$P<0.05$），说明治疗组较对照组起效时间快。

表3　两组患者显效有效例数与治疗时间之间关系比较　　单位：例

组别	例数	显效人数	2周后	3周后	4周后
治疗组	33	23	3	14	24
对照组	33	16	1①	8②	17

注：治疗组与对照组显效有效率比较①$P<0.01$，②$P<0.05$。

三、分析与讨论

（一）中医学对疲劳的认识

中医对“疲劳综合征”早在两千年前即有较深刻的认识，无论是在《内经》《类经》《素问·痿论》还是在《景岳全书》等众多医书内，各位医家一直论证“懈怠”的主要病因是外来损伤或者患者禀受父母之肾气不足，精气不足、肝肾亏损、后天失养、脾气虚弱。《黄帝内经》中设有《痿证》专篇，对痿证的病因病机做较为系统详细的描述，提出了“肺热叶焦”为主要病机的观点。由于肺居高位，为五脏六腑之华盖，故以“肺热叶焦”为致痿的主因。五脏病变，是由于脏气之热，或由于情志所伤，或由于年老肾衰，或由于湿热浸淫，筋脉弛缓，日久伤及肝、肾、脾三脏，精血亏损，肌肉筋骨失常。治疗多用清热利湿，润燥舒筋，活血通络，益气健脾，滋补肝肾，布精起痿等方法。

本病中的失眠多梦、心悸怔忡、心烦不宁、烦躁易怒、健忘等症状，在古文献中则见于“不寐”“惊悸”“旺忡”“虚烦”“健忘”“郁病”等论述中。《辨证录·虚烦门》：“人有遇事或多言而烦心生，常若胸中扰攘纷纭而嘈杂，此乃阴阳偏胜之故，火有余而水不足也。” 可见古代医家多认为不寐、惊悸怔忡、虚烦、健忘与肝肾阴虚有关。《素问·示从容论》指出：“肝虚肾虚脾虚，皆令人体重烦冤。”《素问·六节藏象论》说：“肝者，罢极之本”，明确指出肝脏功能失调是疲劳的重要原因。肝主筋，而《说文解字》中对“筋”的解释为“筋，肉之力也”，若筋力不健，运动不利，则易出现疲劳。

脾主肌肉及四肢，脾的功能低下，表现为四肢困倦、乏力，正如《素问·太阴阳明论》说：“今脾病不能为胃行其津液，四肢不得禀水谷气，气日以衰，脉道不利，筋骨肌肉，皆无气以生，故不用焉。”

（二）针灸调节疲劳综合征的机理总结

针灸作为中国传统医学的一种治疗方法，显示了其独特的优越性。不仅有中医基本理论为基础，又有自身独特的理论和技术体系，既符合生物—心理—社会的现代医学模式，又具备物理治疗的特点。针灸治疗疲劳综合征的研究中应用实验室指标，也许会不被西医界认同，但是针灸治疗疾病的机制与西医是完全不同的，因此，与现代医学比拼实验室指标疗效很难展现出针灸自身的优势和特点，也难以客观地评价针灸的疗效。

（三）针刺结合心理健康辅导治疗模式的必要性

一方面，增强自信心，克服依赖心理。疲劳综合征患者期待恢复健康，往往会产生对医护人员的依赖感。这种心理状态下我们采取暗示疗法。积极的暗示，会增加其信心，让他们在力所能及的范围内进行合理运动，克服依赖心理，获得较好的心境和情绪，从而使治疗发挥最佳的心理和生理效应。

另一方面，心理健康辅导就是要改变病人的心理状态，在信念上化悲观为乐观，在情绪上由悲伤转平和，在治疗上由被动变主动，能让患者对自身状态有正确的认知，使患者能接受诊断并配合治疗。

（四）对“治未病”理论的理解

中医学历来重视预防，早在《内经》中就提出了“治未病”的预防思想，强调“防患于未然”。《素问·四气调神大论》说“圣人不治已病，治未病；

不治已乱，治未乱。……夫病已成而后药之，乱已成而后治之，譬犹渴而穿井，斗而铸锥，不亦晚乎”，指出“治未病”包括未病先防和既病防变两个方面的内容。后人结合临床实践，将其进一步通俗理解，如宋昳星等认为“未病”包括未病先防、早期防治和既病防变三个方面。

（五）体会

运动员常有不间断上呼吸道感染或肾亏体能下降的症状，因此，研究人员认为雄性激素含量的降低是引起运动性疲劳的原因之一。针灸有纠正内分泌系统功能紊乱的作用，主要调节下丘脑—垂体—性腺轴和下丘脑—垂体—肾上腺轴的功能紊乱和失衡，通过神经—体液途径在不同程度上激发或诱导体内调节系统的作用，协助体内固有的调节潜力，使异常功能趋向正常化。治疗处方以百会、印堂、神门、太溪、太冲、三阴交、足三里为主穴。百会、印堂均属督脉穴位，能清利头目，健脑益神；神门、太溪分别为心经、肾经之原穴，两者相配，交通心肾；太冲、三阴交、足三里疏肝理气，恢复体力。再结合随症配穴，整体辨证论治而取良效。

通过4个疗程针灸治疗，33人的运动性疲劳有了明显缓解，同时血红蛋白含量在治疗后有明显提高。

在提高血红蛋白的同时，训练相关情况也有了明显好转。主观体验感觉评分是引用心理学的方法来判断人体疲劳及恢复程度和训练相关情况。结果显示：针灸后各项评分均较针灸前有显著提高。

临床疗效是针灸学赖以生存和发展的基础，针灸学治疗慢性疲劳综合征之所以受到重视，关键在于针灸的疗效和相对较小的副作用。针刺以其简便、灵验的特点独具优势，加上合理的、个性化的心理健康辅导，让患者在正确认识本病的同时积极接受治疗，且能在短期内取得良好的治疗效果，在防止其发展为重度疲劳症等方面起到了积极的作用，充分体现了中医“治未病”理论中既病防变的特点。针灸不涉及兴奋剂物质的摄入，对人体无明显伤害，是治疗运动性疲劳较为适宜的方法之一，适合运动队推广应用。在亚健康人群中也可广泛应用。如何研究长效、低创痛的针灸疗法，如何精选穴位与穴组，如何提高针灸疗效是今后运动医学中针灸发展的重要方向。

从卫生经济学的角度来看，随着人民生活水平的提高和收入的普遍增加，老百姓看病已不再以廉价、方便有效为标准，而是在保证疗效的基础上开始关注和乐于接受舒适、无毒副作用的治疗模式。因此，在保证总体疗效的基础上，如何更新治疗模式，使其更舒适、更人性化、更健康，也是我们医务工作者今后需要面对的难题。

久坐工作人群科学健身指导个性化服务
——运动康复技术应用策略

浙江体育科学研究所　薛亮

一、前言

党的十八大以来，群众体育发展进入了一个新的阶段，习近平总书记明确提出将全民健身上升为国家战略，按照《“健康中国2030”规划纲要》，推动全民健身与全民健康深度融合。国民体质测试与科学健身指导工作作为推动全民健身科学化进程的重要抓手，已在社会群体中形成了良好的测试服务体系，但在推进个性化运动健身指导中存在一定的局限性，原有的测试内容大多集中于身体形态、机能、运动素质及运动风险能力的测评方面，但在特定人群的精准化运动处方的应用方面缺乏一定的整体观念。

大量的研究表明：久坐方式是造成人类疾病、死亡和失能的一个主要原因，也是全球导致死亡的第八位的主要危险因素。久坐工作人群所表现出的特点是长时间面对电脑，一周至少坐5天，分布人群有IT从业人员、公务员、医生、科研人员、教师、办公室职员等。久坐工作易引起心血管疾病。同时，长期久坐会使人体的新陈代谢受阻，易引起肌肉的酸痛、僵硬、萎缩甚至丧失力量。久坐的人颈椎、腰椎长期处于不正确的体位，经常受到压迫，容易形成不正常体态，同时引起腰、腹、背部肌肉功能改变，甚至出现疼痛。久坐少动会导致骨连接处干燥、滑液分泌过少、骨间摩擦增多，易引发关节病和脊椎病。本研究以2018年国家体育总局“优秀中青年专业技术人才百人计划”培养对象运动康复赴美国培训为背景，以群众体育科研创新驱动发展为动力，以久坐工作人群为特定研究对象，通过上交叉综合征整体运动康复理念的梳理，为运动科学健身指导多元化、个性化服务提供重要学科切入点，并依托久坐工作人群上交叉综合征运动康复方法实践应用，为特定人群的科学健身指导提供一定的研究思路，从而带动科学健身指导服务向纵深、高质量发展。

二、研究对象和方法

（一）研究对象

以久坐工作人群为研究对象，探讨全民健身科学指导个性化服务——运动康复技术应用策略的实施程序、技巧与应用举例。

（二）研究方法

1. 文献资料法

查阅国内外相关文献报道，了解并掌握久坐生活方式对人体的危害，尤其是不正确体位姿势对人体颈、肩、腰、腿部的影响，并进一步熟悉近年来国外先进的运动康复技术纠正人体体姿、体态的相关研究内容。

2. 经验总结法

以2018年国家体育总局“优秀中青年专业技术人才百人计划”培养对象运动康复赴美国培训的课程内容为突破口，进一步梳理总结久坐人群运动康复技术应用策略，以点带面，形成良好的程序化、标准化全民健身个性化需求健身指导方案，并以此引领特定人群健身指导需求方案的制定和实施。

三、结果

（一）久坐工作姿势分析

久坐工作的人在电脑桌前两眼直盯电脑屏幕，时长三四个小时，甚至更长时间。坐姿特点为头前伸、含胸/驼背，腰椎长期屈曲受力，下肢静脉处于持续高压状态。众所周知，人体保持一种姿势时间过长就会造成相关肌群的疲劳痉挛，长此以往就会造成人体的相关关节、肌肉、骨骼的生理改变，形成一种体位失衡的办公室疾病——上交叉综合征；同时，久坐之下大腿前侧被拉长导致紧张，背肌因躯干弯曲变紧，大腿后侧、腹肌得不到锻炼导致退化，这也是形成下交叉综合征的一种体态。

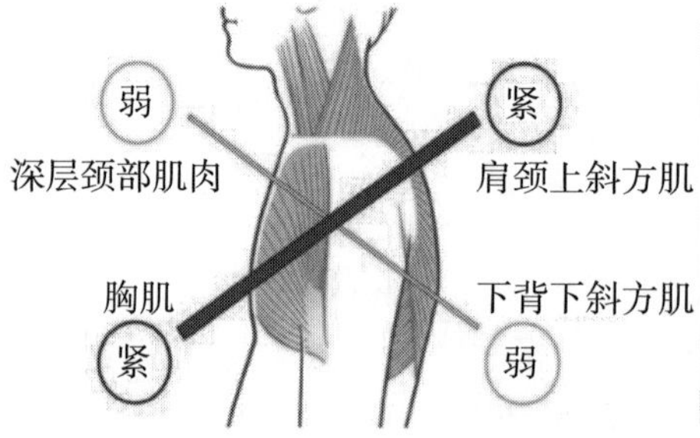

上交叉综合征示意图

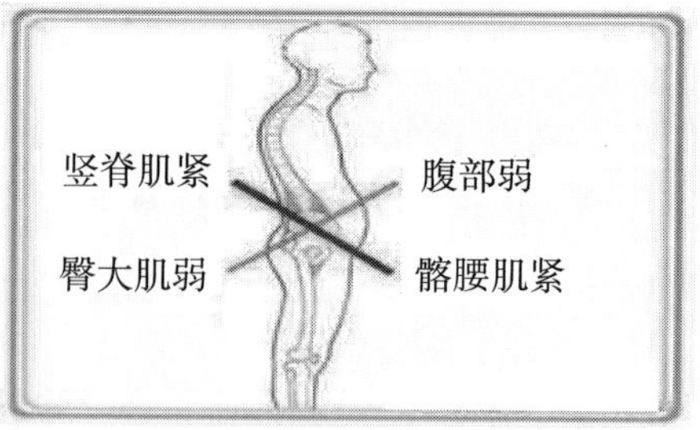

下交叉综合征示意图

（二）久坐工作人群共识性科学健身指导要点及延伸意义

首先，久坐工作人群科学健身指导多集中于预防心血管疾病的发生、运动心、肺功能改善、正确坐姿调整等方面；其次，对于减脂控重、身体柔韧性训练方面的运动处方个性化应用也已成为普遍共识。尤其，《全民健身指南》和“科学健身18法”的相继出台，为久坐人群运动健身处方的实施提供重要的实践应用依据。科学健身指导工作的深入开展及国民健身意识的不断提高，对相关从业者提出了更高的技术服务要求。因此，在科学健身指导共性要点基础上，需借助多学科知识充实全民健身指导的个性化服务问题。通过本次运动康复专项系统培训，以久坐工作人群上交叉综合征运动康复技术应用为例，为运动康复技术在全民健身科学指导中的应用思路提供方向性指导。

（三）久坐工作人群科学健身指导——运动康复技术应用策略（以上交叉综合征为例）

1. 总体工作思路

久坐工作人群科学健身指导运动康复技术的应用，以症状分析及评估为依据，以身体姿势分析为主线，通过运动康复技术的联合应用为久坐工作人群身体姿势控制及运动伤害防护提供重要参考。

2. 运动康复技术应用策略

（1）久坐工作人群上交叉综合征身体姿势评估要点：久坐工作人群上交叉

综合征身体姿势评估以静态评估内容为重点。受试者脱掉鞋子和袜子，人体自然挺直站立，双脚脚跟合拢脚尖呈15度，从头部向下开始观察。观察重点流程如下：

①头：水平，倾斜到一边，还是出现颈部前倾；

②肩部：两侧是否对称，有无向内旋转；

③手臂：手掌自然定位在体侧还是大腿的前部；

④脊柱：有无胸廓后凸，脊柱侧凸，如果有，是否有骨盆前倾、后倾或骨盆抬高；

⑤髋部：是否在同一水平，如果受试者站立时两侧骨盆不水平，但处于坐位时两侧骨盆水平，问题最有可能是在髋部以下，有骨盆前倾，注意：女性达到5~10度骨盆前倾，仍然被认为是中立位；

⑥下肢：腘窝横纹是否水平，如果膝关节外侧较高，则提示存在骨盆前倾。

通过身体姿势静态评估内容，上交叉重点关注颈部、肩部和脊柱力线变化情况，根据评估中出现的问题针对性进行康复性训练。下文以症状分析及身体姿势评估为依据，重点从呼吸训练、身体姿势纠正性训练两方面进行康复技术应用策略的梳理。

（2）久坐工作人群上交叉综合征呼吸训练康复策略：有研究表明，上交叉体态影响人的呼吸模式，大部分人存在呼吸模式紊乱情况，改善体态在一定程度上可以改善呼吸问题。出现的突出问题是肋骨无法往两侧打开吸入气体，进而代偿转而让上方斜方肌和斜角肌上提肩部来进行胸式呼吸，久坐办公人群习惯性含胸促使胸部肌群短缩，导致这样的呼吸使肩颈的肌肉更强化，而出现肩颈酸痛以及加剧不良姿势。根据上交叉综合征的体态影响，结合功能解剖原理，可采用腹式呼吸缓解相应症状。可通过以下腹式呼吸方法进行调节训练：

取立位、坐位或平卧位，初学时以平卧位容易掌握。两膝半屈（或膝下垫小枕），使腹部放松。两手分别放于前胸和上腹部，用鼻缓慢吸气时，膈肌最大程度下降，腹肌松弛，腹部手感向上抬起，胸部手在原位不动，抑制胸廓运动。呼气时，腹肌收缩腹部手感下降，帮助膈肌松弛，膈肌随腹腔内压增加而上抬，增加呼气潮气量。同时可配合缩唇呼气法，每天进行锻炼，时间由短而长，逐渐习惯平稳而缓慢的腹式呼吸。

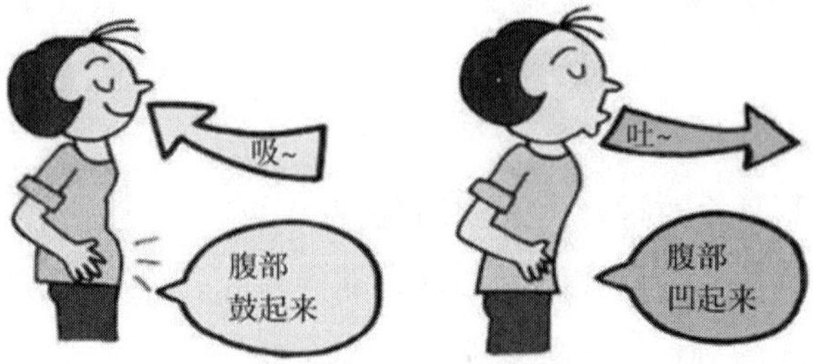

腹式呼吸法

（3）久坐工作人群上交叉综合征运动康复技术应用策略：上交叉综合征表现为一种肌肉不平衡，由于长期的伏案工作，胸大肌过多处于收缩状态会变得紧张及缩短；其相对的肌肉是菱形肌和斜方肌中下束，它们被拉长及处于松弛状态，导致肩胛骨前引，含胸，脊柱、肱骨等偏离中立位，以这样的不良身体姿势来进行像“侧平举”动作，会增加肩关节的压力。另外，上交叉综合征的身体姿势会造成胸椎向后屈曲更多，很容易牵涉到下背痛，从而出现颈肩、腰部疼痛等症状。上交叉综合征紧张肌肉：上斜方肌、肩胛提肌、胸锁乳突肌、斜角肌、胸大肌、胸小肌、背阔肌；较弱肌肉：菱形肌、斜方肌中束、斜方肌下束、三角肌后束、冈下肌、小圆肌、深层颈屈肌。

针对久坐工作人群症状及评估情况，以突出问题导向为切入点，进行针对性上交叉综合征的纠正训练。通过抑制—拉伸—激活—整合技术的应用，改善久坐对人体肌肉、骨骼系统的影响。下文中身体纠正性康复技术运动处方的应用，未涉及的训练负荷把控以实施者个体耐受度为参考，训练后达到发汗、呼吸稍急促为反应目标，训练次日无明显疲劳感为宜。阶段性训练以循序渐进为原则，灵活调整训练负荷。

①抑制技术：这一阶段采用的是抑制技术。抑制技术用来放松张力或者身体内部过度活跃的筋膜组织活跃度。抑制阶段可以通过自主筋膜放松完成，比如应用泡沫轴对胸大肌、背阔肌、斜方肌上束、胸小肌进行放松。

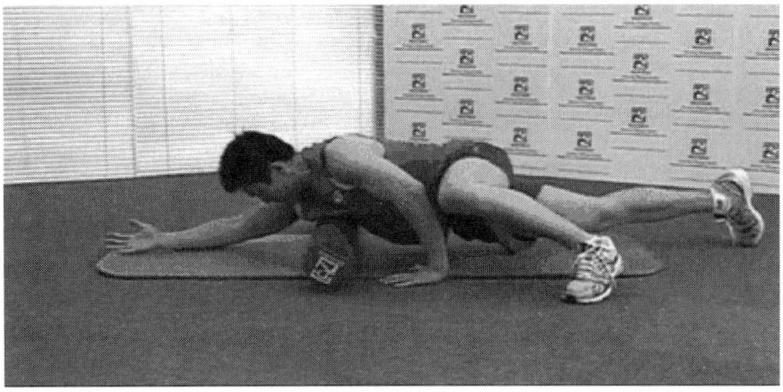

胸大肌放松

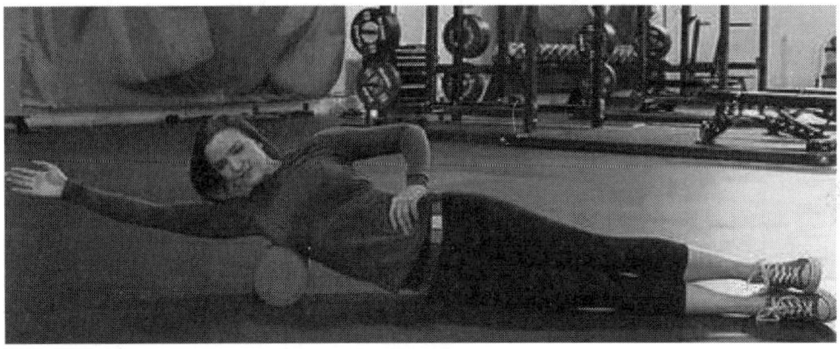

背阔肌放松

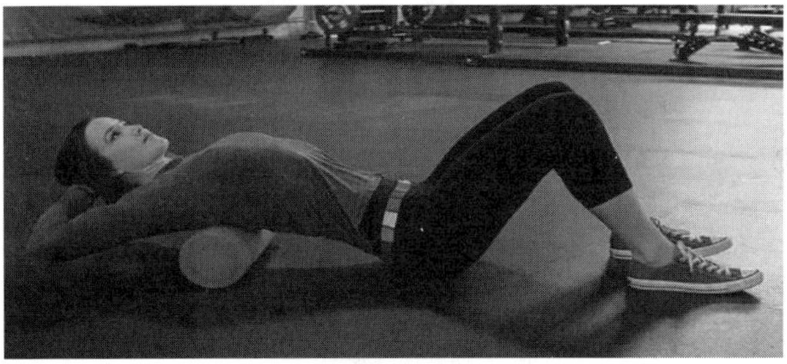

斜方肌上束放松

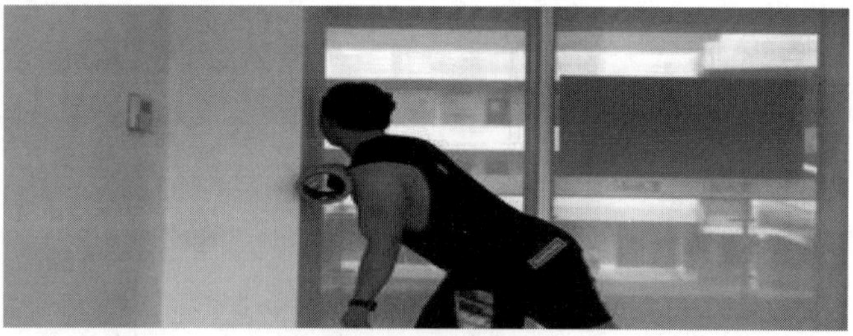

胸小肌放松

②拉伸技术：本阶段主要运用拉伸技术，用来增加长度的可延展性能，以及身体筋膜组织的活动角度。拉伸阶段可以通过静态拉伸和神经肌肉拉伸完成。一般采用操作性较强的静态拉伸方法对久坐工作人群过紧肌肉进行松解。对于症状较明显者，可在PT的指导下，进行神经肌肉拉伸运动。下述以静态拉伸为主进行介绍。

斜方肌上束拉伸：左手放置于头部右侧，慢慢将头部向左侧移动，直到颈部右侧感到明显的拉伸感即可。将脸部转向右侧肩膀，使颈部持续感受到拉伸感。保持该动作不变，30秒后换另一侧。重复3组。

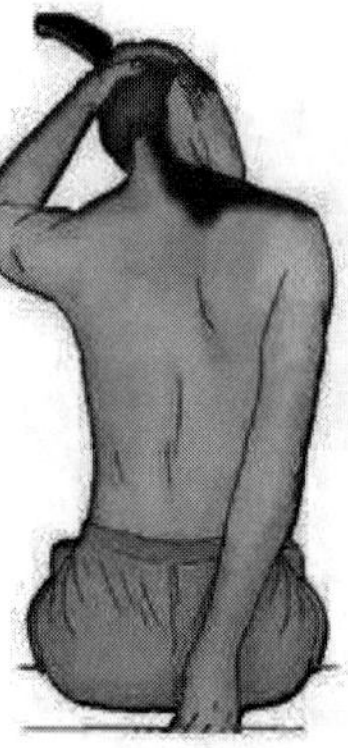

斜方肌上束拉伸

背阔肌拉伸：抬起右手，左手握住右手手腕向左侧转动，然后下压，感受背部拉伸感即可，保持30秒，然后换另一侧。重复3组。

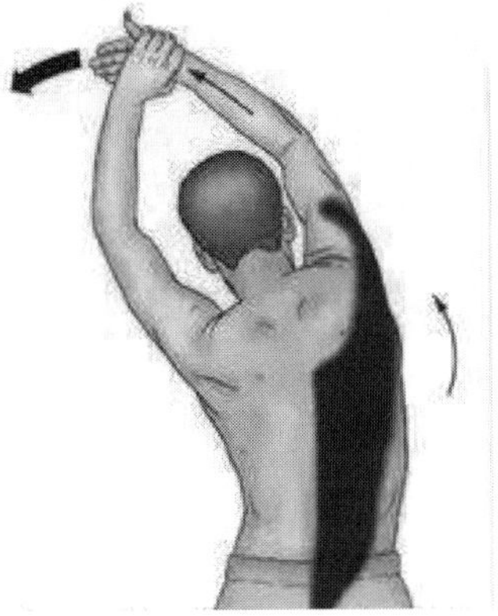

背阔肌拉伸

胸肌拉伸：将一侧前臂放于固定物上，然后身体重心缓慢向前压，以拉伸胸部肌肉，保持这个动作30秒，然后换另一侧。重复3组。

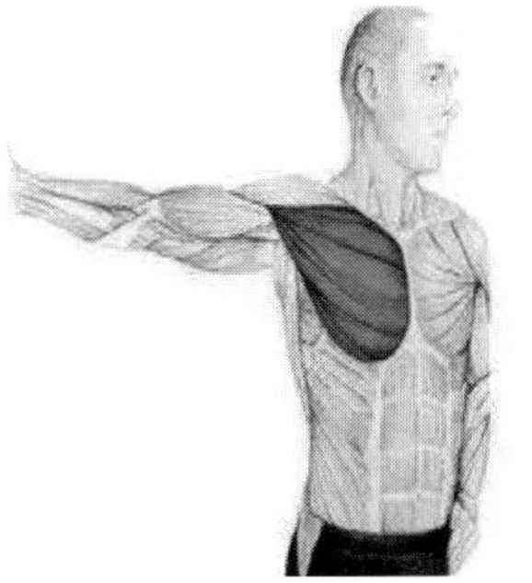

胸肌拉伸

肩胛提肌拉伸：可采用仰卧位。以右侧肩胛提肌拉伸为例，头转向左侧，左手放置于头部右侧耳翼旁，右侧上肢对抗向下用力。持续30秒，然后换另一侧。重复3组。

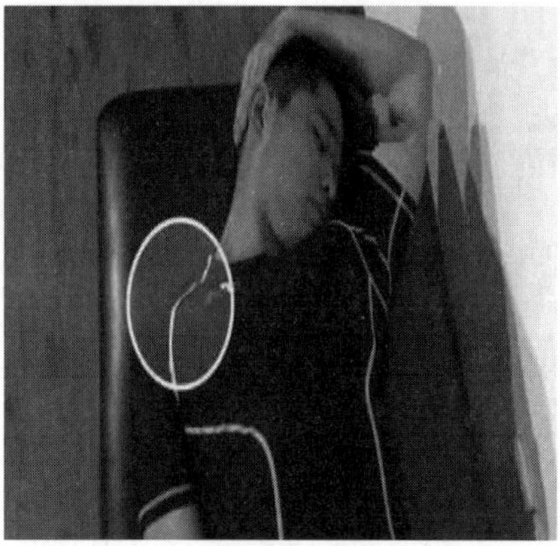

肩胛提肌拉伸

③激活技术：本阶段主要运用激活技术，以改善或者增加不够活跃组织的活跃度。可通过孤立强化训练和等长训练完成。练习薄弱肌群肌肉力量，包括加强肩袖外旋肌群、菱形肌、斜方肌中下束以及前锯肌肌力。

YTWL训练：屈膝屈髋，膝关节位于足尖正上方，抬头挺胸收腹立腰。依次完成动作若干次。主要激活肌肉为斜方肌下中束、菱形肌、冈下肌、小圆肌。

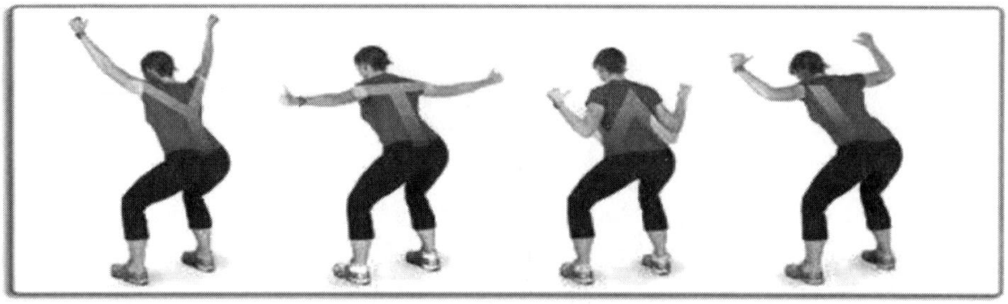

YTWL经典的肩关节练习

激活外旋肌群：坐位，双脚同肩宽，脚尖朝前，膝盖微屈曲，腰背挺直，两肘于体侧夹紧且屈曲90度，做最大范围的外旋。

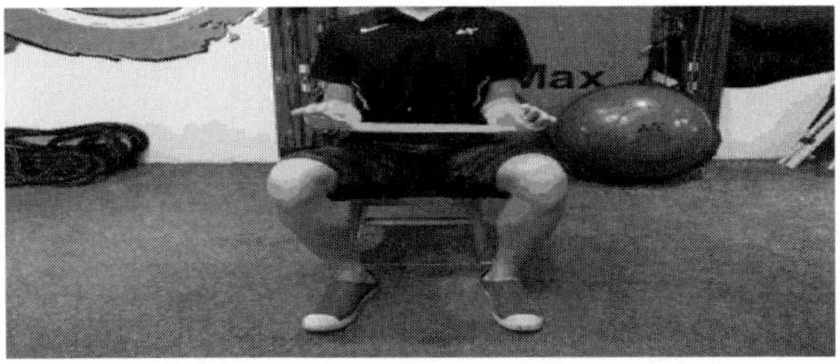

激活肩关节外旋的力量练习

激活前锯肌：倒爬练习。

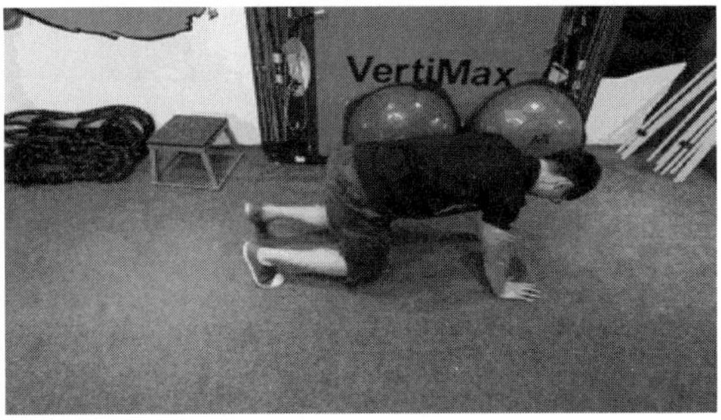

激活前锯肌的力量练习

激活颈部头夹肌、颈夹肌：下巴微收，尽量使后侧保持在同一直线上。

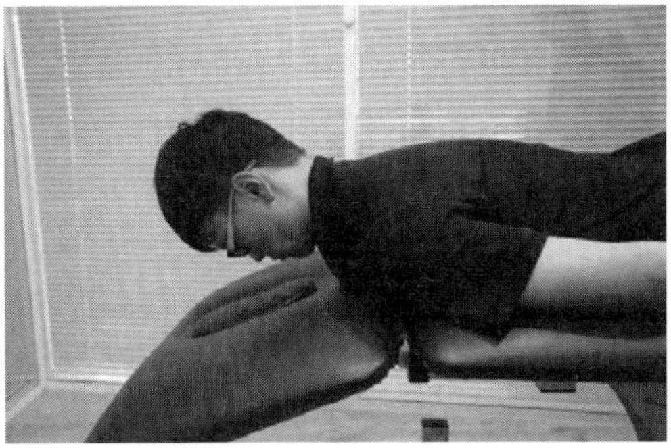

激活颈屈肌的力量练习

④整合技术：这是纠正训练的最后一个阶段，主要运用整合技术，在完整的整合动态动作中，通过对所有肌肉的协同能力进行再训练。

靠墙推举：身体紧贴墙面，手靠墙，向上滑动。这个动作是一个很好的整合动作，伸展胸椎的同时牵拉胸大肌、胸小肌并激活斜方肌中、下部。

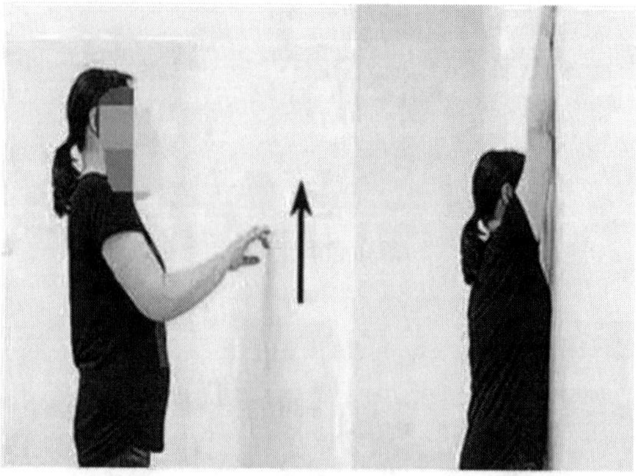

靠墙推举

桥式练习和脊柱伸展：仰卧位，分别做桥式五点、四点、三点支撑；俯卧位，做“燕式”练习，加强肌肉协同发力作用。

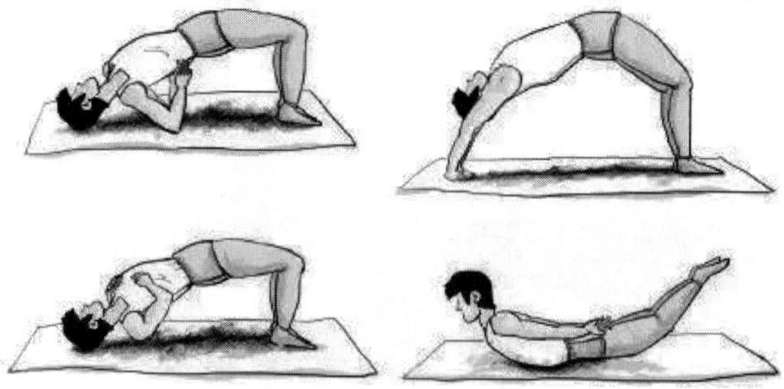

桥式练习和脊柱伸展

蝶泳和仰泳泳姿训练：水中蝶泳和仰泳训练；如不会游泳，可在陆上模拟动作，做弹力带抗阻练习，强化肌肉协同发力作用。

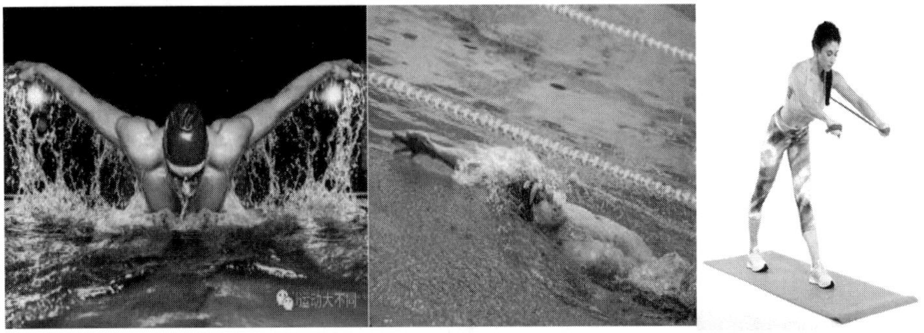

蝶泳和仰泳泳姿训练

四、小结

本文以久坐工作人群为研究对象，以培训课程中相关知识点结合上交叉综合征的运动康复技术应用策略为主线，进行了知识点梳理，对于指导科学健身具有一定的实践意义。

将梳理的知识点内容结合本职工作情况，受到的启发如下：

（1）通过久坐办公人群上交叉综合征科学健身指导个性化服务——运动康复技术的应用，可为久坐工作人群个性化运动处方的整体制定与实施提供重要指导思路。

（2）科学健身指导需要多学科交叉互补，体医结合模式，将成为科学健身指导工作的“助推剂”。

（3）运动康复技术方法和理念的灌输，可为科学健身指导全方面服务质量的提升提供重要参考。同时，有利于创造性地开展相关学术研究工作。

提升体育科研认识，拓宽科学训练思路

上海体育学院　任杰

本次参加国家体育总局“优秀中青年专业技术人才百人计划”培养对象运动康复赴美国培训班，受益匪浅。特此感谢体育总局人事司及培训中心为我们安排此项活动。

赴美学习共21天，我们首先在美国佐治亚州立大学学习2周，随后到洛杉矶学习1周。课程内容丰富，难度适中，有基础也有新意，涉及面广，主要包括高水平运动训练中的伤病治疗、康复和体能等方面。美方派出较强的讲师团队，理论结合实践，使我们学到了不少东西。

所有学员听课认真，勤记笔记，在课堂中与教师充分互动，对教学内容中的某些疑难问题能够刨根问底。其中，不少学员是在国内工作服务于运动队的一线队医，对学习内容有较多的实践经验，结合本次学习，使大家对运动员的科学化训练的理解更上一层楼。课余时间，学员们还深入探讨交流，把学习心得互相传递，共同学习，共同提高。本次赴美学习，大家的共同感受是受益良多。

我本人主要从事运动心理学和运动技能控制领域的教学和科研工作，在国家乒乓球队有多年的科研服务经历，在基础科研领域也有较多研究经历。在平时与运动员的交流中，也认识到运动员的训练、伤病、比赛状态和心理等问题之间是密切相关的。因此，本次赴美学习，使我在扩大知识面的同时，进一步认识运动康复、体能训练以及运动心理之间的内在关联，为今后更好地开展运动队的服务工作带来极大的帮助。

以下就几次印象较深的课程学习与体会进行小结。

其中一次是关于运动员脑震荡的诊断和管理问题，由佐治亚州立大学的运动表现促进师阿曼达·霍金斯讲授。她先介绍脑震荡的定义，然后介绍了脑震荡的诊断方法和管理。在具有剧烈对抗特征的运动项目中，运动员受撞击后发生脑震荡的概率很高。比如拳击、摔跤、美式足球等。运动员极易在受外力冲击后大脑功能受损，甚至暂时性丧失意识，因此，及时的治疗非常关键。如果不及时处置，发生二次冲击导致严重脑震荡的可能性很大，并可以给运动员的运动生涯带来影响，可能导致严重疾病。因此，对脑震荡的诊断和管理是教练员队医的一项重要工作。从轻微的脑震荡到重度的脑震荡，运动员有不同的表现。及时发现，科学化评估和正确处置及管理是非常重要的，能够防止运动员长期的脑震荡损害。正确的脑震荡管控分成几个部分：①对脑震荡程度的分级检测；②心理生理的平衡测试；③神经认知的评估。对疑似脑震荡的运动员要进行一些辅助的测试，排除一些严重的病变。

结合专长，本人在运动心理学领域对脑震荡的研究也很多。轻度的脑震荡可能导致认知能力的下降，如果不能及时康复，可能带来长期的影响。运动员得轻度脑震荡的案例是非常多的。基于运动员的认知和行为特点，建立基线参考标准，对比脑震荡后的运动员认知行为及神经技能评估可能能够较好地发现运动员潜在的威胁。除了康复治疗，从大脑的可塑性角度，进行适当的认知及脑功能的训练也可能是脑震荡运动员康复的一个重要内容。这一课题在国内还鲜有研究。今后可以对轻度脑震荡运动员的认知行为特征、认知训练手段及脑神经可塑性机制问题进行基础和应用研究。

另一次印象较深的课程是关于体能训练的内容。VSP训练中心的荒木洋平老师介绍了肌肉力量和速度的关系，将不同运动对力量和速度的需求进行了划分，从需要由最大力量来完成的项目到需要由最大速度来完成的项目共5个等级：最大力量型（比如举重和摔跤）、力量速度型（比如皮划艇）、速度力量型（比如自行车和足球）、最大速度型（比如乒乓球）以及离心运动。肌肉的速度–力量曲线是生理学教科书中的内容，但老师能把这些基础理论和运动项目结合起来分析，具有极大的启发性。不同项目的体能练习方法是不同的，其中一条重要理论依据就是人体的肌肉力量–速度曲线所揭示的内在制约性。基于这一理论，需要速度的项目的基本训练方法应该是速度训练而不是力量训练，在训练中需要注意速度的练习，也就是要在保持速度不下降的前提下提升肌肉力量。而需要最大力量的项目，则可以通过不断增加负荷，结合离心运动的训练和超量恢复原理，不断提高肌肉力量。大多数项目的训练既需要力量也需要速度，只是不同项目对速度的追求和对力量的追求的比重不同。有些项目更偏重速度，有些项目更偏重力量。正因为肌肉的速度和力量有制约关系，所以在训练中要非常重视速度和力量的搭配。避免张冠李戴，事倍功半，甚至是伤病频发。这一点可能是体能训练中最重要的一个原则。

结合在乒乓球队的科研服务经历，我感到当前的一些训练方法可能有待完善。乒乓球运动员的挥拍速度是乒乓球飞行速度和旋转的主要动力来源。只有提高挥拍速度，才能使击打出的乒乓球快速地旋转和飞行，给对方的回球制造难度。因此，挥拍训练必须以发展速度为首要目标。目前，有些基层乒乓球教练经常采用哑铃负重或弹力带负重的办法训练运动员的手臂力量，希望提高运动员的挥拍速度，这一方法可能会增加运动员的手臂力量，但并不利于提高挥拍速度。尽管力量训练的初期也能同时增加动作速度，但发展到一定时候就会限制动作速度的提升。还有些教练采用先进行力量练习再进行速度练习的方法训练运动员，以期获得力量和速度的同步提高，但这割裂了两种训练的制约性。我们应该认识到，对乒乓球运动员来说，动作速度比力量更重要。在训练中是否有更好的方法提升运动员的动作速度？如果可以找到更好的方法，就可以训练出更多优秀的运动员。

除了训练方法上的探索，还要考虑运动员的年龄特征和动作协调性。针对年龄问题，乒乓球运动员从小训练，抓住身体发育的某个关键时期发展运动员的动作速度可能会取得更好的效果。与需要最大力量的项目不同，乒乓球运动员的动作速度的实效还与动作结构密切有关。协调的身体动作可以实现力的合理传递，类似鞭打动作，在肢体末端，即球拍上获得最大速度。合理的发力顺序是获得最大速度的重要因素。因此，对于乒乓球运动员来说，提高挥拍速度，需要综合考虑技能和体能，以及运动员的年龄。在特定的年龄阶段，通过技能练习提升动作的合理性，通过体能训练提升肌肉的收缩速度，从而获得更好的运动表现。这一领域还有待更加深入的基础和应用研究。

最后一点，我觉得运动员心理状态在康复和体能训练中有重要的意义。无论是训练还是比赛，运动员的心理状态影响运动表现，好的心理状态可以减少受伤的概率；好的心理状态可以加快康复的进程；好的心理状态可以提升体能训练的效果；好的心理状态也是运动员取得优异运动成绩的重要保障。作为一个有着复杂心理活动的个体，运动员之间的竞争，最终会是心理上的竞争。目前，国内对运动员的康复和体能训练领域的心理学研究还比较少，多数是将运动心理作为一个单独的领域去探讨。本次学习给我的另一个启发，就是应该推进心理学与康复、体能结合的跨学科的研究和应用。

总之，本次学习，使我进一步体会到高水平运动竞技的背后是科技力量的竞争。我们的体育科研人员并不缺乏对基础理论的理解，我们的教练员并不缺少训练实践的经验，但将这些基础理论应用于康复和训练实践，我们还有许多需要完善和探索的地方。赴美国的学习提升了我对体育科研的认识，拓宽了科学化训练的思路。在今后的工作中，我们体育科研人员应该进一步深入训练实际，将所学的知识和运动训练实践紧密结合起来，为培养奥运人才及建设体育强国贡献自己的力量。

对大众人群运动损伤与康复的一些认识

国家体育总局体育科学研究所　张彦峰

随着生活水平的提高，人们对身体健康的重视程度越来越深，体育锻炼群体急剧增加。加之国家对体育的各项扶持与引导政策的陆续出台，一个全民健身和全民运动的时代已经到来。但伴随体育人口快速膨胀而来的一个重大问题并没有引起更多关注。这个问题就是大众人群的运动损伤与康复问题。

一、运动损伤的概念和分类

（一）运动损伤的概念

体育运动造成的人体组织或器官在解剖上的破坏或生理上的紊乱，称为运动损伤。

运动损伤不同于一般的工农业生产和日常生活中的损伤，多与体育运动项目及技战术动作特点密切相关，为此有些运动损伤便以其运动项目冠名。例如，“网球肘”“足球踝”“跳跃膝”。运动损伤也常与运动锻炼水平、运动环境和条件等因素有关。

（二）运动损伤的分类

（1）按受伤的组织结构分类：皮肤损伤，肌肉、肌腱损伤，关节软骨损伤，骨及骨骺损伤，滑囊损伤，神经损伤，血管损伤，内脏损伤等。

（2）按时间分类：新伤和旧伤。

（3）按损伤的病程分类：①急性损伤。直接或间接外力一次作用而致伤，伤后症状迅速出现，病程一般较短。②慢性损伤。陈旧伤，急性损伤后因处理不当而致反复发作；劳损伤，由于局部运动负荷量安排不当，长期负担过重超出了组织所能承受的能力，局部过劳致伤。症状出现缓慢，病程迁延较长。

（4）按性质分类：①开放性损伤。伤后皮肤和黏膜的完整性遭到破坏，受伤组织有裂口与体表相通。如擦伤、刺伤、切伤、撕裂伤及开放性骨折等。②闭合性损伤。伤后皮肤或黏膜仍保持完整，无裂口与体表相通。例如，挫伤、关节韧带扭伤、肌肉拉伤、闭合性骨折等。

（5）按程度分类：①轻度损伤。伤后仍能按计划参加体育锻炼。②中度损伤。伤后不能按计划进行锻炼，需停止患部活动。③重伤。受伤后不能锻炼。

（6）按运动技术与锻炼的关系分类：①运动技术伤。与运动项目、技战术动作密切相关的损伤，例如，网球肘、投掷肘等，多为局部组织过劳。②非运动技术伤。多为运动中的意外伤。

二、运动损伤发病的潜在因素

运动技术的发病多因运动项目的不同而不同，有其自身的发病规律，即各项运动有其不同的损伤好发部位及其专项多发病。例如，体操运动员的跟腱断裂、羽毛球运动员的椎板疲劳骨折等，其他项目也是如此，尤其是慢性损伤。究其规律多由运动项目与人体两方面所存在的潜在因素共同决定。

其一，运动项目及其技战术对人体的特殊要求；其二，人体自身某些部位在运动中所表现出的解剖生理弱点。人体是用有限的骨骼来支撑的。骨骼因不能直接抵抗外来的撞击，必须同关节一起才能起到吸收及减缓冲击力的作用，如此构造，遍布全身各处，没有多少肌肉覆盖的部位抵御冲击的能力很弱。因此，这两方面潜在因素在运动中是客观存在的，并不一定直接导致运动损伤的发生。两个致伤条件是：技术动作错误、不合理、不正确，违反人体解剖学和生物力学规律，从而导致运动损伤发生，此时多为急性损伤；人体的某些局部运动负荷长期过重，超出该组织所能承受的最大限度，而逐渐发生退行性病理改变，导致慢性损伤。

例如，膝关节上下两端骨杠杆较长，周围少有肌肉保护，半屈膝时侧副韧带及关节内十字韧带全处于松弛状态，膝关节周围失去了支撑保护。在对抗撞击情况下，膝关节很容易失去平衡而出现过度的内外翻转，一旦翻转超出了人体解剖学和生物力学所能承受的限度时，就会发生膝关节韧带或半月板的急性损伤。半蹲时膝关节的稳定主要靠股四头肌及髌骨来维持，膝关节在旋转、屈伸、发力时，髌骨关节软骨面将承受很大的摩擦、挤压、撞击以及不合槽的捻挫等力的共同作用，此外，膝关节在蹬伸发力、起动、跳跃时，髌骨前面的髌韧带等伸膝装置也都会受到强大的牵拉张力，久之，这些力的积累，超出了髌骨和髌前伸膝装置所能承受的范围后就势必会使髌骨出现慢性损伤——髌骨劳损。

认识了运动损伤的发病规律，提出几项措施：加强易伤部位的准备活动；加强易伤部位的肌肉力量练习；不断改进技术动作；注意合理安排局部运动。了解运动损伤的发病规律，认识人体的解剖生理特点与运动技术特点，对于预防运动损伤是非常重要的。

三、运动损伤与康复相关调查状况

（一）运动损伤频率与治疗意愿

目前，我国经常参加体育锻炼人数近3.6亿，每年有1亿多人会在日常运动过程中产生运动损伤，这个比例不可谓不高，确实需要引起广大体育爱好者的重视。不过，令人感到高兴的是：体育锻炼者对运动损伤发生之后的治疗意愿普遍较高。

（二）运动偏好与易损伤运动类型

相关调查结果显示：篮球、足球、搏击和冰雪运动最易产生损伤，篮球为最受欢迎的运动，损伤人数也最多。

在体育锻炼者的日常运动类型中，最易发生运动损伤的运动是搏击，其次则是足球、篮球和冰雪运动。爱好这4项运动的体育锻炼者应该在日常运动中提高自我保护意识。在这4项高运动损伤风险的运动中，篮球是普及率最高的体育运动，因打篮球而产生运动损伤的人数也较多。除这4项高风险运动之外，跑步、羽毛球、骑行和健身作为普及率较高的运动类型，其产生的运动损伤人数也较多。

（三）运动损伤部位与损伤类型

相关调查结果显示：膝关节、踝关节、手部是常见运动损伤部位，肌肉拉伤、关节韧带扭伤和擦伤是最常见的运动损伤类型。因此，如何保护好膝关节、踝关节等部位，如何防范肌肉拉伤和关节韧带扭伤，应该是体育锻炼者在日常运动中重点关注的问题。结合上面所提到的产生运动损伤的主要原因来看，体育锻炼者应该在提高运动技巧、保护意识和运动前的充分热身等方面来提高、改善，以降低产生运动损伤的概率。

（四）运动损伤的康复渠道选择偏好

相关调查结果显示：运动损伤者自我诊断比例较高，且对网络诊疗市场具有较高需求，这将促进网络诊疗市场的发展。体育锻炼者在产生了运动损伤之后，有1/3的人会选择自我诊断。而这些喜欢自我诊断的人，除了通过医生和朋友推荐之外，还偏好通过医院官方平台、运动损伤类贴吧（论坛）以及医疗类专题网站或应用等来了解诊疗信息。同时，运动损伤者更偏向于去公立医院诊疗，而不是那些专业化的康复中心。这说明我国大众人群在运动损伤的诊疗方面，不太信任所谓专业化的康复中心，也许这也是现在我国康复中心行业发展一直迟滞不前的一个重要原因。

（五）运动损伤知识掌握情况

相关调查结果显示：仅有20%的体育锻炼者了解康复知识，未来对康复知识方面的培训需求较高。有近90%的体育锻炼人群愿意了解相关专业知识，对运动损伤的相关知识了解意愿非常高，特别是运动损伤发生之后的处理方法、急救方法和预防措施等方面。

综上所述，随着社会发展，人们进行体育锻炼的热情愈发高涨。体育锻炼虽然可以增进健康，防治疾病，延年益寿，但错误的运动习惯和动作也常造成运动性损伤。在竞技体育领域，运动损伤会使运动员无法参加训练或比赛，终止职业生涯；而在大众健身领域中，运动损伤轻则限制人体正常活动，重则带来负面的社会心理影响。因此，当发生运动损伤后，应配合手法和理疗手段，减轻肿胀和疼痛，加速恢复进程，纠正错误姿势，防止二次损伤，这可以全面提高体能，恢复正常工作学习的能力，重拾热爱的体育活动。

针对运动损伤特点，打造运动康复体系

北京市体育科学研究所　徐建武

2018年10月15日至11月4日，我有幸参加了国家体育总局“优秀中青年专业技术人才百人计划”培养对象运动康复赴美国培训班，从中了解了美国运动康复理论研究的最新成果，学习了美国运动损伤的预防、快速诊断、现场处理及康复的先进手段和方法，感觉收获很大，下面就这次学习进行总结。

一、培训特点

（一）课程精心设计，安排合理

此次培训为期3周，前2周我们在亚特兰大的佐治亚州立大学进行学习。在介绍运动损伤评估、治疗原则的基础上，老师分别就头、面、颈部、下肢、上肢、腰与髋损伤的评估与治疗进行授课，还涉及运动员的急救和脑震荡的评估与管理，并详细介绍了伤害预防、改善运动和最佳表现的功能性训练策略，这使我们对美国运动康复的发展现状有整体的掌握。培训的第三周，我们是在洛杉矶VSP训练中心学习，在VSP整体训练框架的基础上我们了解了VSP训练中心的训练恢复系统的各阶段实际流程和关注点。

理论授课和实际操作相结合，一方面专家讲授了大量运动康复的理论知识；另一方面AT带领我们进行了贴扎手法、功能训练的实操，每一名学员都亲自演练，进一步体会、消化所学的理论知识。

（二）分工明确，各有专攻又系统合作

在美国运动队中，医疗保障团队由医生、PT、AT、体能教练和科研人员

组成。运动程序为AT负责现场急救、一般处置后转运。医生接诊，进行医学检查、诊断、医学处置手术、药物治疗、医疗操作、提供运动康复处方和理疗处方。PT执行医生处方或进行功能检测、评估，制定手法治疗方案，运用功能训练、理疗等手段。根据治疗效果或运动员需要，转交AT进行参训参赛前的力量功能训练、专项训练，直至运动员归队。体能教练继续加强专项训练，保护运动员，减少运动损伤发生。

在此次培训中，亚特兰大的佐治亚州立大学的授课老师以AT为主，洛杉矶VSP训练中心以体能教练为主。他们的日常工作也都是围绕运动损伤的预防、处理、康复和训练展开，只是工作重点不同。在运动队中，教练是主导，运动员是核心，医生、AT、PT、营养师、体能教练之间有共同的语言，工作流程、测试评价、资料记录规范，因此，他们能够相互协同，这一点值得我们借鉴。但如VSP训练中心总监肯·维克所说，他们派出的体能教练和PT也是水平参差不齐的，他们仍在不断打造他们自己的体系，规范完善操作流程，从而使他们团队发挥出最大作用。

二、培训收获

自从2009年北京市体育科学研究所开展膝、肩、腰等部位运动损伤康复工作以来，通过持续开展应用型课题研究，围绕“运动损伤风险的筛查和预防”“整体辨证康复治疗”“康复体能一体化”三方面总结研究成果，在2017年我们首先提出“运动康复三级预防模式”。此次参加国家体育总局“优秀中青年专业技术人才百人计划”培养对象运动康复赴美国培训班，感觉他们的体系与我们不谋而合，其中很多理念和方法值得我们学习。

（一）在协同框架下制定减少损伤风险的综合方案

在体育运动中处处隐藏着运动损伤风险。运动损伤不但影响着运动员的身体健康，还影响着他们的职业前途。这需要我们对运动损伤风险进行识别、评估与应对，努力把风险降到最低程度。

由于运动损伤和训练密不可分，因此，损伤的风险因素必然要把训练的因素考虑进去。同时，还要注意运动适应和运动疲劳之间的关系，要考虑恢复的相关因素。VSP训练中心把训练中的力量训练、结构训练、能量系统训练和运动模式训练四方面与身体恢复中的中枢神经系统的恢复、组织结构的恢复、运动生理的恢复和精神层面的恢复四个过程，以及运动康复中关注的生理、灵活性、力量和运动模式四方面康复过程分别对应。虽然三个层次的内容不是百分百对等，但为达到减少运动损伤风险的目标，可以从以上三个层次四个方面考虑，这使得教练、科研人员和运动康复相关人士围绕同一问题用一种“语言”交流，并制定出减少损伤风险的综合方案，这样就把事情变得更简洁、更有效，但并不简单。

对于损伤风险的预防，要建立基线评估，包括FMS，YBT，运动项目的专项测试，认知、自主神经系统测试和血液生化指标测试。并做好与教练员的沟通，注意定期监测，但监控不要间隔过短。其中FMS通过动作评价的分级系统，来描述动作模式的质量，而不是诊断或测量孤立的关节动作。它可以发现身体灵活性和稳定性存在的缺陷，而这种缺陷往往是无症状并且运动员平时不易察觉的，但又与运动损伤密切相关。YBT对人身体执行相关动作时所同时需要的力量、灵活性、神经控制、核心部位稳定性、活动范围、平衡和本体感觉进行精确的量化，它的测试分析应该与FMS相结合。如果出现疼痛和功能障碍，还要进行SFMA。对基线评估发现的问题，及时进行纠正性练习。

（二）重视中枢神经系统和运动系统的关系，建立康复整体观

所有运动损伤的康复都遵循相似的方式，包括减轻疼痛和炎症，恢复活动范围，增加肌肉力量和激活无力的肌肉，以及纠正运动模式以防止反复发作。但在竞技体育中，针对损伤，如何透过现象抓住本质，正确诊断，尽早治疗，防止再伤是每一位运动医学工作者都需要思考的问题。在半个世纪前著名PT弗拉德米尔·扬达（Vladimir Janda）就提出，一个较远的解剖部分看似不相关的损伤可能是患者主诉的原因，或与患者的主诉相关联。康复治疗的完整过程包括评估，治疗，再评估，是一个辨证论治的过程。

1. 加强肌肉状态和身体姿势评估

运动损伤主要涉及肌肉、骨骼，最终要求是要恢复它们的功能。肌肉必须能对各种刺激做出反应，如重力、重复性动作和直立姿态。肌肉存在强直系

统和相位系统相互作用，同时受到神经反射和生物力学需求的影响，因此可以把肌肉看作是与运动感知觉系统功能连接的窗口。肌肉失衡而导致的姿态不良也为运动感知觉功能提供了线索。相关学者专家研究认为，身体姿势反映了人体肌肉、骨骼、神经系统与内脏器官等各组织的力学关系。身体的任何静止状态，仅是动作的一部分而已，因为骨骼与肌肉系统中最重要且基本的功能就是动作，姿势会伴随着动作，如同影子一般。所以需要加强对肌肉状态、身体姿态的评估，从肌肉反应分析可以了解错误姿势对个人的柔韧性、肌力和疼痛的潜在影响，从而帮助做出正确的临床决策。

2. 强化脊柱核心与运动链的表里联系

由于人体脊柱的生理和解剖学的重要作用，2004年有研究指出，盆骨方向性控制对人体运动中维持脊柱和骨盆的弯曲度和姿态是极其重要的。因此，在运动损伤的康复过程中要特别注意骨盆动作方向变化及控制骨盆动作的主要肌肉状态。一方面，强有力的核心肌群对身体姿势、技术动作发挥稳定和支持作用；另一方面，将不同关节的运动和多块肌肉（肌群）的收缩整合起来，形成符合专项力学规律的肌肉“运动链”，才能为四肢末端发力创造理想的条件。

3. 将SFMA流程与临床医学特殊检查建立联系

身体通过一连串的稳定关节与灵活关节相连并不断地交互交换方能正常工作。如果这个模式被打破，则功能障碍和代偿就会发生。SFMA是一个全面的评估手段，通过对颈椎动作模式、上肢动作模式、多部位屈曲、多部位伸展、多部位旋转、单腿站立、高举深蹲七个动作模式的评估发现存在功能障碍的动作模式，然后逐一分解较严重的功能障碍动作模式。

举例说明，在多部位屈曲受限分解流程、多部位伸展受限分解流程和多部位旋转受限分解流程中涉及脊柱和髋关节，脊柱中又要重点关注腰椎和骶髂关节的问题，因此，在进行SFMA发现可能存在以上部位的问题时，需要进行骨科特殊检查，进一步明确造成疼痛和功能障碍的原因。如果考虑腰椎可能存在的问题，就需要排除椎间盘的病变，这时可以进行直腿抬高试验或直腿抬高试验的改良测试等，来鉴别症状是否由腰椎关节痛、椎间盘损伤、硬膜外损伤或神经根型坐骨神经痛引起，通过测试可进一步分清椎间盘突出的方向，患者仰卧，健侧腿抬起75度，若出现疼痛，请保持足背屈。患侧出现疼痛，表示椎间盘向内突出压迫神经根；当抬高健侧腿时疼痛反而减轻，可以怀疑椎间盘侧向突出。另外，建议对有脊椎症状的患者进行神经张力试验。如果考虑骶髂关节的问题，就需要进行骶髂关节牵拉试验等。检查骶髂关节活动度的站立屈曲试验、坐位前屈试验和后伸试验等，在多部位屈曲受限分解流程和多部位伸展受限分解流程中有相似检查，但上面的骨科检查通过观察两侧髂后上棘的运动情况来发现骶骨相对髂骨的活动度受限或改变，为下面的针对性治疗打下基础。

4. 失衡肌肉重建，改善中枢神经系统功能

因为损伤和疼痛会改变运动控制，损伤产生后，运动控制系统的适应性变化不会在康复治疗后自动回归正常，改善中枢神经系统功能是康复的最终目标。这需要高效率的大脑功能，对感觉器官的传入信号进行处理及整合，然后输出至运动系统发挥其生物力学功能，从而实现身体情感和内环境的动态平衡。通过加强肌肉状态和身体姿势评估、强化脊柱核心与肌筋膜链表里联系和SFMA流程，与临床医学特殊检查之间建立联系。找出引起疼痛的原因后，应遵循以下处理原则：①灵活性问题优先于稳定性问题，不要带着灵活性问题去纠正稳定性问题。②胸椎灵活性问题优先于肩部灵活性问题，肩部灵活性问题优先于胸椎稳定性问题。③胸椎灵活性问题优先于腰椎灵活性问题，腰椎灵活性问题优先于胸椎稳定性问题。

在上面原则的指导下，第一步需要使外周结构正常化。因为外周结构是改善传入中枢神经系统信号质量的前提，精确的本体感受器传入信号是产生协调动作和保护关节的必备条件。促使外周结构正常化可采用软组织技术、神经紧张技术、关节松动术、淋巴技术、肌筋膜手法技术等局部直接技术，也可采用沃伊塔方法、原始反射释放技术等中枢间接技术。第二步是重建肌肉平衡。肌肉失衡必须从人体对传入信号的局部和整体反应两方面来看待。如果治疗只关注局部主动肌和拮抗肌的失衡，那么效果可能很难长久维持。实际上，局部和整体失衡都是中枢神经系统功能紊乱在强直系统和时相系统之间的外在表现。重建肌肉平衡，可采用本体感觉神经肌肉促进技术、肌内效贴布与筋膜贴扎冷、冷冻疗法、神经动力治疗等手段，改善强直系统与时相系统之间的平衡，这是提高整体协调性的重要前提。第三步是运动感知觉训练。当疼痛反应和炎症减轻、关节活动度恢复并能承受生物力学负载时，才可以进行协同动作练

习和全身整合运动，实现人体生物结构的理想负荷机制，提高运行效率。练习的内容要有挑战性，但是不能超越患者的能力范围而使他们在完成动作时产生代偿。

骨骼肌肉系统康复的基础是中枢神经系统和运动系统之间的平衡，因此可以做出逻辑性的推断，即改善神经信号的质量能够提高中枢神经系统处理运动过程的质量。运动系统是中枢神经系统功能的窗口，构成衡量中枢神经系统表现质量的框架。要重视中枢神经系统和运动系统的关系，建立康复整体观。

（三）围绕康复目标，强化离心力量训练

1. 根据康复目标，明确运动康复和临床医学康复的区别

临床医学康复的目标是实现全面康复，使残疾人和伤病员能融入社会，改善生活质量，进行有意义的家庭生活和社会生活。运动损伤康复主要考虑恢复正常训练、提高成绩和参加比赛的问题。医学康复主要针对结构，而运动康复主要针对功能恢复。

通俗地讲，使受伤运动员恢复到损伤前的竞技水平或机能状态，并缩短康复期，是运动损伤康复的目的。因为两者目的不同，在康复各阶段的要求就不同，康复的手段也不同。临床医学康复的重点在损伤部位，为了保证损伤部位的恢复，临床医学康复更强调不能跑步、不能转体或跳跃、4周不能进行自身体重练习、6个月不能踢球等。而运动康复关注的重点是运动员，关注他的身体功能及其是否已经准备好返回训练场地了。因此，运动康复中关注的生理、灵活性、力量和运动模式四方面在不同阶段的康复计划中都要考虑，只是比例不同，并且在康复后期更要注意离心力量训练，进行运动模式和技术动作的优化。

2. 加强离心力量训练，提升运动表现和有效预防损伤

离心运动指肌肉在紧张状态中逐渐被外力拉长的工作，即肌肉的起止点彼此向分离方向移动。离心力量有两个作用：①缓冲制动，主要起到减震吸收的作用，主要由肌肉承担大量负荷。②落地反弹、变向，对肌腱的弹性要求很高。

80%的非接触性伤病都是在离心期发生，如果没有基本的离心力量，就不能协调其他。例如，腘绳肌的损伤多在离心力量和向心力量转换之间发生。大

多数的急性损伤、无接触性损伤发生在离心阶段，所以运动员不进行离心力量训练是损伤的高风险因素之一。离心运动可能会对肌腱造成微小损伤，如果得不到恢复，损伤积累就可能会导致肌腱退行性变。

离心收缩后出现的组织结构损伤是可修复的，而且损伤修复后的肌肉增强了抗离心收缩所带来的损伤的能力。大量研究表示经离心训练方法获得的离心肌肉力量明显高于向心训练。离心收缩肌肉力量提高了18%~34%，这是由于离心收缩可以促进运动单位协调的神经性适应。同时，离心力量训练可以促进肌腱的重塑，提高肌腱细胞的活性，增加胶原蛋白。离心力量训练是已知肌腱康复的有效手段之一，通常早期采用小负荷多次重复的练习方法（12~15次/组），然后逐步增加强度，减少次数。在康复中要重视离心力量训练，从而提升运动表现和有效预防损伤。

三、对我国运动康复领域未来发展的建议

一枚石子投入水中，会在水面上荡起圈圈涟漪。在美国的3周运动康复培训，必将对我今后的康复工作产生指导作用。对我国运动康复领域未来的发展，我认为需要加强以下几点：

（1）加强运动损伤的预防体系建设，建立与运动员相关的测试评价数据库和追踪系统。

（2）根据各项目运动损伤特点，总结针对性的、有效的运动康复手段和方法，进行推广。

（3）围绕康复目标，结合项目运动特征，将损伤康复与不同类型动作和力量训练相结合，形成康复体能一体化。

（4）根据我国竞技体育的特点，发挥举国体制的优势，建立复合型团队。团队的负责人不但要对项目有深刻的认识，同时也要有良好的协调沟通能力，从而将不同学科、不同职能的人员组合起来，共同保障运动员的损伤康复和科学训练。

融合，科学，规范

国家体育总局运动医学研究所　周敬滨

2018年10月15日至11月4日，我参加了国家体育总局“优秀中青年专业技术人才百人计划”培养对象运动康复赴美国培训班。培训时间3周，分别在佐治亚州立大学和VSP训练中心进行学习。本着“长见识、补短板”的学习态度，我较好地完成了学习任务，达到了学习目的，现将学习体会总结如下。

一、学习内容与体会

本次学习分为两部分，佐治亚州立大学部分和洛杉矶VSP训练中心部分。在佐治亚州立大学，我们主要对常见运动伤病的预防、非手术治疗、康复以及重返赛场进行了系统的学习，并对亚特兰大的奥运会遗产进行了参观。在VSP训练中心，我们主要针对运动队的医疗工作、康复与体能结合、重返赛场的评价等几方面进行学习。

（一）常见运动伤病的预防

在运动医学工作中，伤病防治的重点虽然在于“治”，但实际核心在于“防”。虽然大部分伤病存在不可预知性，但系统归纳和查找伤病致伤因素，系统评价运动功能，并有的放矢地进行预防，能最大限度地“防患于未然”。

1. 致伤因素

通过学习，针对不同的伤病和不同的项目，需要归纳和总结不同的致伤因素。致伤因素包括外在因素和内在因素，根据不同项目和运动特点、外在因素主要是场地、天气、运动装备等和训练相关的因素，这需要从训练学角度预防伤病的产生。而内在因素主要包括运动员或者患者本人的身体功能，有年龄、性别、骨骼特点、柔韧性、肌肉力量、爆发力、生活特点等。在上述因素中，除了年龄和性别因素不能干预外，其他的危险因素均可以进行适当干预以降低损伤的发病率。

同时为了更好地预防，也建议将损伤危险因素具体化、形象化，让教练员、运动员、患者能够更好地接受预防教育。国外的致伤因素调查就更为贴近日常训练与生活，比如生活特点中，吸烟（10支以上/天）、酗酒（大于2~3次/天）、近期转会、有生活变故均是致伤因素，因此在基本理论的引导下，做一些“接地气”的工作，让运动员本人接受预防常识教育对于预防损伤更为重要。

对于医疗人员，则需要全面掌握损伤的易患因素。女子运动员ACL的发病率高，原因有女子骨盆宽大，容易出现膝外翻，同时还包括下肢肌力和解剖因素。除了这些常规因素，女性特有的生理周期也会导致其间韧带松弛，产生损伤，避免特有生理周期疲劳训练有助于预防损伤。因此，医疗人员需要不断学习，全面掌握损伤知识。

2. 功能评价

损伤的预防还要针对某个运动个体的功能进行系统和针对性评价，包括结构的评价和功能评价。结构的评价主要是针对机体静力性稳定结构的评价，包括骨骼、韧带的评价，关节松弛度较大的运动员韧带损伤发病概率大。功能的评价主要是针对肌肉产生的运动能力的评价，反映的是整体功能。有效地和训练结合，加强下肢灵活性、肌力和本体感觉均能有效预防运动损伤。此外，和体能结合密切，加强腰部核心肌肉力量、髋部肌肉群和下肢离心肌肉力量训练也能有效预防运动损伤。

（二）非手术治疗

1. 运动伤病的规范化处理

美国的医疗人员包括AT对运动伤病的早期处理相对规范，如创伤性牙齿脱落、鼻骨骨折、脑震荡、眼部损伤与出血、低体温症、热损伤，该类损伤尽管可能跨越多学科，但运动队的早期处理，对于提高恢复效果至关重要，需要加强规范化教育。

2. 运动损伤的急救

在早期的损伤治疗中，需要了解早期的禁忌治疗“HARM”原则，包括早期不要heat（热疗）、alcohol（酒精与刺激剂）、run（活动）、massage（按摩），这是至关重要。

加强损伤赛场上的急救规范，美国医师和AT甚至场地人员均能规范掌握处理方式，如如何正确摘头盔，如何正确使用脊柱担架避免二次损伤，如何使用AED（自动体外除颤器）等急救设备。

3. 伤病治疗理念的更新

伤病治疗的理念也在不断更新。

NSAIDs是常见的运动损伤类药物，具有消炎止痛的效果，但近期研究显示，长期服用会影响运动损伤早期的组织再生与愈合，同时降低神经反应性，可能会造成更大的损伤，美国已经出现长期服用NSAIDs而产生应力性骨折的病例。因此，运动员日常应慎用NSAIDs，包括内用和外敷。

美国运动损伤治疗还具有较强的包容性，针对运动员或者全民健身常见的疲劳性损伤，除了常规的理疗方案，还引入中国传统针刺和拔罐的方法。

（三）康复与重返赛场问题

运动康复和重返赛场需要同临床医疗、体能康复密切结合，必须互相融合。运动康复需要了解运动员的准确诊断、手术情况，同临床医师密切配合，同时还要尊重客观的组织愈合规律，不能为了康复方法而康复，切忌激进和大包大揽。ACL手术在术后6~9个月再次损伤的发病率最高，这和其愈合规律是相关的，因此过分相信康复效果和忽略临床规律会增加再次损伤概率。同时重返赛场除了注重自然愈合、临床功能，还必须对全身功能进行系统评估，结合专项训练的功能评价是最直接的评价方式，这部分需要临床医师、AT、PT三者结合。

二、思考与建议

从美国培训过程看，最大的感触在于融合、科学和规范。

（一）融合

主要包括医疗部门与运动队的结合、手术与康复的结合、康复与体能的结合、医疗与科研的结合。

在美国，医疗部门能和运动队共建，让人感触颇深。医院的运动医学中心和职业运动队组成一个运动中心，包括诊所和训练场。运动员能够得到充分的医疗保障，术后可以在自己的训练场地上在医生和PT的共同监督下进行重返赛场康复训练。这样能够增加患者对医院的信任感，提高医疗水平，提高医院自我造血能力。医疗单位和运动队各得其所，真正做到体医融合。

医生与PT建立联合团队，运动队的医疗单元也包括医师、AT、PT等，分工明确，责任明确，治疗各阶段重点不一，但能互相结合，医师贯穿于康复和重返赛场的始终，而非手术与康复的割裂。

医疗团队还需要包括科研人员，这些科研人员的作用不仅仅在于采血做生理生化监测，还需要发挥其更高的技术才能，需要同临床医师、PT结合，对临床治疗提出建议。国外的PT和AT都具有科学素养和查文献的习惯。这一点非常值得我们借鉴。

（二）科学

预防首先需要科学地评价运动伤病现状和发病原因。20世纪90年代，我国运动医学前辈在全国运动队对运动伤病进行的系统的流行病学调查，目前仍然是国内运动医学引用最多的文献，为运动队的伤病预防和治疗提供了重要参考。但20年后，训练项目、运动员身体状况、身体能力、训练科学性均有了很大改变，运动伤病的发病率也有了相应改变。因此，建议国家体育总局再次组织相应的流行病学调查，由专业人员牵头，做到真正科学预防。

（三）规范

从美国培训来看，尽管讲师层次不一，但即使是AT也有很好的理论基础。同时，对不同层次PT、AT均有系统的培训教程和规范。规范的目的是让各方面人才在一个交流平台中更好地为运动员服务。

（四）对未来培训班的建议

1. 增加医疗和运动队结合的培训地点

佐治亚州立大学和洛杉矶VSP训练中心分别代表了大学和运动队结合、体能和运动队结合。建议增加医疗部门和运动队结合的培训地点，以便更好地了解医疗部门如何对运动队进行医疗保障。

2. 增加内部交流的内容

国内的中青年学术精英，除了学习国外的先进经验，还需要增加内部交流，互通有无，交换学习心得。

3. 继续加强学员间合作

培训不是学员共同学习、共同交流的结束，而是开始。建议国家体育总局人事司在以后定期开展“百人计划”学术交流活动，将“百人计划”打造成学术平台，让大家继续进行学术交流，共同提高，为中国体育事业做出贡献。

精细分工，团队协作

上海体育科学研究所　王晨

很荣幸参加了此次国家体育总局“优秀中青年专业技术人才百人计划”培养对象运动康复赴美国培训班为期21天的参观和学习，这让我系统学习了美国运动康复基础理论、常见运动损伤的预防、诊断、现场处理、运动康复治疗及练习的先进手段和方法，对美国的运动医疗和康复训练保障体系及相关专业公司的运营、评估及服务体系有了一定的认识，同时学员与授课老师的互动及学员之间的互动，也让我受益匪浅。这次学习让我开阔了眼界，拓宽了今后的工作思路。下面我把这次学习体会做一下总结。

一、分工精细，业精于专

美国现有的运动康复体系是医生、PT与AT的合作体系，这种体系体现了优势互补，充分发挥各自专业的特长，提高了效率，并保证了康复治疗的质量。运动场地的急性处理主要由长期随队的AT完成，并决定是否送医及PT，同时完成运动现场的贴扎、按摩、牵拉和帮助热身活动、康复训练等。医生更注重病理检查与评估，包括必要的影像学检查，决定是否手术或需要康复治疗，PT主要考虑评估和解决功能障碍与活动受限问题，帮助解决术后或不需要手术处理的问题，以及帮助运动员尽快恢复身体活动与专项运动能力，尽早逐步恢复到可以参加日常的训练和比赛的状况。在PT完成功能障碍评估与恢复基本完成后，AT会介入进行以功能训练为主的后继康复训练。进一步帮助受伤运动员恢复运动能力，并最终重返运动场。

国内运动队上述工作基本均由1~2名队医完成，队医兼顾PT及AT的部分工作，有的队医甚至还负责营养师、队务的工作，工作量非常大，往往疲于应付，很难做到业精于勤。我们必须在运动康复体系方面进行改革，尤其是在加大PT及AT的人才培养方面，做到专职专岗，各负其责。

美国在AT及PT培养的课程体系及教材的系统性、精细化方面非常值得我们学习，如本次培训中关于脑震荡的认识和管理的课程，将脑震荡的现场处理流程、诊断、受伤后的SCAN5评估、重返赛场的评估、各阶段的康复建议讲述得都非常系统、详细；淋巴引流在运动员恢复中的作用、运动损伤的姿态分析、功能性评估及评估后的纠正措施、贴扎原理与实践、动作结构分析、软组织治疗等课程的理论性、系统性与实操性都非常强。美国体能康复的相关体育产业发展亦是国内需要学习的，相关商业公司会建立符合自身特点及市场的运营、评估与服务体系。运动康复专业在我国起步晚，然而发展前景广阔，随着竞技运动的发展及人们生活水平的提高，高水平运动康复专业人才的需求日益增长，人才的培养是促进我国运动康复事业及相关体育产业发展的关键所在。

二、运动员康复的整个过程需要多学科的参与，共同制定整体康复策略

以解剖学为基础，运动生物力学为指导的运动员康复过程，结合心理学、营养学，可以为运动员康复起到事半功倍的效果。我国的运动康复从北京奥运会周期开始被认识并逐渐发展，但发展缓慢，尤其是运动生物力学对康复的指导，同时在康复的过程中也缺乏多学科的参与及应用研究。运动生物力学能够帮助我们分析产生伤病的深层次原因，在分析动作结构，改进技术动作，预防损伤和再损伤，设计和改进辅助康复设备、训练器材，如关节支具、步态分析系统等方面都起着非常重要的作用。运动员受伤后心理会产生一系列的变化，自我拒绝→悲伤→生气→消沉→接受，所以在运动员康复过程中除了PT必须与运动员建立良好关系，积极关注运动员的精神层面，并进行一些相应的心理疏导工作以外，对于一些心理影响较大的运动员还需专业心理治疗师参与。

根据不同项目特点、损伤特点、营养评估结果，制订有针对性的营养计划，对于加速肌肉、肌腱、骨骼及神经系统等方面的康复亦起着至关重要的作用。通过多学科的团队协作，从外在因素到内在因素，根据评估结果共同制定损伤降低的整体策略，有了整体策略，教练员才会更愿意听从运动医学专家意见，才能取

得更好的损伤预防及治疗效果。外在因素，比如：足球比赛前的热身，足球运动员在上半场非常容易受伤，但这往往不是疲劳导致的，而可能是训练及比赛中的热身模式不同导致的。内在因素：如评估动作、不平衡、减速、变向是否有问题；特定力量是否有问题；功能性、灵活性、负荷、血液检测、营养是否有问题，所以，这都需要多学科的团队协作，共同制定损伤降低的策略。

三、开阔诊断思路，既要重视诊断评估，又要高度重视运动损伤的姿态分析、动作结构、功能评估，从损伤的根源进行针对性的预防与治疗

对导致运动损伤的姿态进行分析，一些部位的损伤或疼痛往往不是损伤或疼痛部位的问题，而是由于其他部位的问题导致姿态发生改变，最终体现在疼痛或损伤部位，因此治疗必须寻找根源，从根源进行治疗，才能解决根本问题。如足底筋膜炎、腘绳肌拉伤可能都是骨盆前倾导致的。注重解剖和生物力学关系，重视动力链所有相关结构，分析不同状态主动肌、拮抗肌、协同肌的关系，重视姿态分析、动作结构分析、功能评估，从整体优化神经肌肉控制，所有的体育运动都是一个整体的全身运动，没有一项运动是由单一关节完成的，所有的运动都需要平衡性、稳定性和各个角度的协调性，从运动员的整体来分析伤病发生的原因，是预防损伤、治愈伤病的关键所在。

四、重视运动员基础档案及数据库的建立

我们一直要求建立运动员的基础档案及数据库，但在实际工作中并没有很好地执行，这就使我们的工作缺乏延续性，了解的数据往往是碎片化的，缺乏系统性，无法进行伤病情况的追踪研究。在数据库中除了运动员基本信息、功能测试等测试数据以外，运动负荷的数据也是非常重要的，要根据运动项目的特点，找到一个可以定义负荷的数据，如排球的挥臂次数、足球的跑动负荷；运动员感受负荷的难易程度，如情绪、疲劳程度、主观感觉等，我们也可以记录教练员对负荷的评估，长期进行这三种数据（专项负荷、主观感受、教练负荷评估）的积累，当有足够的数据时，我们就会有更好的分析关联，分析运动员到底存在什么问题。

本次培训班的学习，理论与实践兼具，同时对于本人来说是一次跨学科的思想碰撞，非常感谢国家体育总局人事司和干部培训中心精心组织的这次学习，我受益良多，开阔了视野，丰富了知识体系，同时也开拓了未来科技攻关与服务工作的思路。希望未来能有更多的这样有针对性的、有专业特点的系统学习与实践的培训机会。

浅谈在运动康复领域运动心理学的作用和应用

北京市体育科学研究所　高志青

2018年10月13日至11月3日，我参加了2018年国家体育总局“优秀中青年专业技术人才百人计划”培养对象运动康复赴美国培训班，培训班课程设置紧紧围绕运动康复涉及领域，采用理论与实践相结合的授课方式，为了解美国运动康复领域研究成果和实践应用现状搭建了有益平台，同时为促进国内同行之间的学术交流合作，也创造了有益机会，现就学习收获和感受总结如下。

一、对本次培训班课程设置的认识

本次培训班课程设置的一个突出特点就是把理论和实践、学习与应用相结合的理念贯穿始终，无论是在佐治亚州立大学的培训，还是在洛杉矶VSP训练中心的培训，都充分体现了这一点。

本次运动康复培训班课程设置既涉及运动损伤机制研究这样的纯学术问题，又涉及FMS、SFMA等损伤风险评估技术和工具的应用问题；既涉及上下肢损伤评估与治疗这样的常见问题，又涉及脑震荡、心脏复苏这样的小概率问题；既涉及摔倒预防和训练这样的大众健康问题，又涉及运动员康复训练和体能强化等专业人群问题；既涉及运动损伤康复领域相关理论知识的讲授，又涉及淋巴引流、功能性训练等实践练习。

二、运动康复领域运动心理学的作用和应用

引起运动损伤的原因是多种多样的，如从运动员自身因素讲，有过度疲劳、意外事件、以前的运动损伤还没有完全恢复、注意力不集中等；从客观因素讲，有项目特点（对抗类项目）、活动场地的条件等。上述这些因素都有可能导致运动损伤的发生。在诸多引起损伤的因素中，心理因素无疑也是重要的一部分。有关调查显示，在运动损伤中，至少有 30%是由心理因素造成的。在本次培训中，很多老师的授课和培训班学员的交流，都强调了心理学在运动损伤康复中的重要作用。

通过与培训老师的交流，我了解到美国的职业运动队和大学运动队，一般配有兼职的运动心理学工作者，在运动损伤康复过程中，一般有PT和AT指导带领运动员进行康复和体能训练，他们灵活运用心理学的知识，帮助运动员身体康复和提高体能水平，但是他们是否受到运动心理学的专门训练，学习过程中未能及时予以了解。

运动损伤康复是一个系统工程，既涉及损伤本身的评估、处理，又涉及伤后肌肉关键功能的恢复；既涉及损伤的生理恢复问题，又涉及损伤的心理恢复问题。根据现有的研究成果，运动心理学或者说心理学对于运动损伤的预防和康复的作用主要体现在易损伤人群的心理评估和应激调控、损伤治疗期间的疼痛处理、康复期间的心理支持、心理技能训练在肌肉和关节功能重建过程中的应用等方面。

运动员损伤康复一般会经历否认、愤怒、痛苦、沮丧、重建五个阶段。五个阶段中，应用心理学相关理论，比如接纳承诺疗法，有助于运动员快速接受已发生的伤病，将注意力聚焦到伤病康复的有效行为上。心理学疗法的具体步骤包括：与受伤高水平运动员建立密切联系；向他们传授损伤和康复过程的知识；教会他们应对伤病的特殊心理技能；使他们做好应对伤病复发的心理准备；建立社会支持系统，以及向其他受伤的高水平运动员学习等。

三、对于本次培训班学员构成的认识

本次培训班，共有22名学员，包括体育行政管理部门工作人员、体育院校的老师、体育科学研究所一线的科研人员、体育医院的医务工作者等。学员学

历教育背景涉及运动损伤治疗（外科、内科、骨科）、康复训练、运动营养、运动生理、运动心理、大众健康促进等学科领域，多学科背景学员共同学习交流，对系统理解和把握运动康复领域的前沿理论知识和实践操作，对体育系统内部多学科人员间的交流合作，起到了积极的促进作用。

四、对于美国运动损伤康复的了解

本次培训地点选择了亚特兰大佐治亚州立大学和洛杉矶VSP训练中心，两个城市都曾举办过奥运会，都有浓厚的体育氛围和悠久的体育传统，这为从体育文化的视角去全方位感受和了解美国运动康复领域的发展提供了机会。

美国民众热爱体育运动，职业体育和业余体育均非常发达，客观上增加了运动损伤发生的概率，为运动损伤领域研究和应用的蓬勃发展奠定了物质基础，美国拥有完备的运动损伤治疗、康复、人才培养体系，满足广大运动损伤者的康复需求。

美国专家的授课，使我们初步了解了美国运动损伤康复的体系。美国现有的运动康复体系由医生、PT、AT、体能教练等构成。一般是医生首诊制度，也就是运动员受伤后一般需要医生首先做出最主要的诊断，开出康复建议性处方，然后交给PT处理。当然运动场地的急性处理可能更多由长期随队的AT完成。医生更注重病理检查与评估，包括必要的影像学检查，决定是否手术，或是否需要康复治疗等。

作为PT，他们主要考虑的是评估和解决功能障碍与活动受限问题。在PT完成功能障碍的评估与恢复基本完成后，AT会介入进行以功能训练为主的后继康复训练，进一步帮助患者恢复运动能力，同时与体能教练相配合，为运动员或者普通人最终重返运动场和正常生活提供系列服务。

五、对于赴美国培训班和我国运动康复发展的几点想法

本次培训为期3周，我近距离了解了美国运动损伤康复领域的发展和应用现状，虽然只是浮光掠影，却大大开阔了视野，收获颇丰，感触良多。在反复思考我们能从美国运动损伤康复学到什么的同时，也梳理了一下我对美国运动损伤康复的认识。

运动和体育锻炼已成为世界范围内人类良好生活方式和促进人类健康发展基本路径，美国运动康复的发展正是得益于美国参加体育活动人数多，损伤亦多，政府和社会重视此方面的民众需求。近年来，我国经济社会不断发展，体育人口日益增多，体育运动导致的运动损伤不断增多，对于损伤康复的需求亦不断增多。而我国目前运动损伤康复的现状远远不能满足人们的需要，大众健身领域基本停留在损伤之后的基础治疗和自我康复锻炼阶段，竞技体育领域仅有少数优秀运动员可以得到运动康复训练和体能强化的系统服务。在体育日益成为满足人民群众美好生活愿望的重要手段、全民健身成为人民群众主动健康的重要途径、全民健身上升为国家战略的背景下，进一步加快运动损伤康复人才和体系的建设就显得越发重要。我认为可以从以下几个方面加强建设。

（1）国家体育总局应组织相关部门和力量，研究制订PT和AT培养教育计划。

（2）有条件的体育院校和医学院校，可以借鉴美国或者欧洲的运动康复领域人才培训计划，结合我国实际情况，开展PT和AT的培训工作。

（3）运动损伤康复训练应在现有医疗体系内，进一步加强建设，并作为基础公共医疗服务，提高运动损伤或者其他伤害事故导致的肌肉关节功能康复比率。

（4）体育和卫生及科技主管部门，应加大运动损伤康复训练科学普及力度，让广大运动损伤和肌肉功能失调者了解运动损伤防护和康复训练一般常识，提高对于运动损伤可防、可治、功能可恢复的知晓程度。

（5）鼓励具备条件的社会性力量和社会性机构参与运动康复训练体系建设和发展事业，提供更为丰富和更贴近群众需要的运动康复产品。

（6）体育主管部门，根据竞技体育发展需要，逐步完善运动员训练体系中运动损伤防护和康复及体能强化等方面建设任务，为运动损伤康复训练提供实践经验。

专家

讲课记录

开班仪式

授课时间：2018年10月16日上午

授课地点：佐治亚州立大学

授课专家：沃尔特·汤普森、彼得

一、沃尔特·汤普森博士致欢迎词

美国运动医学会主席沃尔特·汤普森博士致欢迎词，欢迎大家到佐治亚州立大学参加培训，希望今后继续加强双方该领域的学术交流。

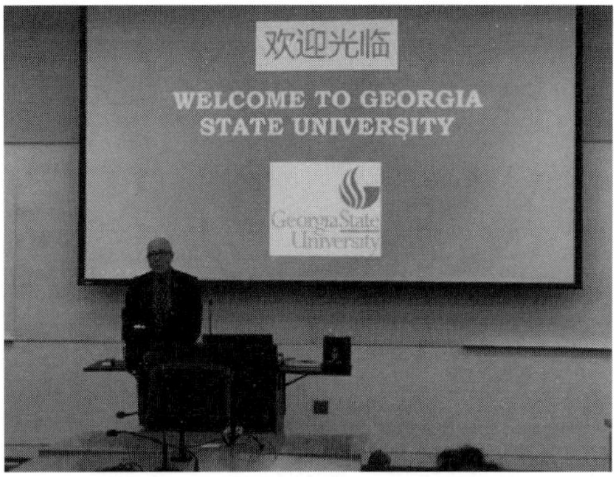

沃尔特·汤普森博士致欢迎词

二、彼得博士介绍亚特兰大和佐治亚州立大学

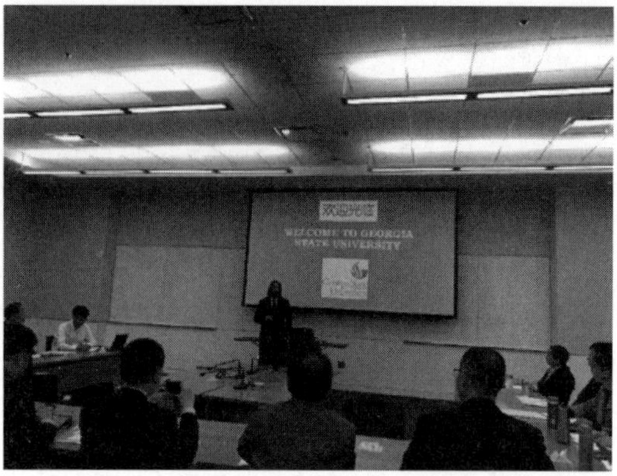

彼得博士介绍亚特兰大和佐治亚州立大学

亚特兰大建于1837年，是美国东南部陆空交通要地、金融中心，是美国佐治亚州首府和最大的工商业城市，也是世界上最繁忙的空港之一。亚特兰大在1996年举办过奥运会。亚特兰大市被誉为美国“新南方之都”，经济多元，上百家大公司总部设在这里。1 800多家工厂生产包括飞机、汽车、家具、纺织品、化学原料、钢铁等3 500多种产品。

佐治亚州立大学成立于 1913 年，是美国东南部城市中最主要的研究型高等学府，吸引了来自全美各州和世界 170 多个国家的学生，并拥有16支运动队。佐治亚州立大学有 11 所学院，研究领域涉及100多个方向。运动与健康学院的主要研究领域为运动科学、运动管理、健康与体育教育；主要知名教授：美国运动医学会主席沃尔特·汤普森博士，健康与体育教育协会主席杰基·伦德博士，美国运动医学会东南部主席杰里·布兰登博士，佐治亚健康、体育、休闲和舞蹈协会主席芭芭拉·格林女士。

三、互赠礼品，合影

会中双方互赠礼品，并合影。

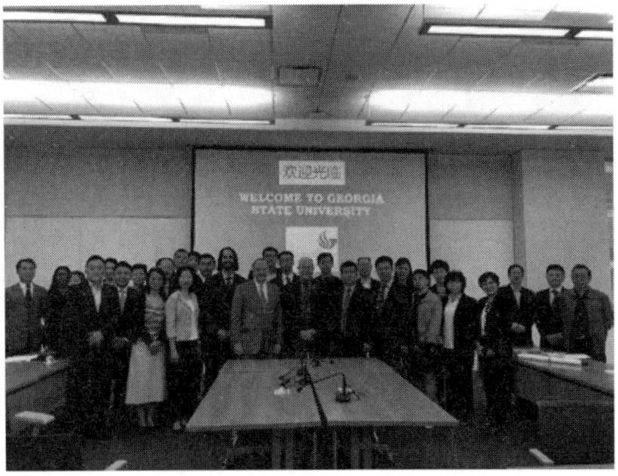

培训班全体与授课专家合影

记录人：高晓嶙　张彦峰

运动损伤评估、治疗原则

授课时间：2018年10月16日上午

授课地点：佐治亚州立大学

授课专家：香农

一、运动损伤康复的基本原则

（一）柔韧性与关节活动度

柔韧性指肌肉的活动度和能够被延展的程度。关节活动度指关节能够活动的范围，关节活动度受肌肉柔韧性的影响。伤病康复的第一步常常是关节活动度与柔韧性的康复。

（二）肌肉力量与耐力

肌肉力量指肌肉的最大力量。肌肉耐力指肌肉能够持续做功的能力。伤后肌肉力量和耐力通常都会明显下降。二者的康复对运动员重返赛场都非常重要。

（三）本体感觉协调性和灵敏性

本体感觉指感知身体姿态，根据刺激快速做出动作姿态调整的能力。在此阶段之前，柔韧性和力量必须得到足够的康复。该阶段是运动员重返竞技运动的重要一步。

（四）心理/情感层面的康复

损伤康复中必须考虑运动员心理（情感）状态，运动员伤后心理通常经历以下几个阶段：拒绝（不愿接受损伤事实）；生气愤怒；抑郁；接受受伤事实。帮助运动员心理康复的方法包括：交流、设定康复目标、帮助支持、建立友谊、制订有趣的康复计划等。

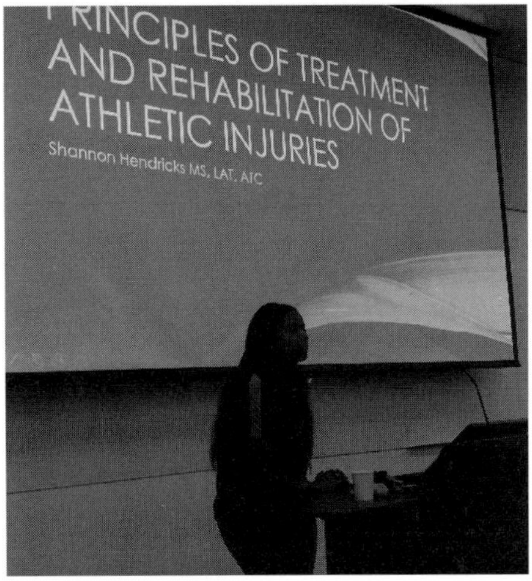

香农授课中

二、伤后不同时期的康复

（一）炎症期

炎症是身体对运动损伤的最直接的生理反应，身体释放各种化学因子和炎性细胞到损伤区域，这通常会持续10天左右，主要症状包括局部的充血、肿胀、发热、疼痛等。通常采取休息、冰敷、加压方法，以减轻炎症反应。另外，科学的营养补充，消炎止痛药物（注意防止副作用）的使用也可以促进炎症的康复。

常用的治疗方式：电刺激（止痛）、加压、冰敷、低功率激光等。

（二）增殖期

增殖期通常为5~21天，主要取决于损伤程度。这一时期，炎症逐步消退，身体逐步新生出组织与血管。炎症期的治疗康复措施可以继续使用，同时注重关节活动度的恢复、热敷、超声波按摩等。

（三）重塑与成熟期

这一时期，损伤部位组织逐步形成瘢痕，肿胀消退。注意，重塑期的药物使用可能会影响康复，其他相关影响因素还有手术、年龄、疾病、受伤程度、感染、营养、肿胀等。增殖期康复措施可以继续使用，同时注重肌肉力量、平衡和协调性，以及身体基本功能和专项能力训练。

三、伤后的力量训练

伤后力量训练方式多种多样，通常由易到难，主要有以下方式：人工辅助力量训练、身体自重训练、弹力带训练、自由重量训练、器械训练。

四、 运动员合并ACL损伤的康复

ACL的作用是提供膝关节的稳定性，是运动中常见的损伤部位，常见损伤机制是下肢固定加旋转的动作，通常需要外科手术修复。ACL撕裂后，其他韧带和支撑肌肉组织将会代偿膝关节的稳定性，但仍不足以满足竞技运动的需要，所以运动员常常需要重建ACL。ACL手术通常会引起、加重膝关节周围炎症，使肌肉力量减弱，康复过程一般为6个月到1年。ACL术后康复基本过程如下：

（1）0~2周：

●康复膝关节活动度，关节活动度达到 0~90度。

●活动髌骨（髌骨活动度对屈膝角度有着很大的影响，推动髌骨防止其活动度变差）。

●直腿抬高练习。

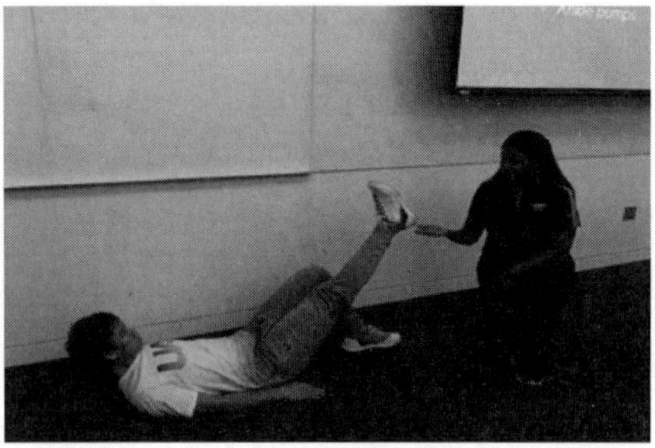

直腿抬高练习

●踝泵运动。

（2）2~6周：

●膝关节活动度达到0～125度。

●主动伸膝练习。

●下肢蹬伸练习。

●半蹲/体重转移练习。

●本体感觉训练（单腿站立平衡）。

●上台阶练习。

（3）6~14周：

●下蹲进阶练习。

●下台阶练习。

●下肢蹬伸练习。

●弓步。

●伸膝练习。

●敏捷性（结合篮球、排球等项目特点进行落地姿态纠正练习）。

●训练时注重弱势腿的练习。

（4）14~22周：

●跑步（注意跑步姿态的纠正）。

●力量与柔韧性练习。

●结合专项的灵敏性练习。

（5）22周以后：

●专项运动技能训练。

●结合增强式训练。

●重返运动场的评估：由医生评估损伤康复情况，决定运动员是否可以重返赛场。

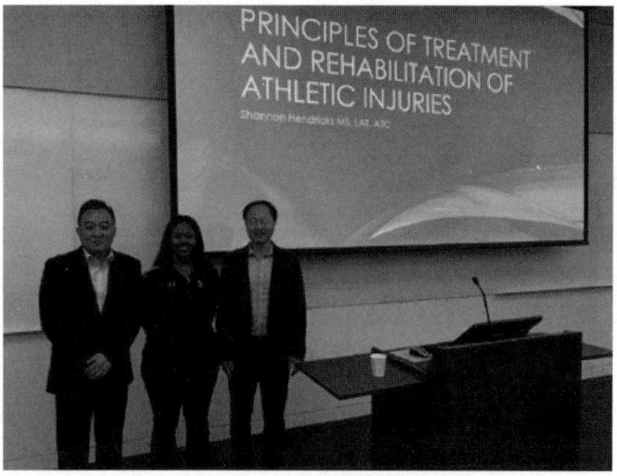

记录人与授课专家合影

记录人：高晓嶙　张彦峰

头、面、颈部损伤的评估与治疗

授课时间：2018年10月16日下午

授课地点：佐治亚州立大学

授课专家：香农

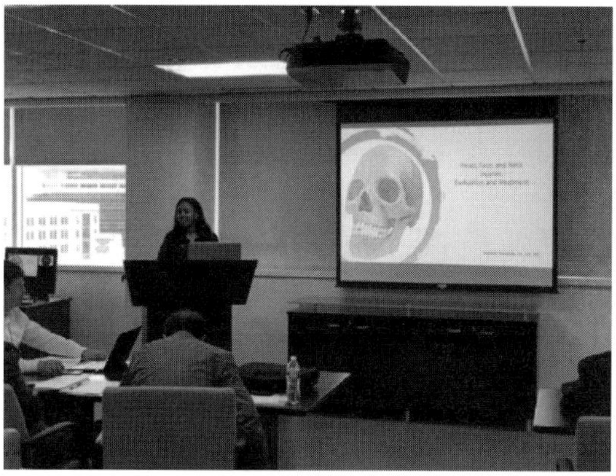

香农授课中

头、面、颈部运动损伤常见于激烈的对抗性运动，如拳击、橄榄球、篮球、足球、冰球、摔跤、体操等项目。头部的解剖结构包括22块骨头，只有一个可活动关节（颞下颌关节）。脑部位于中间。面部肌肉的主要功能是表达情感。头皮包括5层结构：皮层（含有丰富的血管和淋巴管，外伤时出血多，但预后较快）、皮下层（结合成头皮的关键，并富含血管神经）、帽状腱膜层（前连于额肌，后连于枕肌，坚韧有张力）、腱膜下间隙（头皮借此层与颅骨外膜疏松连接，故移动性大，头皮撕裂多沿此层）、骨膜层（紧贴颅骨外板）。

一、头部损伤

（一）颅骨骨折

颅骨骨折是指头部骨骼中的一块或多块发生部分或完全断裂的疾病，多由钝性冲击引起。临床常见耳鼻出血、面部瘀斑出血肿胀等。常见并发症：硬膜外血肿、硬膜下血肿。硬膜外血肿是位于颅骨内板与硬脑膜之间的血肿，好发于幕上半球凸面，约占外伤性颅内血肿的30%，其中大部分属于急性血肿，次为亚急性，慢性较少。可有意识障碍、昏迷、头疼、呕吐等症状，需要CT确诊，根据情况采取手术减压等措施。硬膜下血肿是指颅内出血血液积聚在硬脑膜下腔，在颅内血肿中发生率最高。临床症状较重，并迅速恶化，尤其是特急性血肿。中间清醒期较少见，昏迷程度逐渐加深。颅内压增高症状出现较早。

（二）脑震荡

脑震荡指头部遭受外力打击后，即刻发生短暂的脑功能障碍。临床表现为短暂性昏迷、逆行性遗忘以及头痛、恶心和呕吐等症状，神经系统检查无阳性体征。

二、面部损伤

（一）下颌骨骨折

下颌骨位居面下1/3，位置突出，易受到打击致伤；骨质坚实，但存在几个解剖薄弱区域，在直接或间接暴力的打击下，容易发生骨折。下颌骨骨折是第二常见的面部骨折，常出现下颌偏斜畸形、疼痛、咬合紊乱、牙龈出血和下唇麻木等。使用X射线摄影和CT确诊，治疗原则是正确的复位和可靠的固定。

（二）下颌骨脱位

下颌骨脱位可出现明显的开口，仅最后面的牙齿有接触。可以采用手法复位，固定，6周避免过大张口。

（三）面部撕裂伤

由锋利物体或间接压缩力引起的直接冲击造成明显的皮肤撕裂和出血，多见于碰撞运动。主要治疗包括：缝合和使用抗生素以避免感染。

（四）牙骨折

牙骨折多由直接的创伤或对嘴的暴力而引起，常分为3种类型：不复杂的冠折、复杂的冠折和根折。牙齿骨折后运动员应该尽快看牙医，但可以继续比赛。

（五）牙脱位

牙受外力作用而脱离牙槽窝称为牙脱位，由于外力的大小和方向不同，牙脱位的表现和程度不一，轻度偏离移位，称为不全脱位；重度可完全离体，称为全脱位。牙齿脱落后可以放在生理盐水、牛奶中，或含在嘴中，立即就医复位，固定。

（六）鼻损伤

鼻损伤常见为鼻骨骨折与软骨分离。鼻骨折是一种最常见的面部骨折，常伴有鼻部畸形、肿胀、出血。鼻出血必须得到有效控制，及时就医。

（七）耳廓损伤

耳廓损伤中常见有血肿，也称花椰菜耳，由挤压或剪切暴力引起的耳部软骨出血，多见于摔跤、拳击项目。运动员应佩戴相应的保护装置。损伤后可以冰敷，清理分泌物，并及时就医。

（八）鼓膜破裂

鼓膜破裂由掌击、跌倒、耳鸣或突然的水压变化引起，主要体征包括响声、耳痛、恶心、头晕，甚至听力丧失。注意预防感染，可以自愈。

（九）外耳道炎

外耳道炎为细菌、真菌感染或变态反应引起的外耳道皮肤、皮下组织的慢性非特异性炎症。应注意清洁外耳道，保证局部清洁和干燥，必要时可以使用抗生素。

（十）中耳炎

中耳炎是累及中耳（包括咽鼓管、鼓室、鼓窦及乳突气房）全部或部分结构的炎性病变，可以有耳痛、流脓、发热等症状。应及时就医，局部或全身使用抗生素。

（十一）眼损伤

（1）眼眶内血肿，由直接暴力造成，常见眼眶周围瘀血、肿胀，可以采用休息、冰敷等措施，注意避免大力擤鼻涕，防止加重血肿。

（2）眼眶骨折常伴有血肿，可能有复视、疼痛、肿胀、面部麻木感等症状，X射线摄影可确诊，需手术治疗。

（3）眼异物为运动中的小颗粒物进入眼内，感觉眼睛不适，应及时去除异物，用生理盐水冲洗眼睛。

（4）角膜擦伤，常表现为疼痛、畏光、流泪，需要休息，局部使用抗生素。

（5）前房积血，多由直接暴力造成，可见前房内有明显血液沉积，应及时就医，休息，上半身保持直立，促进血液下沉。

（6）视网膜脱落，近视眼人群风险高于正常人，常见症状包括视物模糊变形，有闪光，应及时就医，采用手术等方法治疗。

（7）急性结膜炎，由细菌感染造成，有传染性，表现为痒、分泌物多、肿胀，采用抗生素治疗。

（十二）颈部损伤

颈是人体的重要部位，上界为下颌骨下缘、下颌支后缘、乳突和枕外隆突的连线，下界即胸骨上缘、锁骨、肩峰和第7颈椎棘突间的连线。颈椎共7块，其中第3、4、5、6颈椎为典型椎骨，第1、2、7为非典型椎骨。颈椎周围肌肉大体上可分为两大部分：颈前部肌群和颈后部肌群。颈椎周围肌肉构成颈椎动力平衡系统。

1. 颈部损伤分类

颈部损伤通常分为两种。

（1）颈椎骨折：相对少见，多由轴向暴力伴有颈部屈曲造成，常见于第4、5、6椎体，主要症状包括颈部疼痛、活动障碍、颈肌痉挛、颈部广泛压痛，并且发麻发胀，局部症状严重。伤后应及时固定颈椎，保持呼吸道通畅，送医就诊。

（2）颈椎脱位：多由头部剧烈弯曲和旋转引起，比颈椎骨折常见， 临床症状与骨折相似，单侧脱位会导致颈部向脱位侧倾斜。伤后应及时固定颈椎，送医就诊。

2. 颈部软组织损伤

颈部软组织损伤包括以下4种。

（1）颈部拉伤：急性颈、上背部拉伤由头部突然转动或强迫弯曲、伸展或旋转引起。常见损伤肌肉包括上斜方肌、胸锁乳突肌、斜角肌、头夹肌和颈肌。主要体征包括压痛、疼痛和受限运动。伤后应注意休息，开展关节活动度练习，如果需要可采用颈椎关节松动等治疗。

（2）颈挥鞭性损伤：与颈部急性拉伤有相同的致病机制，但受到的暴力更大，程度更重。在脊柱和韧带附着物的横向过程中，症状持续时间与受到的暴力大小、颈椎周围组织的坚韧程度有关。

（3）臂丛神经拉伤：是由于臂丛的被过度伸展或压迫引起的。主要症状为手臂和手、手指下的疼痛和麻木，运动员应加强颈部肌肉组织的力量训练。

（4）颈椎间盘损伤：可表现为单侧上肢或手部剧烈疼痛或麻木无力，颈部不适、疼痛，伴肩部酸痛疲劳。可以采用牵引、固定、手术治疗。

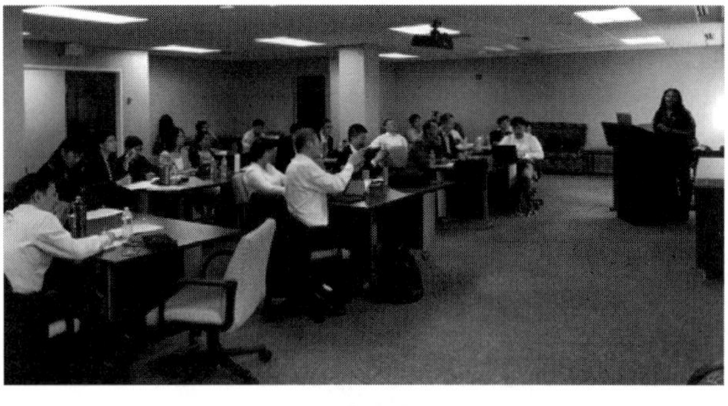

学员提问

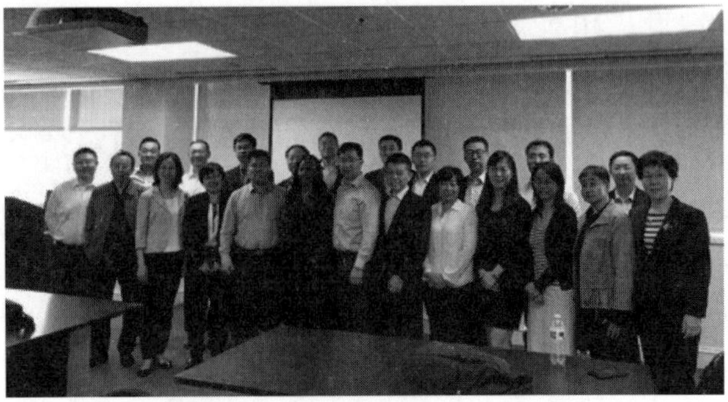

培训班全体学员与授课专家合影

记录人：高晓嶙　张彦峰

下肢损伤的评估与治疗

授课时间：2018年10月17日上午

授课地点：佐治亚州立大学

授课专家：约翰逊

一、膝关节

（一）膝关节解剖

1. 骨骼系统

膝关节主要由胫骨、股骨、髌骨及其相关关节面构成。关节囊组织包括滑膜组织、脂肪垫组织，还有韧带的加强处。

股骨：长骨，近端的股骨头与髋臼构成头窝关节。远端构成膝关节。

髌骨：最大籽骨，存在于股四头肌肌腱内部。其作用是保护膝关节前方组织。

腓骨：帮助胫骨承重，其远端同时构成踝关节。

胫骨：近端构成膝关节，帮助承重。其是行走、跑步、跳跃的主要承重部位。

膝关节的活动度：铰链关节，其活动包括伸屈、内外旋和内外翻。

2. 膝关节的韧带与肌腱

膝关节的韧带与肌腱主要包括以下结构。

髌腱：与髌骨构成伸膝装置。

ACL：最重要的稳定性结构之一，损伤后需要手术与康复。提供前向和旋转稳定性，帮助膝关节适应不同的运动。

后交叉韧带：损伤发病率较低，是正常ACL强度的两倍，同时包含两束，分别具有一定的功能。提供后向的稳定性。

内侧副韧带：防止膝关节过伸和过度外翻。

外侧副韧带：防止膝关节内翻，同后外侧复合体一起，共同限制膝关节的后外旋转不稳。

3. 半月板

缓冲股胫关节的压力，内、外侧各有一个，帮助分解膝关节受力。内侧半月板呈“C”形，更易损伤。外侧半月板呈“O”形，控制膝关节过伸。

4. 膝关节肌肉群

腘绳肌：使膝关节弯曲，同肌腱、韧带一起控制膝关节稳定性。

股二头肌腱：膝关节后方，分为长头和短头，分别起源于坐骨和股骨。

半腱肌：坐骨结节到胫骨。

半膜肌：同半腱肌类似，可使膝关节屈曲。

股四头肌：起于髂前下棘，止于髌骨上缘，分为四个头，有伸膝作用。对膝关节有重要的稳定和动力作用。

缝匠肌：最长的肌肉组织，帮助膝关节屈曲、外展、外旋。

大腿内侧肌群：包括五块肌群，具有内收作用。股薄肌帮助膝关节内收和屈曲。内收肌分为两部分，包括内收短肌和内收长肌。

（二）膝关节损伤

1. 损伤原因

大部分损伤都由外力造成。常见于跌倒、运动、车祸和意外损伤。一般会损伤韧带、半月板和软骨。

2. 致伤因素

致伤因素主要包括以下六种。

（1）性别：女性更容易损伤膝关节，原因包括膝关节Q角（从髂前上棘到髌骨中点的连线代表股四头肌拉力线，从髌骨中点到胫骨结节的连线与股四头肌拉力线的夹角即为Q角）增大，包括造成膝关节髌股关节病和ACL损伤。Q角＞17度时，更容易损伤。Q角增大是女子骨盆宽大造成的。同时ACL损伤还可能因为韧带松弛、技术能力不佳等。

运动损伤还和运动项目相关，包括高对抗项目。

（2）年龄。

（3）过度运动。

（4）不正确的训练方式。

（5）不正确的早期康复。

（6）体重过大。

3. 症状

膝关节损伤的症状包括疼痛、肿胀、发热、交锁、压痛等。

4. 髌骨骨折

髌骨骨折主要由直接暴力造成。非直接暴力骨折是由股四头肌的剧烈牵拉造成的。

症状：疼痛、瘀血、肿胀。

治疗：轻度髌骨骨折采取保守治疗，早期固定治疗。重度骨折需采取手术治疗。

5. 骨刺

关节骨结构的不正常增生，生长缓慢稳定，其本身不会造成疼痛。伴发于骨性关节炎和退行性变。

6. 骨关节炎

骨关节炎又称退行性骨关节病。软骨的慢性损伤与皲裂均会导致骨关节炎，骨关节炎是造成青壮年膝关节疼痛的主要原因。

7. 膝关节脱位

结构异常、高能量外力是膝关节脱位的致病因素。

8. 髌腱炎

髌腱炎又称跳跃膝，常见于篮球、排球等项目。

原因：过度应力作用于膝关节伸膝结构。

症状：膝前痛、影响上台阶动作，是最常见的过度使用造成的膝关节疼痛。

治疗：物理治疗优先。若疼痛剧烈、严重影响运动，可就医。

9. ACL损伤

原因：跳起落地，急停急转，直接暴力。

症状：疼痛、肿胀、短期内出现剧烈关节水肿。

分级：Ⅰ度，轻度牵拉，有水肿信号，具有稳定性；Ⅱ度，ACL部分损伤，具有稳定性；Ⅲ度：完全断裂，稳定性消失。

治疗：轻度或者部分损伤根据稳定性程度进行保守治疗，手术治疗时可移植自体腘绳肌腱、髌腱，或者同种异体肌腱。

10. 后交叉韧带损伤

原因：膝前方直接撞击，又称“仪表盘”损伤。较ACL少见。

症状：疼痛、肿胀为主。

11. 侧副韧带损伤

原因：侧方受力造成，和运动相关，发病率较高。

症状：有撕裂声音，疼痛，晚期侧方出现不稳。

12. 半月板损伤

原因：与膝关节突然旋转，半月板在矛盾运动中不及时复位有关。

致病：与年龄相关。

症状：疼痛、交锁，偶有“打软腿”。

二、踝关节

（一）踝关节解剖

踝关节是下肢的重要关节，是铰链关节。

距下关节：包括内翻、外翻、前旋和后旋作用。

腓骨长短肌腱：帮助背伸踝关节，同时在外侧有稳定作用。

小腿后方肌群：由腓肠肌、跟腱、比目鱼肌构成，有时跖肌腱会参与运动，也可造成损伤。

胫前肌腱和胫骨肌腱：负责踝关节的运动，包括屈伸，内、外旋等运动。

韧带：内侧包括三角韧带，外侧包括距腓前韧带和跟腓韧带。内侧韧带和外侧韧带在一起共同控制踝关节运动。

踝关节运动范围主要包括屈伸运动，有时伴有内翻、外翻和内旋、外旋。

（二）踝关节运动损伤

1. 跟腱断裂

自发形成，常见于中青年男性，女性少见。常发生于突然蹬地、跌倒等。

一般对运动员和体育爱好者需要手术缝合。

2. 踝关节脱位与骨折

车祸、运动、意外都有可能造成损伤。

早期注意观察是否有血管神经损伤，复位。

经过评估后进行手术治疗。

3. 腓骨肌腱半脱位

背伸时旋转造成脱位。

4. 胫前痛

常伴于胫骨前方疼痛，跟跑步有关。

5. 腓肠肌拉伤和跖肌腱损伤

突然的蹬地动作造成，又称网球腿。

休息、冰敷避免早期固定。

三、足部

（一）足部解剖

足部由26块骨构成，分为跗骨和跖骨，又分为前足、中足和后足。

（二）足部运动损伤

1. 足底筋膜炎

足底筋膜具有缓震作用，同时构成足弓。

长时间站立、长跑运动员、足弓异常均会引起足底筋膜炎。

2. 足跟挫伤

又称足跟痛，由足部挫伤造成。长距离跑步运动、行军、反复跑跳的人群常见。

3. 跖跗关节骨折脱位

中足韧带撕裂伴有中足跗骨骨折。需要手术治疗。

4. 跖骨骨折

第5跖骨远端骨折，该部位供血功能较差。治愈困难。

5. 步态分析

步态周期包括：支撑期和摆动期。包括步幅和步长等概念。

支撑期包括：预承重期、支撑中期、支撑末期、摆动前期。

摆动期包括：摆动初期、摆动中期和摆动后期。

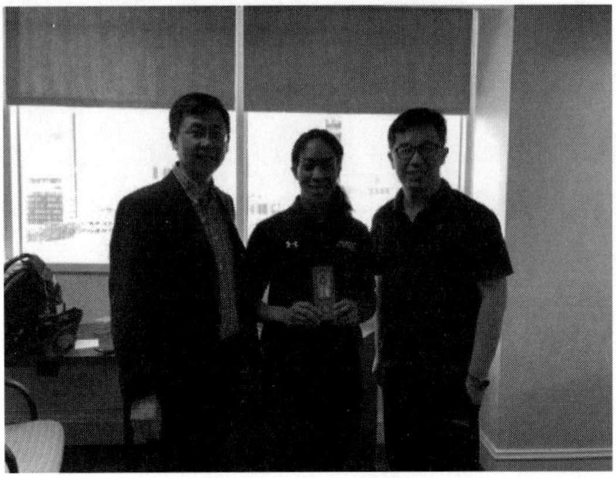

记录人与授课专家合影

记录人：周敬滨　李然

运动员的急救预案

授课时间：2018年10月17日下午

授课地点：佐治亚州立大学

授课专家：约翰逊

一、运动员转诊指征

（1）常规转诊指征：导致停训3天的急性骨与关节损伤；导致无法比赛的损伤和病症；Ⅱ度关节扭伤；肌肉拉伤在1周内没有好转；不需要紧急处理的脑震荡；臂丛神经损伤；出现全身病症；7~10天内上呼吸道病症没有缓解；需要内科医生介入的其他损伤或病症。

（2）急救转诊指征：重伤，一切可能造成生命危险和残疾的损伤；颈椎损伤；头部闭合重度损伤；开放性骨折或脱位；损伤引起的血管神经损伤；热休克；镰刀状细胞型贫血及并发症；创伤后肌间隔综合征；损伤和疾病管理；潜在骨折；关节脱位；关节损伤；表浅肌腱损伤；脑震荡；热痉挛；皮肤撕裂伤；眼部损伤如出血等；牙齿损伤如牙齿脱落等；疾病，高热，头痛，颈部僵硬，恐光，热疹；其他需要紧急获得评估和治疗的情况。

二、治疗目标和手段

（1）急性阶段目标：减少疼痛肿胀。手段包括电刺激、抬高患肢、肌肉等长训练、支具固定。

（2）亚急性阶段目标：恢复力量和活动度，提高本体感觉。手段包括理疗、超等长训练；本体感觉训练。

（3）重返赛场阶段目标：力量恢复，本体感觉恢复，通过重返赛场评估，手段主要为根据项目进行专项训练。

三、典型病症与注意事项

（一）脑震荡

脑震荡指直接撞击造成的脑部损伤，或者力量传导损伤，一般会导致大脑损伤症状的快速发生。需要通过认知症状进行渐进性治疗，并不断评估，恢复时间从数天到数月不等。

（二）热损伤

热晕厥：头晕，视野狭窄，皮肤苍白，脉搏下降，核心体温36.1~38.9摄氏度。

热衰竭：脱水，头晕，头重脚轻，头疼，恶心，苍白，多汗，寒战，皮肤湿冷，过度通气，核心温度39.0~40.0摄氏度。

中暑：核心体温高于40.0摄氏度，心跳过速，皮肤湿热，意识下降。

热痉挛：脱水，口渴，出汗，短暂的肌肉痉挛，虚弱。

（三）颈椎损伤

非医务人员不得触碰受伤人员。必须通过专业器材进行科学移动，保证头、颈部稳定，同时保证气道畅通。

（四）休克

休克的主要症状包括浅呼吸、心律不齐，意识模糊，排尿减少，低血糖，意识消失。急性应对措施主要包括保温、抬高患肢、保持休克体位。

（五）四肢骨折与脱位

首先要判定四肢功能，对于开放性骨折，要注意去除污染物，检查血液运输情况，用支具固定。

（六）惊厥

惊厥的诱因复杂，类型多，多数情况持续30秒到2分钟，超过5分钟的需要及时就医。处理时要注意防止受伤，保护口舌，保证呼吸道通畅，不要限制移动。

（七）低体温症

严重的低体温症可以致命，预防是最佳的治疗。轻中度主要表现为寒战、体温降低、呼吸变浅，如30分钟内未改善，需立即急救。重度主要表现为肌肉僵硬、瞳孔放大等体征。必须马上急救。

（八）严重的过敏反应

症状表现为口唇肿胀、皮肤瘙痒、皮疹、支气管痉挛、喘息、短促呼吸、胸闷咳嗽。需要配备使用肾上腺素来急救治疗过敏症状。

（九）横纹肌溶解症或镰刀状细胞型贫血

进行体检，检查是否有该类疾病。主要表现为各类疼痛和胸部综合征，在高海拔和高强度训练时易发生。此类病症容易误诊和漏诊，需在体检时进行筛查。

（十）深静脉血栓

深静脉血栓往往发生于腿部，同时出现疼痛、肿胀，严重时可导致肺栓塞，常在手术后、创伤后出现，应该及时就诊。

（十一）肺部栓塞

肺部栓塞主要症状为呼吸短促、胸痛、心跳加速、咳嗽，需及时就医。

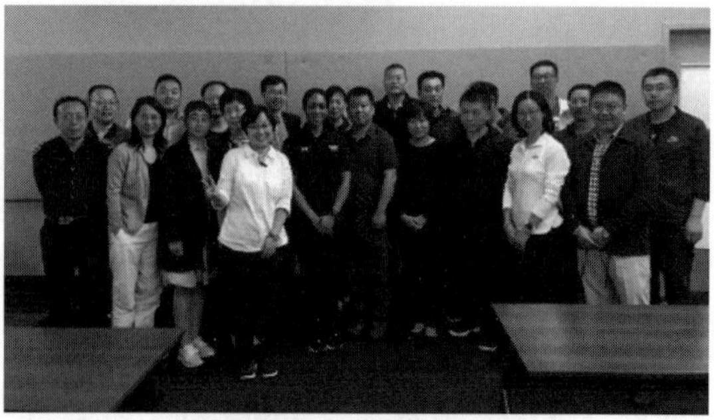

全体学员与授课专家合影

记录人：李然　周敬滨

运动性肌肉损伤

——特征、原因及对运动能力的影响

授课时间：2018年10月18日上午

授课地点：佐治亚州立大学

授课专家：克里斯托弗

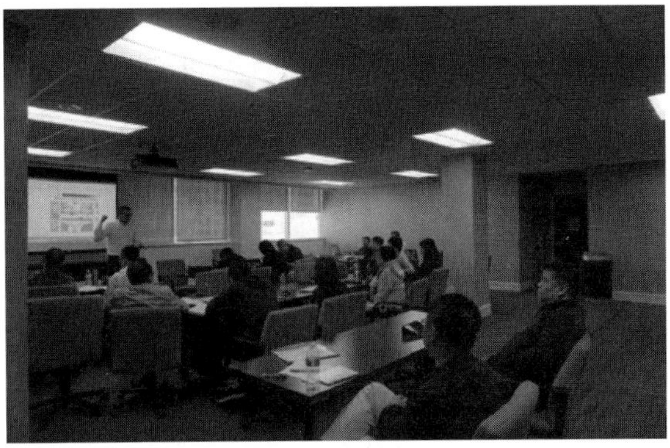

克里斯托弗授课中

一、运动性肌肉损伤的定义

运动性肌肉损伤是运动对骨骼肌造成的物理性破坏所导致的长时间肌肉功能受损，显微镜下观察可见规则性肌纤维结构紊乱。按损伤严重程度可分为：Ⅰ度（病灶性损伤，仅5%~15%肌纤维受累）；Ⅱ度（肌部分断裂）；Ⅲ度（肌组织完全断裂）。其中Ⅱ度和Ⅲ度可有明显痛感，本文主要讨论Ⅰ度损伤。

（一）肌肉损伤的特殊类型

横纹肌溶解。可出现在Ⅰ度肌肉损伤中，特别是不经常运动的人首次运动后。

案例：肌肉损伤发生7天后，仍有明显疼痛和肿胀；肌肉溶解释放的毒素进入血液循环，可能引发心衰或肾衰。每年大学生赛季初期，经常可以见到此类病例。

（二）运动性肌肉损伤研究

人体实验模型：进行运动训练及测试肌肉等长收缩和做功能力。

动物实验模型：通过电刺激大鼠下肢肌肉，进行1次、50次至150次肌肉等长离心或向心收缩使峰值力矩降低，造成不同程度肌肉损伤模型，进行相关机制研究。

二、运动性肌肉损伤的特征

运动性肌肉损伤主要表现为肌纤维损伤、细胞骨架破坏、肌三联管破坏、延迟性肌肉酸痛和肌力下降，以下是一些有关的研究综述。

（一）肌肉损伤的时间特征

动物实验显示，骨骼肌运动性肌肉损伤引起的肌力下降需要5周时间才能完全恢复。

从事不熟悉的技术动作，如新的技术动作或增加运动负荷时，易引起肌肉损伤；离心收缩是引起肌肉损伤的最主要因素。

（二）肌力下降是如何引起的

肌力产生的原理：神经传导刺激肌浆网释放钙离子，引起肌肉收缩，其中RyR和FKBP12为重要的钙离子释放通道蛋白。

肌力产生与钙离子浓度的关系：随钙离子浓度的增加，肌力和做功能力也增加。

（三）收缩蛋白含量下降是否与离心收缩导致的肌力下降有关

肌肉损伤初期的力量丧失与收缩蛋白减少关系不大；肌肉损伤后3~5天收缩蛋白含量减少50%，5~14天时减少20%，提示肌力的后期恢复与收缩蛋白含量的恢复有关。

（四）肌纤维卫星细胞是否与离心收缩引起的肌肉损伤有关

胫骨前肌损伤后7天应用伽马射线照射抑制卫星细胞，可以影响正常的肌肉损伤恢复过程，提示卫星细胞在肌肉损伤恢复中具有重要作用。

（五）钙离子与肌肉损伤恢复的关系

JPH可以影响钙离子释放， 当实验去除该蛋白后，可以影响钙离子释放；动物进行肌肉离心收缩训练后出现 JPH1和JPH2蛋白减少，提示其与肌力下降有关。

（六）小结

引起肌力下降的3种主要原因中，在肌肉损伤早期，物理损伤占10%，神经肌肉传导下降为主要原因；随时间延长，在恢复后期，收缩蛋白含量下降及恢复的情况起到更大作用。

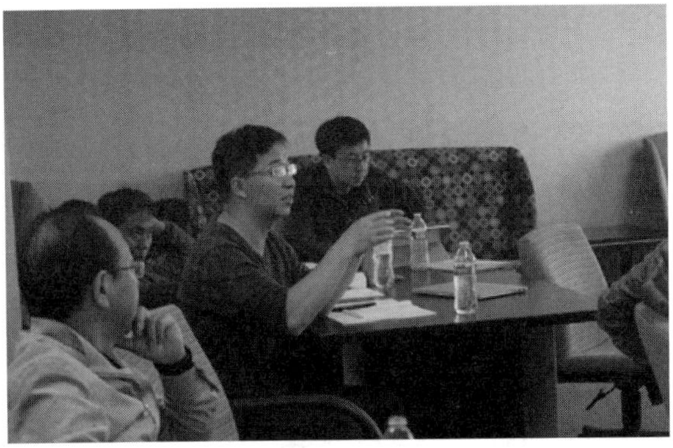

学员提问

三、肌肉损伤对运动能力的影响

案例：未经历过跳箱等超等长训练的运动员首次进行此类训练时，均出现明显的肌肉损伤症状，3天才能恢复跑步训练，1周后才完全恢复。因此，在日常体能训练中应例行安排一些离心训练，使运动员适应。

（一）影响运动能力的主要方面

研究显示：肌肉损伤会在训练后影响肌力、做功能力、肌肉活化等，相较于肌力下降，更容易出现肌肉错误动作。

（二）对未训练肌肉的影响

研究显示：跑台训练在致使伸膝肌功能下降的同时，屈臂肌在训练后第二天也出现功能下降，可能的原因是神经激活能力下降。

进行30 分钟下坡跑实验，峰值力矩在训练后即刻和2天后分别下降18%和10%；肌肉损伤2天后进行65%VO_2max强度的跑台训练时能量消耗增加6%，提示对未训练肌肉的影响。

（三）是否需要对肌肉损伤进行NSAIDs治疗

NSAIDs主要减少损伤后巨噬细胞聚集，减少炎症反应。研究显示：NSAIDs在损伤初期可以有助于损伤恢复，但随着时间延长，效果下降。NSAIDs实际上阻碍了炎症反应，不利于肌力的后期恢复。人体实验显示：机体对肌肉损伤具有自体适应能力，建议最好不服用NSAIDs，通过自身机制修复损伤。但如果损伤发生在肌腱，可以适当服用，以减少应力性骨折的发生。

（四）肌肉损伤后是否应停训休息

动物实验显示：肌肉损伤后进行跑步训练有助于损伤恢复和肌肉重建。

（五）肌肉酸痛时进行训练有哪些风险

研究显示：肌肉损伤后训练会加重慢性炎症反应风险，如肌腱炎。在损伤发生后，周围肌肉会发生代偿，改变运动的力线，导致新的损伤风险。

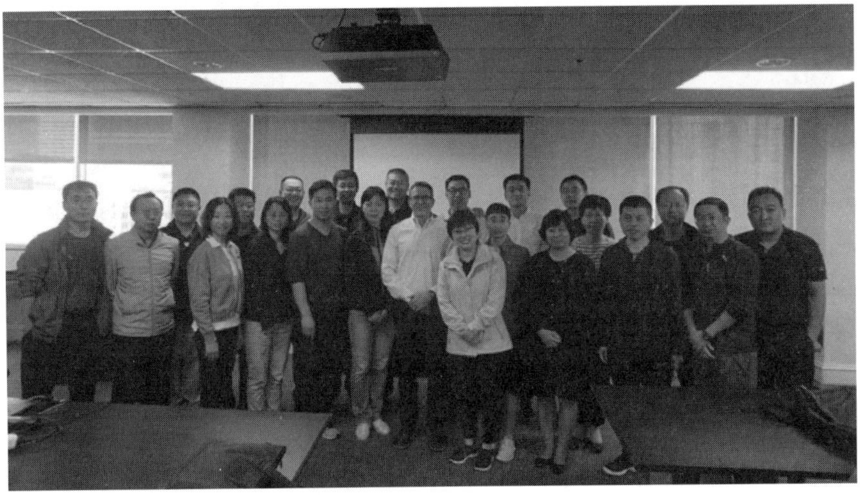

全体学员与授课专家合影

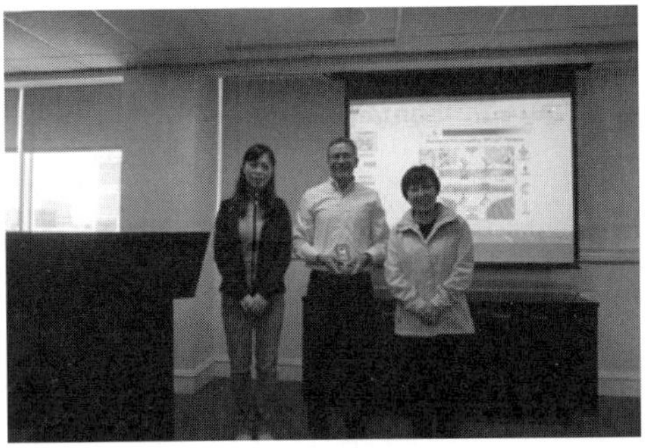

记录人与授课专家合影

记录人：安楠　梁辰

老年人和运动障碍患者的跌倒预防和运动康复

授课时间：2018年10月18日下午

授课地点：佐治亚州立大学

授课专家：杨锋

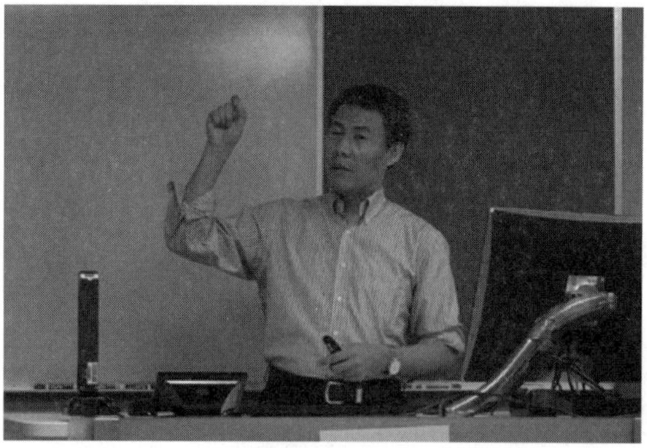

杨锋授课中

一、跌倒及其后果

1/3以上老年人每年至少跌倒一次，1/3的MS患者每月经历一次以上的跌倒，超过1/3的创伤性脑损伤是由跌倒引起的。跌倒会引起生理、心理、经济、社会问题。

（一）研究目标

长期的研究目标是为老年人和患有运动障碍（MS和中风）的人开发基于社区的新颖及具有成本效益的摔倒预防方案。

（二）跌倒的预防

3个策略避免跌倒：筛选跌倒的高风险人群，开发干预措施，减少和避免跌倒的损伤。

（三）研究热点

目前，研究热点包括生物力学视角下的跌倒机制——计算机仿真及试验，预防跌倒的干预策略——扰动训练与振动训练。

（四）为什么会摔跤

重心在支撑面之外，扰动发生时无法恢复。

传统物理学认为重心在支撑面之上可以保持静态稳定，但无法解释动态状态的稳定性，因此，设计利用计算机仿真模型构造可行稳定性区域，该区域分为向前失衡区域、向后失衡区域和中间稳定区域，这解释了动态时的稳定性。

（五） 跌倒机制

在大量实验数据的基础上，发现动态步态稳定性是导致滑倒及绊倒的关键因素。

（六）预防跌倒干预策略

以运动为基础的训练可能是有效的，如太极拳、平衡训练等，其局限性包括：可能会遇到实际跌倒和受伤；老年人不愿意或不能参加运动课程；需要较高的体力活动水平；由于地点或成本问题可能无法普及。

二、扰动训练

扰动训练是一种干预模式，通过干扰正常姿势，引起对突然失衡的逐步适应，最终防止跌倒；可以利用不稳定的表面（如滑动地板、活动平台、跑步机等），视觉扰动（虚拟现实）或利用外力（身体上的推或拉）造成扰动。

扰动训练的理论基础就是学习身体移动的技巧，包括：踝关节技巧、髋关节技巧、跨步技巧，通过反复训练使大脑形成条件反射。

扰动训练的两种形式：主动扰动训练（在滑板上进行，受训者可以通过训练适应、调整）和被动扰动训练（在跑步机上进行，计算机随机控制，受训者不能控制）。

实验表明，反复的扰动训练（6个月）可以明显使跌倒率降低。

该系统也可以应用于系统性硬化、中风、肥胖等人群。

为什么应用跑步机进行减少跌倒的训练？与滑倒模拟器相比，跑步机具有高度可控性和可重复性，更便于用户使用，因为它体积小，方便使用，可以在社区中心、高级护理中心或诊所等使用。实验表明，采用跑步机训练组与对照组相比跌倒率明显降低。

三、振动训练

跌倒的主要危险因素包括：视力问题、家居环境、用药数量、肌力弱、慢性病。

振动训练通过机械振动（30赫兹、每分钟1 800次以上）刺激肢体表面来诱发被动的快速肌肉收缩，通过持续循环来激活受累肌肉，产生强直振动反射，逐渐使肌力增强。

机械振动能使肌肉力量、爆发力、身体平衡、功能活动、触觉和柔韧性得到改善，从而减少跌倒。

针对老年人的振动训练试验，能够实现骨密度的增加，力量的增强，平衡性的改善，敏感性的增强，跌倒率的降低（实验室和真实生活中均降低）。

振动训练应用在MS中，训练后手功能增强，残障状态改善，骨密度增加。

振动训练应用在肥胖症中，训练后肌力增强，跌倒率下降。

振动训练与抗阻训练比较，结果表明：振动训练和抗阻训练均提高了肌力，振动训练组提高得更明显。

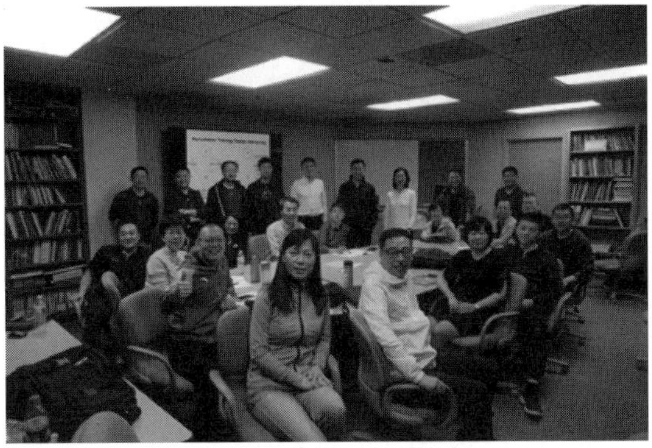

全体学员与授课专家合影

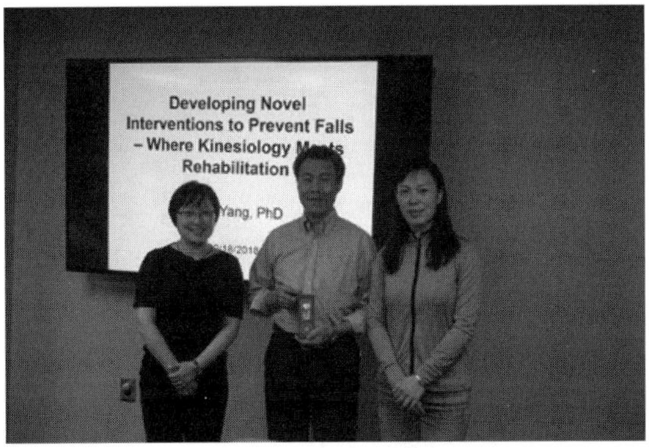

记录人与授课专家合影

记录人：安楠　梁辰

参观亚特兰大奥林匹克体育场

授课时间：2018年10月19日上午

授课地点：亚特兰大奥林匹克体育场

授课专家：蒂莫西

在佐治亚州立大学运动科学院助理教授蒂莫西的带领下，我们参观了亚特兰大奥林匹克体育场。

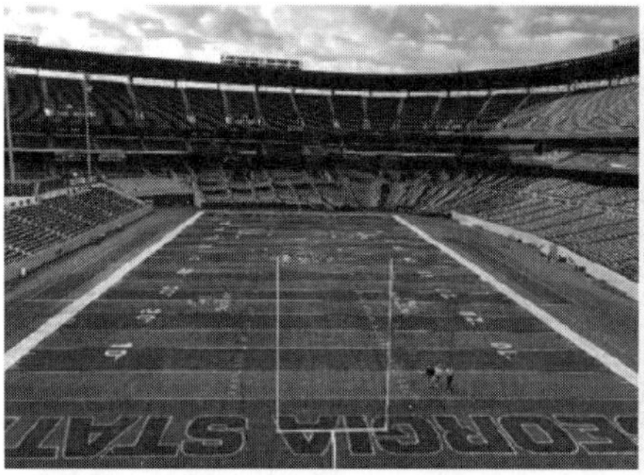

亚特兰大奥林匹克体育场

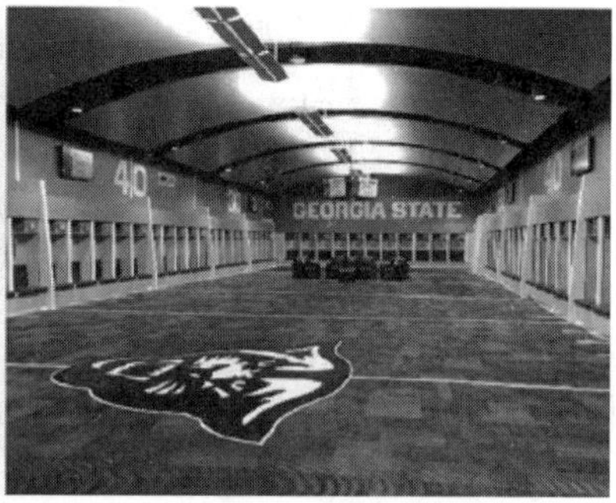

亚特兰大奥林匹克体育场

1996年亚特兰大奥运会主体育场是一座能够容纳 85 000人的史诗般的建筑，在这里阿里点燃了主场火炬，迈克尔·约翰逊创造了属于自己的短跑王朝。1996年亚特兰大奥运会结束后，该体育场的所有权被移交给了私人团体。波士顿勇士队的老板投入了几百万美元，将它改建成了一个职业棒球场。1997年，勇士队将其作为主场正式入驻。这座体育场又再次被改造为橄榄球馆。作为佐治亚州立大学的橄榄球队主场，体育馆非常宏伟，场馆内部设施干净简洁、功能齐全。学员们在教练的带领下，踏上球场，兴致勃勃地模拟了橄榄球的比赛过程。

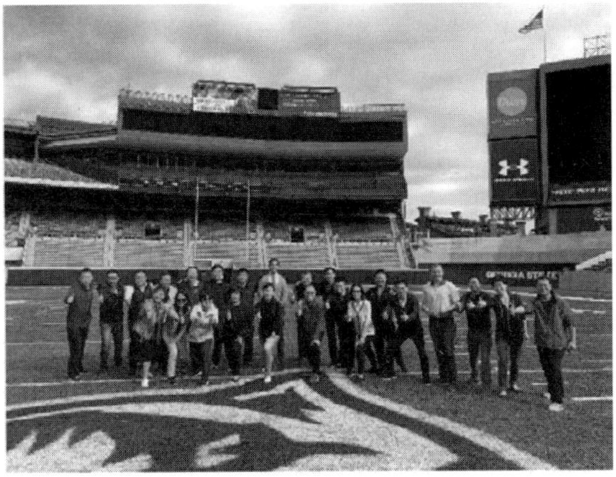

全体学员与授课专家合影

记录人：钱菁华　石丽君

参观佐治亚州立大学运动医学场馆设施

授课时间：2018年10月19日下午

授课地点：亚特兰大奥林匹克体育场

授课专家：约翰逊

在佐治亚州立大学AT约翰逊女士的陪同下，我们参观了佐治亚州立大学运动医学场馆。约翰逊非常热情地介绍了运动医学场馆的运动损伤防护设施并亲自演示了仪器设备的使用方法。其中包括贴扎、加压冷疗治疗仪、电疗、拔罐、超声治疗、平衡训练仪、背部牵引仪、水疗等。大部分设备国内都有，但是使用仍需规范化；有些设备国内尚缺乏，如通电按摩、水疗设备。如何更方便有效地给运动员进行损伤康复和损伤急性期处理，仍需要借鉴国外的专业化流程。大家饶有兴致地和老师进行了交流，询问了许多相关的专业问题，收获满满。

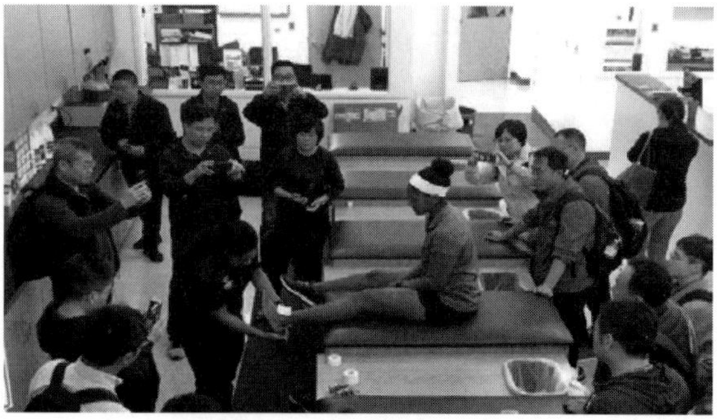

授课专家演示贴扎技术

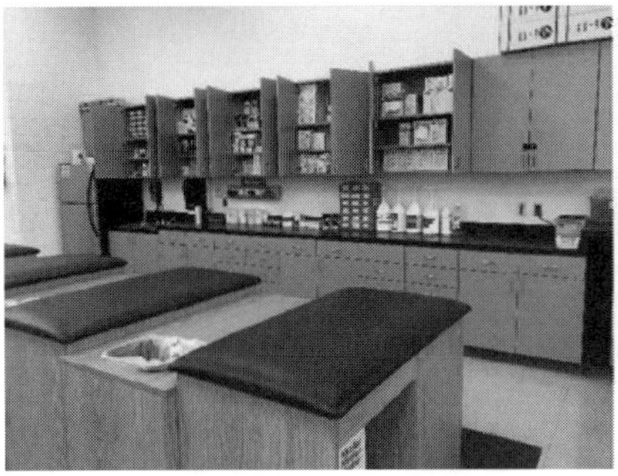

运动损伤防护设施

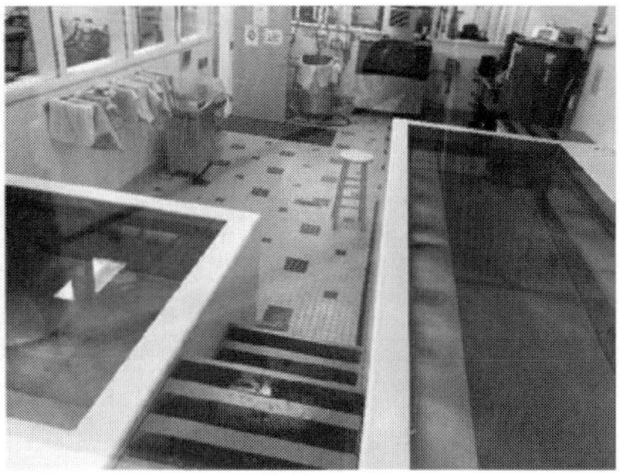

运动损伤防护设施

记录人：钱菁华　石丽君

脑震荡的评估与管理

授课时间： 2018年10月22日上午

授课地点： 佐治亚州立大学

授课专家： 阿曼达·霍金斯

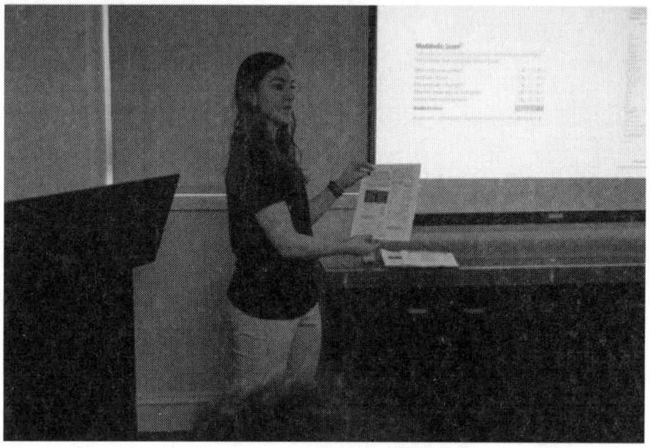

阿曼达·霍金斯授课中

一、脑震荡的定义

脑震荡是指运动员受外力冲击后所引起的大脑功能受损的复杂的病理生理过程，主要是大脑受到直接或间接的外力作用导致神经系统暂时受损，甚至丧失意识。

二、脑震荡的症状

虽然95%的脑震荡案例不会发生意识丧失，但最终危害往往无法预测。大部分脑震荡在7～10天内治愈，也有10%~15%的案例持续时间超过10天，所有这些案例必须得到有经验的医师的管理和监护，所以，即使是教练员也应该掌握必要的观察方法对运动员脑震荡受损后的各种表现进行快速识别。

脑震荡发生后数分钟至数小时内病情发生变化，如果医师在现场对运动员进行全程的监测，就可以发现脑震荡运动员现场表现通常包括：出现甩脑的动作，试图去保持清醒；单膝跪下、眼神迷茫，无法集中注意力。这些症状可以成为是否发生脑震荡的初步观察依据。

更为具体的脑震荡症状表现在以下不同方面：生理上包括头痛、视野改变、恶心、对光和噪声的敏感、失眠等症状；情绪上表现为忧伤、抑郁、焦虑等症状；认知上表现为意识模糊、记忆受损、无法专注、推理思维能力下降等症状。

脑震荡出现后非常危险的症状为：完全失去意识反应，两只眼睛瞳孔大小出现差异，运动员出现复视；伴随着颈部的疼痛，惊厥，无法辨别周围熟悉的人和地点，甚至进一步恶化；言语不清，恶心呕吐，四肢麻木等。这些症状一旦出现，意味着发生严重的脑震荡，需要及时就医治疗。

三、脑震荡的评估

对脑震荡良好的管理能够起到更好的预后效果，避免运动员发生长期的脑震荡损伤。对疑似发生脑震荡的运动员，可以通过一些辅助测试对其进行脑震荡程度评估，排除一些严重的病变，评估通常包括：①对脑震荡程度的分级检测；②心理、生理的平衡测试；③神经认知的评估。对脑震荡的评估需要由受过训练的、有经验的医务工作者进行，对可能更为严重的脑震荡患者则需要使用CT和磁共振成像技术。如果没有医务人员在场，教练员应该详尽记录：①运动员发生脑震荡的原因；②撞击力的大小；③是否伴随着意识的丧失；④时间多久；⑤是否有记忆的缺失；⑥之前是否出现过脑震荡。

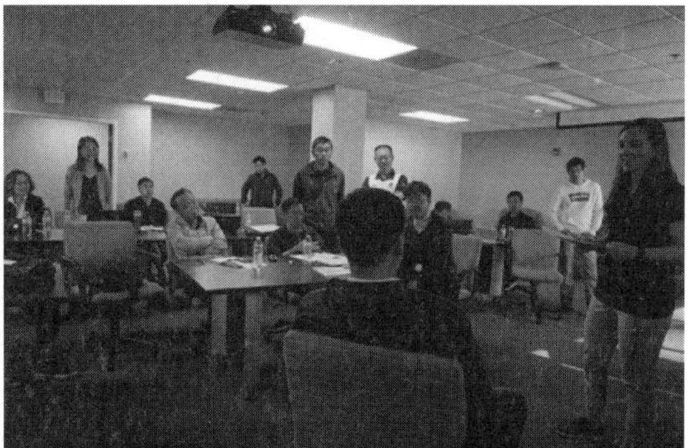

学员与授课专家交流中

基准标定测试是对运动员正常情况下的平衡和神经认知功能，包括学习和记忆能力、专注能力、解决问题能力等方面的测试，然后把测定值作为在损伤以后诊断脑震荡是否发生的一种对比工具。基准标定测试需要由有经验的、擅长脑震荡管理的医护人员进行。测试要求包括：①以小组的形式展开；②在精神比较饱满的时候进行，不要在训练以后；③不要处于患病期；④在赛季之前完成。基准标定测试主要包括SCAT5和IMPACT两种测试方式。SCAT5主要针对13周岁以上遭受脑震荡损伤运动员，测试过程大概需要10分钟。首先，对一些比较直观的症状进行询问，比如说，是不是在地下静躺不动，是不是在场上行走时出现踌跚状，是否失去方向感，是否眼神空洞，是否颈部感到疼痛等，这些问题构成SCAT5的测试内容，医护人员根据运动员的回答赋值并统计总分，最终达到以客观衡量运动员意识状态的得分值监控运动员是否发生脑震荡、症状是稳定或是恶化的目的。

四、脑震荡的管理经验

脑震荡管理中的一部分主要工作是教育工作，针对的是体育教练、运动员和父母，以增进他们对脑震荡的意识，包括了解脑震荡的相关术语和脑震荡出现以后症状的早期识别。另外一个非常重要的工作职责是记录、整理脑震荡患者资料。一旦发现脑震荡案例，就要对正在发生脑震荡运动员的症状做详尽的记录，监测其康复并重回赛场的整个过程。还有一项工作是每年对大学生运动员进行基准标定测评。

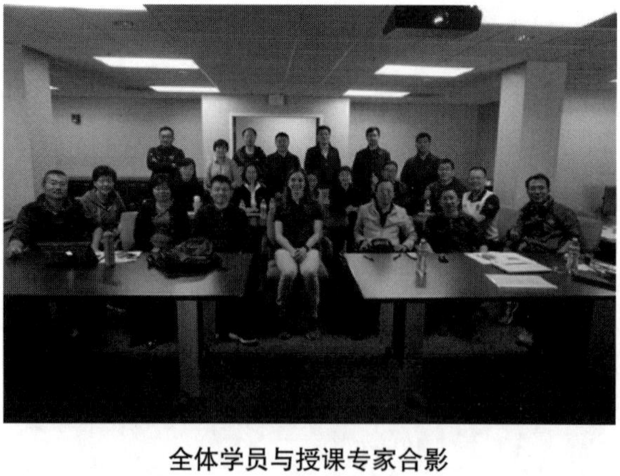

全体学员与授课专家合影

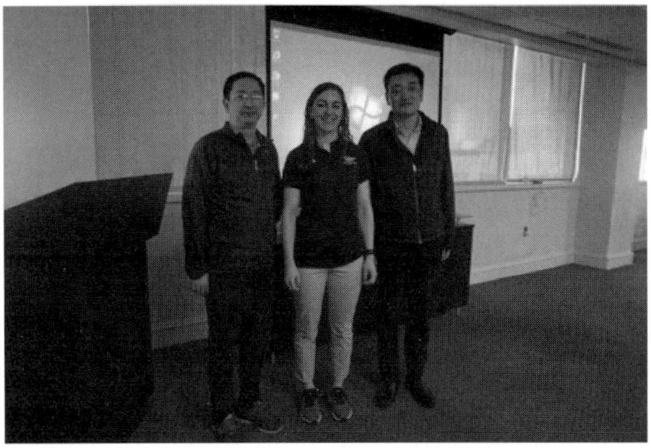

记录人与授课专家合影

记录人：任杰　彭小伟

胶布包裹和支撑方法

授课时间：2018年10月22日下午

授课地点：佐治亚州立大学

授课专家：蒂姆·亚当斯

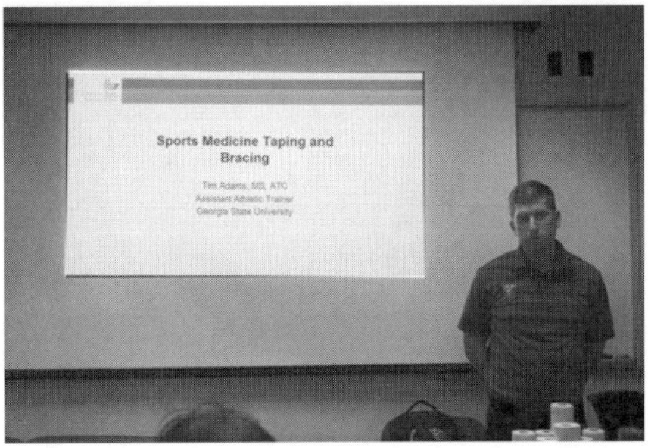

蒂姆·亚当斯授课中

下午好，我是佐治亚州立大学的PT，助理。在佐治亚州立大学的6年中，我主要是篮球、橄榄球和沙滩排球的PT。

第一部分，我们探讨一下为什么这种包裹和支撑方法（贴扎术）对运动员的损伤康复或者预防具有一定的效果；第二部分，给大家展示一下，如何进行脚踝、手腕、肩关节和髋关节的贴扎。

这种技术可以在手术后利用石膏或者支架等固定方式保护受损的关节，使其得到恢复。如果用这种胶布对受伤运动员进行固定，就会涉及每天的胶布消耗，这时就要考虑费用问题。我们在进行胶布包裹保护的时候，除了限制受伤部位的移动，帮助受伤部位康复以外，还要考虑运动员的舒适程度，以及进行特定运动的需求。

另外，这种技术还可以运用于练习中，起到预防运动损伤的作用。

用于包裹和支撑的胶布，一种是直接从现货商店中购买，另一种是采取定制的方式，虽然说现货可能会比较便宜，但是定制更能让运动员感到舒适。当我们提到在包裹和支撑的时候，运动员的舒适问题是应该引起重视的，因为如果运动员感到不舒服的话，是不会去佩戴的，就会影响预防损伤或者是术后恢复的效果。目前的研究对于胶布缠裹和支撑的实证数据还比较缺乏，因为，证明这种技术是不是有效的研究是比较难开展的。但是我们也在开展一些相关的研究，举一个针对脚踝的例子：通过贴扎技术，限制活动范围，然后进行相关的对比研究，比较在贴扎之前和之后，对损伤是不是起到了很好的预防作用。通过对脚踝的贴扎，限制踝关节的活动空间，能够预防踝关节在过度内翻后造成的扭伤。另一个例子是对膝关节的绑缚和稳定，有很多受伤运动员能够感到绑缚之后他们的关节在活动当中获得稳定的支撑。最近的一个研究是在2018年，让受试者在实验平台上行走，这个实验平台突然下降，模拟受试者脚踝内翻的情况，实验结果是贴扎脚踝的措施可以降低脚踝内翻的速度，也可以限制内翻的角度，减少运动员脚踝扭伤的风险。

刚才讲了贴扎的好处，现在讲一下它的副作用。对运动员关节活动能力的限制，采用不同材质的胶布、不同的手法，效果都只能维持30分钟。这样做是否值得？上述所提的方法特别适用于以前脚踝或者是其他关节出现过损伤的运动员。一般来说，对运动员踝关节进行贴扎以后，仅有1/5的运动员出现关节的损伤。贴扎可以起到一定的作用，能够限制运动员关节的移动，起到一定的预防损伤的作用，但是，我们综合考虑，所花费的时间和金钱是不是能够达到平衡？对膝关节的贴扎效果是非常难以测量的，一般这种实验都是在实验室环境下进行的。我们现在得知，对膝关节的贴扎不会严重阻碍运动员的表现。在实验室受控环境下进行的生物力学测试，结果为对运动员进行相应的膝关节的支撑和绑缚，可以改善运动员弹跳和着陆的动力学特性。另一个实验的结果表明，进行膝关节绑缚可以减少ACL的损伤。

现在的问题是我们从实验中得出的关于胶带绑缚和支撑的益处，是不是可以应用于实际的临床实践。研究结果是不一致的。关于贴扎技术是否能减少运动损伤，最近发布的5篇研究报告中，3篇报告表明是有益的，2篇持否定态度。

由于实证研究结果的缺乏和开展研究的困难，现在大部分的大学运动队普遍还用膝关节绑缚和支撑的方法帮助运动员预防运动损伤。在ACL康复的环节当中，现在在美国大学的医生，大概会有一半的观点，支持用膝关节绑缚的方式来帮助ACL的恢复。我们的实证研究表明：对运动员膝关节进行支撑，可以改变膝关节的一些动力特性，有助于膝关节恢复。通过膝关节绑缚，可以有效减少膝关节最大弯曲度和内收的角度，但是不能减少剪切力。另一项研究表明：膝关节绑缚可以减少胫骨内翻，特别是在做弓步运动的时候，进一步说明这种方式可以减少ACL和其他一些关节的损伤。另外，膝关节的绑缚，可以增加运动员的运动自信，特别是在术后到参加比赛这个阶段，恢复运动员的自信是非常重要的。2006年的一个调查研究显示，滑雪运动员膝关节损伤康复后，对其膝关节进行绑缚可以大大减少膝关节的再次损伤。滑雪是高冲击高速度的运动，所以，这种研究结果可以较好地推广到其他运动中。

一般民众的膝关节受损后进行大量绑缚会涉及成本的问题，但是在大学体育运动中，因为是学校出资购买各种需要的材料，所以成本不是首先需要考虑的问题。

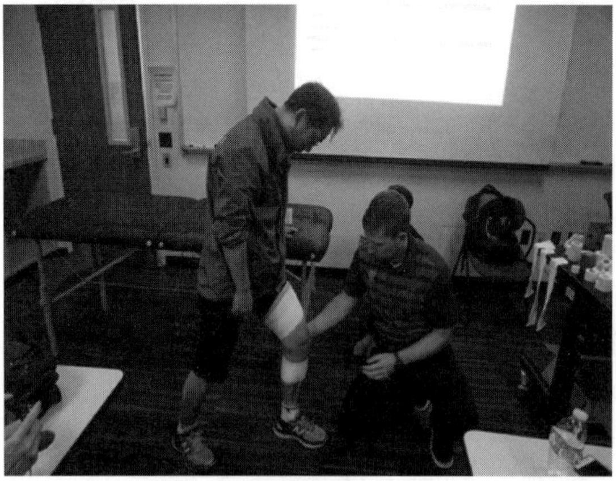

贴扎演示

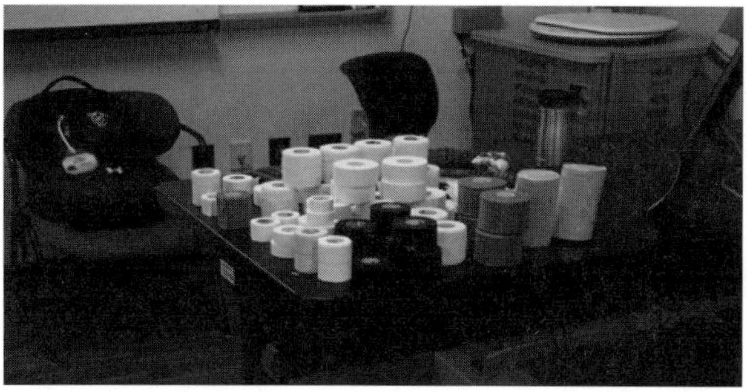

各种胶布

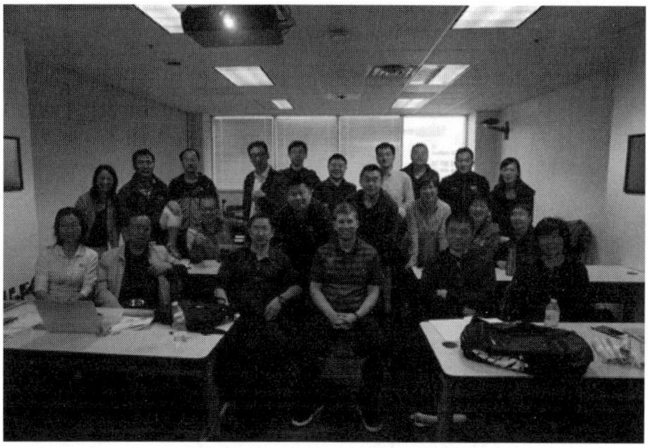

全体学员与授课专家合影

记录人：任杰　彭小伟

淋巴引流在运动恢复中的应用

授课时间：2018年10月23日上午

授课地点：佐治亚州立大学

授课专家：劳拉·阿博特

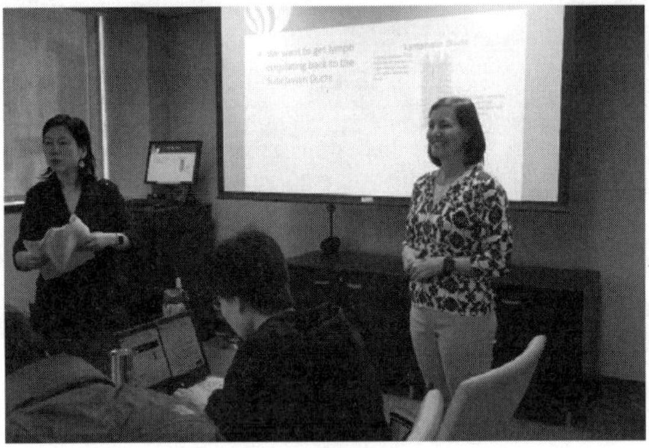

劳拉·阿博特授课中

一、淋巴系统的概述

人体主要有三种体液：血液、淋巴液和组织液。淋巴系统由淋巴管和许多淋巴器官（淋巴结、扁桃体、脾脏和胸腺）组成。淋巴管起始于毛细淋巴管，汇聚管腔逐渐变大。

当血液流过毛细血管时，血液的绝对压力迫使水和其他化学物质（营养物质、氧气等）通过毛细血管壁挤出并成为组织液的一部分。同时，组织液中的一些水和废物会扩散至毛细血管。任何不能被毛细血管重新吸收的多余液体被毛细淋巴管吸收，毛细淋巴管聚集成一系列逐渐变大的淋巴管，最终与胸导管合并入左锁骨下静脉，从而融入循环系统。

淋巴结是沿着淋巴管的路径分布的豌豆大小的颗粒。每个都覆盖着结缔组织，并充满巨噬细胞。当淋巴通过淋巴结时，巨噬细胞吞噬淋巴中的碎片和细菌。淋巴结还产生淋巴细胞和单核细胞。

二、淋巴引流对运动恢复的好处

大量文献研究表明淋巴引流对运动员的恢复有好处，包括减少肌肉紧张；帮助运动员监测肌肉张力；促进放松；减少肌肉高渗性；增加动作范围；改善软组织功能；支持从瞬时免疫抑制状态恢复；支持高强度运动后心率和舒张压的恢复；减少运动后肌肉僵硬和疲劳；提高运动表现；减少延迟性肌肉酸痛；与主动恢复相结合，是后续运动（比赛）中保持最优运动表现的有效干预手段；减少运动后血清肌酸激酶；减少肿胀；减少呼吸模式障碍；提升运动成绩；定期接受按摩可能有助于预防受伤。

三、淋巴引流的禁忌证

发热、急性感染、炎性疾病的早期阶段，需要等到炎症急性期结束，退烧后，再进行淋巴引流。

循环系统问题，特别是血栓形成。如果有静脉栓塞的风险，不要使用淋巴引流手法，要立即去看医生。

心脏问题，如心脏病，急性心绞痛或冠状动脉血栓形成（心脏病发作）。使用淋巴引流按摩会增加心脏的流体负荷，且对于受损的心脏系统不应实行淋巴引流手法。

活动出血，内出血或外出血。

活动性恶性肿瘤、未确诊的肿块或起源尚未由医生确定的肿瘤。

高危妊娠或晚期妊娠合并并发症。

四、淋巴引流手法操作原则

头颈部、腹部有大量的淋巴结，淋巴引流按摩是让淋巴循环回流到锁骨下静脉，因此从身体近端开始，然后逐渐向远端进行引流，为防止“返流”，缓慢移动淋巴液，然后再从远端至近端进行手法操作以保证淋巴液流动，这确保了废物的清除和再吸收。

淋巴引流手法通常从头面部开始，并最后在头面部结束，先上半身后下半身。

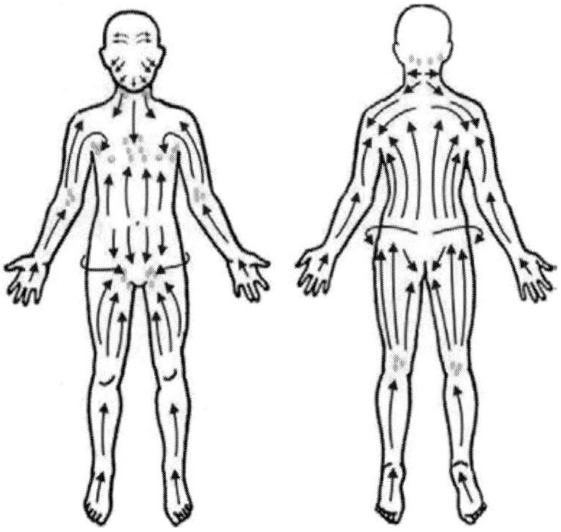

淋巴引流手法方向

在进行淋巴引流时，手法要轻，以皮肤可以跟随手指移动即可。如果能感觉皮肤下面的肌肉，就说明太用力了。根据手法治疗的部位，运用手的不同部位进行接触。

五、具体部位的淋巴引流手法

头颈部淋巴引流：每个部位重复3~5次，从额头轻柔抚摸开始，移到鼻梁，上嘴唇，下巴，然后面颊，头后部，在耳朵周围使用圆周动作，颈部向下，最后在锁骨上方和下方由外侧至内侧结束。

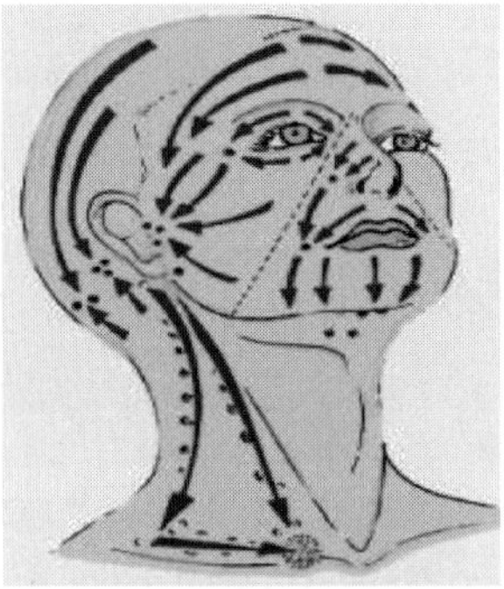

头颈部淋巴引流手法方向

上臂和腋下淋巴引流：在腋窝区域周围，用拇指沿着前臂方向按摩，从近端到远端，然后再从远端到近端。

前臂淋巴引流：手法同前。

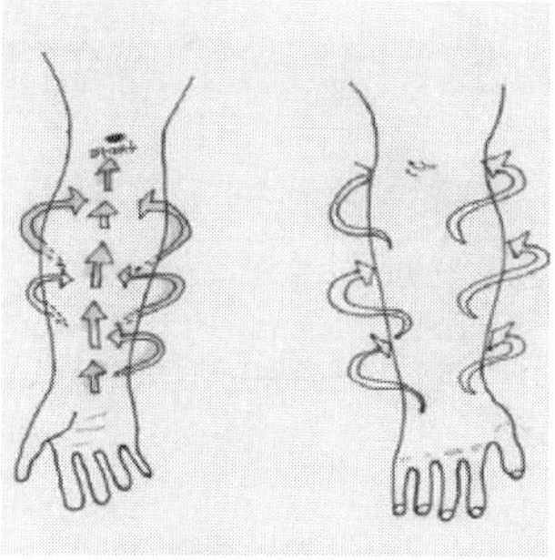

前臂淋巴引流手法方向

手部淋巴引流：从手掌的远端向近端操作。

当整个上半身完成淋巴引流（清洁）时，再从手的远端到近端至手臂，进行按摩，以帮助淋巴重新吸收。还可以再回到头部和脸部以确保淋巴液被清洁和重吸收。

腹部和腹股沟区淋巴引流：采用“画圆”手法，从两侧由外向内，向肚脐方向进行腹部按摩；之后对腹股沟区域进行按摩。如果运动员感觉不舒服，请让他们将手放在腹部，按摩师双手放在他们的手上进行按摩。

大腿、膝部和小腿的淋巴引流：方法类似上肢；在足部采取“踝泵”手法，加强效果，每侧进行10次。

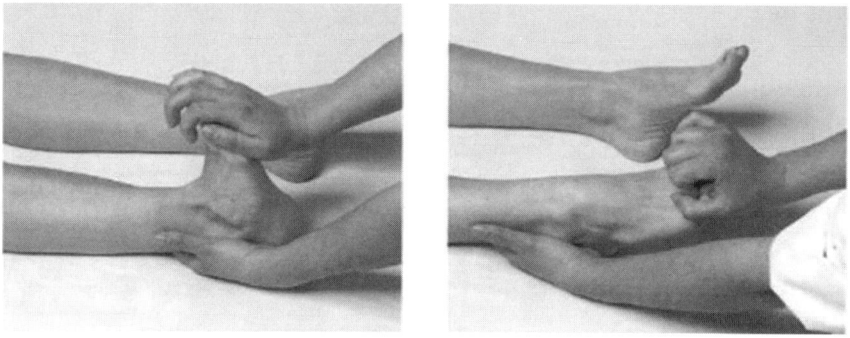

踝泵手法

完成整个腿部淋巴引流（清洁）后，再次从脚部开始，从远端到近端，直到大腿，进行淋巴引流，以促进吸收；接下来可在腹股沟和腹部进行淋巴引流，最后对头颈部进行淋巴引流。

六、训练（比赛）应用淋巴引流的时机

在比赛间歇，通常只对运动员在比赛中使用的身体区域进行淋巴引流。如果上午比赛，下午或晚上还有比赛，其间可以进行全身的淋巴引流。在不同比赛日之间可以进行全身淋巴引流。提醒运动员喝大量的水，以促进循环，利于毒素排出。

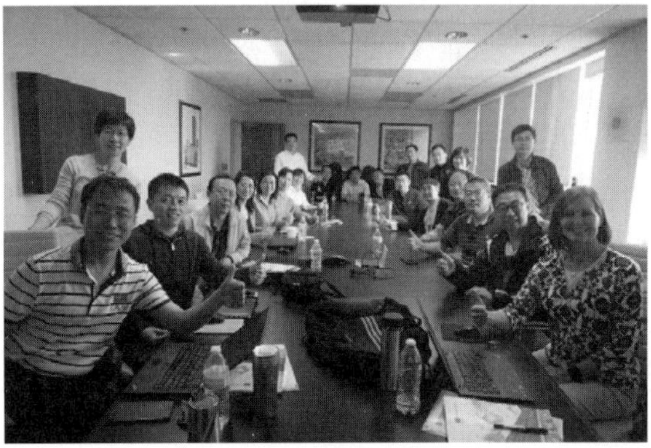

全体学员与授课专家合影

记录人：徐建武　高志青

姿势分析与冬季项目的损伤预防

授课时间：2018年10月23日下午

授课地点：佐治亚州立大学

授课专家：劳拉·阿博特

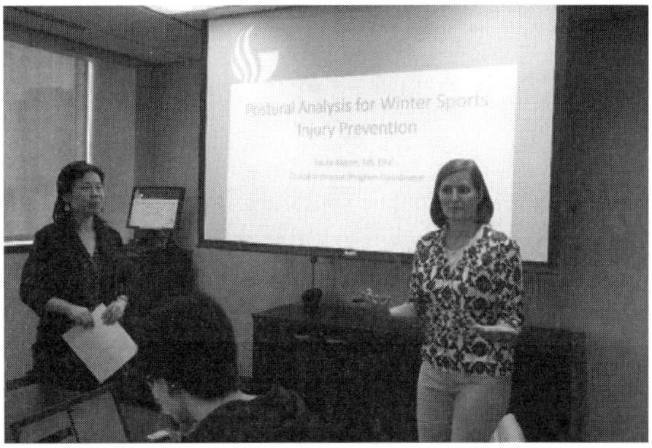

劳拉·阿博特授课中

一、冬季项目的常见损伤特点和动作特征

单板滑雪：运动员肩关节脱臼，多由摔倒时双臂伸出，坠落的力量作用在肩关节上而导致；摔倒时的保护性支撑还会导致手腕受伤或骨折。

高山滑雪：膝关节受伤，由施加在膝关节上的力量和冲击导致。

越野滑雪：运动的重复性引起的膝关节疼痛和腰部疼痛，由薄弱的臀部和核心肌群、不正确的技术和训练错误导致。疾病，如普通感冒和肺炎，会对精英级运动员产生巨大影响。

冰壶：掷投导致的后背和膝关节疼痛，在冰上摔倒导致的脑震荡，跌倒导致的手或手腕受伤。

花样滑冰：轻微的伤害，如不合适的冰鞋引起的水泡；重复性跳跃导致的下肢应力性骨折或由技术要求造成的腰椎应力性骨折；在训练或表演跌倒时出现骨折、拉伤或脑震荡。

冰舞/双人滑冰：抛接和举起他们的搭档造成的肩关节损伤；上半身抬起并抱住他们的搭档产生的过度使用损伤。

速度滑冰：过度使用产生的下肢损伤，类似于花样滑冰；滑冰者之间的碰撞产生的轻微受伤。

冰球：由于对手阻挡或碰到滑冰鞋边缘而扭曲膝关节产生的膝关节损伤；冰刀切割伤；冰球撞到脚部或脚踝产生的损伤；由于击球到肩部或摔倒伸手支撑产生的肩部关节分离。

自由式滑雪：膝关节损伤，如ACL撕裂，髌骨脱臼和重复性运动导致的骨折。

跳台滑雪：由于完成着地动作时承受撞击产生的韧带和膝关节半月板撕裂。

归纳以上各个冬季项目常见损伤产生的原因，主要是过度使用产生的慢性损伤。

分析动作特征，在短道速滑项目中，转弯的半径非常小， 由于向心加速度，导致滑行者向“转弯内侧”的“倾斜”。 而对于速度滑冰，当滑冰者在赛道的直线部分时，他每步滑幅比在赛道的弯曲部分要宽，因此外髋屈肌变得紧张，产生梨状肌综合征，出现坐骨神经痛；身体倾斜，容易产生左侧髂胫束综合征，高髋也会导致左侧腰背部问题。滑雪姿势虽然看起来类似于速度滑冰姿势，但滑雪涉及更多的臀部屈肌紧张问题。

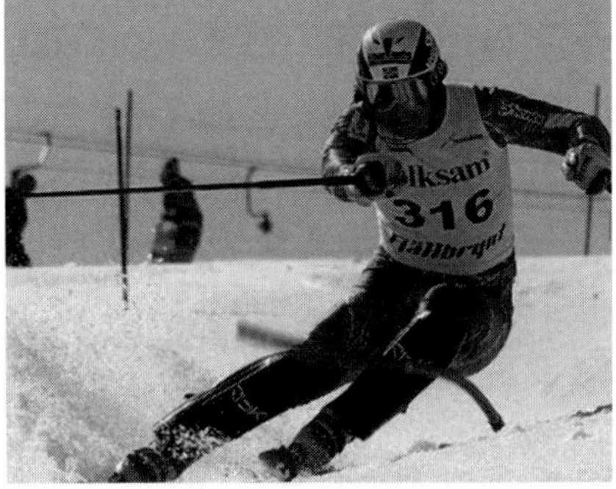

滑雪姿势

二、冬季项目的姿势分析

为避免损伤风险，要求身体具有良好的灵活性、足够的离心力量、向心力量、动态力量和稳定性力量，这样也会帮助运动员有更好的运动表现和更好的恢复（伤后）。

综合分析，冬季项目都需要强壮的核心肌群、髋部腘绳肌、臀肌、踝关节处的腓肠肌和比目鱼肌，并且屈髋肌、膝关节部位的腘绳肌和腓肠肌要具有良好的柔韧性。

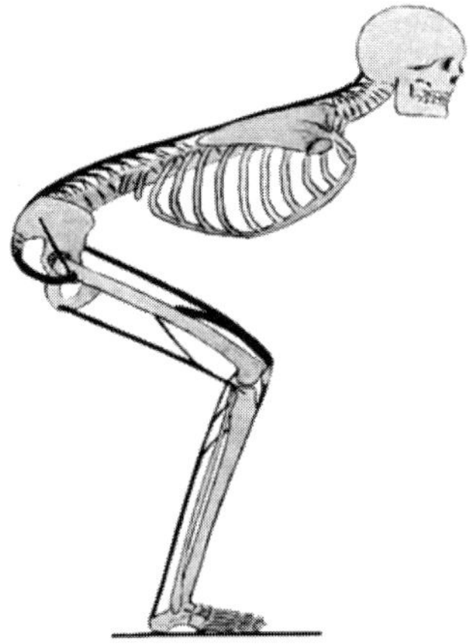

冬季项目身体姿势对肌肉的要求

下面以双手上举过头顶下蹲动作为例进行姿势分析。

受试者站立位，赤足，双足分开，与肩同宽，足尖向前，足踝应置于中立位，双上肢过头，肘充分伸展，掌心朝向前。然后下蹲至约与椅面同高，然后恢复起始姿势。重复5次，从前、后和侧面观察受试者的动作。

观察要点如下。

前面观：足、踝和膝的相对关系。第二、三足趾应该保持与膝在一条垂线上，足与膝保持在一条线上。

侧面观：LPHC（腰椎-骨盆-髋关节复合体）、肩和颈的相对关系。胫骨应保持与躯干的平行，而上肢保持与躯干在一条直线上。

后面观：足、踝和LPHC的相对关系。足踝复合体有轻度的外翻，但是足弓保持可见。足保持竖直向前，足跟紧密接触地面。LPHC没有侧向的倾斜。

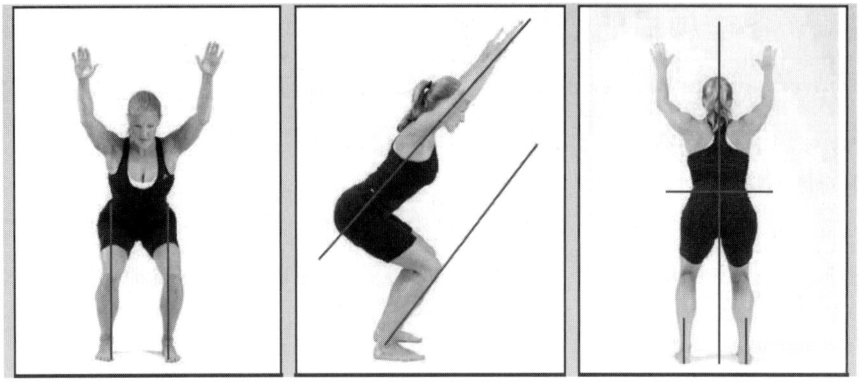

双手上举过头顶下蹲

此时注意肌肉有无代偿。

前面观：足，有无扁平足或足向外旋转。膝，有无向内异常活动（外翻：内收和内旋）；或向外的异常活动（内翻：外展和外旋）。

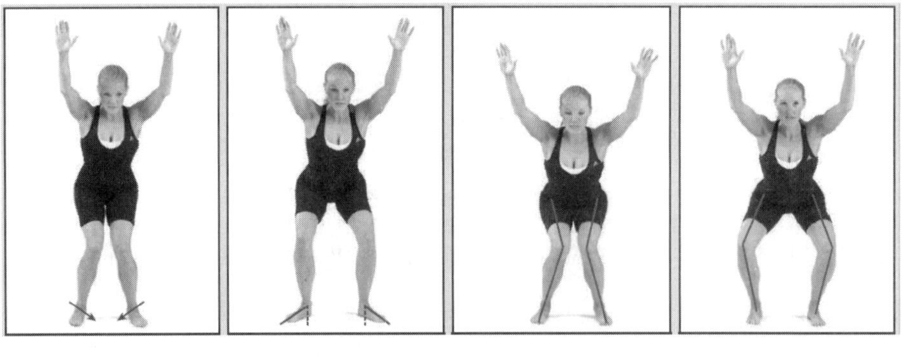

双手上举过头顶下蹲前面观

侧面观：LPHC，下腰部有无弓形（脊柱过度伸展）、圆隆（脊柱过度屈曲）或躯干过度前倾。肩部，上肢是否向前落下。

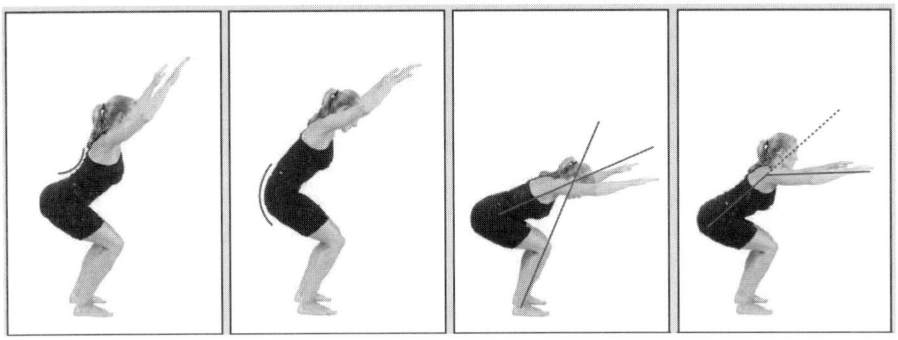

双手上举过头顶下蹲侧面观

后面观：足，有无扁平足（过度外翻）或是足跟抬离地面。LPHC，有无不对称性重心偏移。

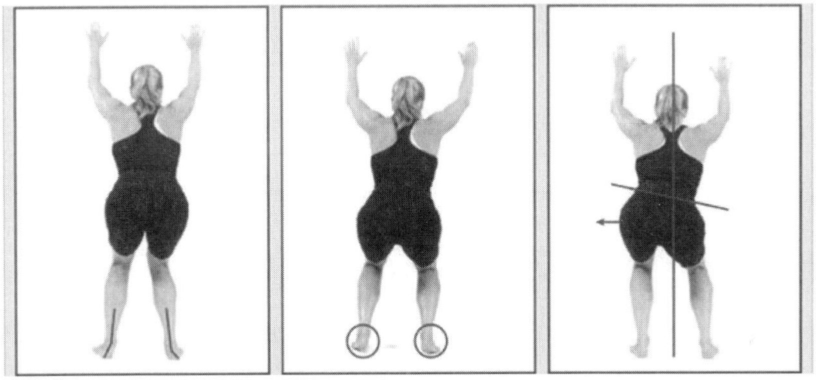

双手上举过头顶下蹲后面观

双手上举过头顶下蹲测试表如下。

表1　双手上举过头顶下蹲测试评价表

观察方向	检查部位	观察所见（代偿）	可能过于活跃的肌肉	可能活性降低的肌肉	可能发生的损伤
前面观	足	向外旋转	比目鱼肌 腓肠肌外侧头 股二头肌（短头） 阔筋膜张肌	腓肠肌内侧头 内侧腘绳肌 臀大肌/臀中肌 股薄肌 腘肌 缝匠肌	足底筋膜炎 跟腱炎 胫骨内侧紧张综合征 踝扭伤 髌腱炎（跳跃膝）
		平足	腓骨肌群 腓肠肌外侧头 股二头肌 阔筋膜张肌	胫骨前肌 胫骨后肌 腓肠肌内侧头 臀中肌	
	膝	内翻	内收肌群 股二头肌（短头） 阔筋膜张肌 腓肠肌外侧头 股外侧肌	内侧腘绳肌 腓肠肌内侧头 股内侧肌 胫骨前肌 胫骨后肌	髌腱炎（跳跃膝） 髌股综合征 ACL损伤 髂胫束肌腱炎
		外翻	梨状肌 股二头肌 阔筋膜张肌/臀中肌	内收肌群 内侧腘绳肌 臀大肌	
侧面观	LPHC	过度前倾	比目鱼肌 腓肠肌 大腿屈肌群 腹部肌群（腹直肌、腹内斜肌）	胫骨前肌 臀大肌 竖脊肌 固有核心稳定肌（腹横肌、多裂肌、棘突横肌、骨盆底肌）	腘绳肌、腹股沟紧张 下腰痛
		下腰部弓形	屈髋肌群 竖脊肌 背阔肌	胸大肌 腘绳肌 固有核心稳定肌群	
		下腰部圆隆	腘绳肌 大收肌 腹直肌 腹外斜肌	臀大肌 竖脊肌 固有核心稳定肌群 屈髋肌群 背阔肌	
	肩	上肢向前落下	背阔肌 胸大肌/胸小肌 喙肱肌 大圆肌	中/下斜方肌 菱形肌 后三角肌 肩袖肌	头痛 肱二头肌肌腱炎 肩部损伤

续表

观察方向	检查部位	观察所见（代偿）	可能过于活跃的肌肉	可能活性降低的肌肉	可能发生的损伤
后面观	足	扁平足	腓骨肌群 腓肠肌外侧头 肱二头肌（短头） 阔筋膜张肌	胫骨前肌 胫骨后肌 腓肠肌内侧头 臀中肌	足底筋膜炎 跟腱炎 胫骨内侧紧张综合征 踝关节扭伤 髌腱炎（跳跃膝）
		足跟抬起	比目鱼肌	胫骨前肌	
	LPHC	对称性重心偏移	髋内收肌群、阔筋膜张肌（偏移侧） 腓肠肌/比目鱼肌、梨状肌、股二头肌、臀中肌（偏移侧对侧）	臀中肌（偏移侧） 胫骨前肌、髋内收肌群（偏移侧对侧）	腘绳肌、腹股沟紧张 下腰痛 骶髂关节疼痛

三、身体静态姿势分析

受试者不穿鞋子或袜子，从头部向下观察，或者从脚部开始观察。

头：水平，倾斜到一边，还是在向前的位置?

肩胛骨：它们是否均匀，有无向内旋转?

手臂：手掌定位在腿的一侧还是大腿的前部?

脊柱：有无胸廓后凸、腰椎间盘突出症、脊柱侧凸？如果有，是否由骨盆前或后倾或骨盆抬高引起?

髋部：它们是水平的吗？如果受试者站立时两侧骨盆不水平，但处于坐位时两侧骨盆水平，问题最有可能是在髋部以下。是否有骨盆前倾或后倾？注意：女性达到5~10度骨盆前倾时，仍然被认为是中立位。

下肢：腘窝折线是水平的吗？如果膝关节外侧较高，则提示存在骨盆前倾。腓肠肌两侧大小是否均匀?

足部：应该能够将食指的远端指骨放置在足弓下。如果不能，受试者可能有扁平足；如果足底空间过大，他们可能有高弓足。跟腱的对线是倾斜，还是中立?

骨盆后倾时，短缩/紧张的肌肉包括臀大肌、腘绳肌群（半腱肌、半膜肌、股二头肌）、腓肠肌、比目鱼肌、腹直肌，负荷趋于移到脚跟，所以脚跟容易损伤。

骨盆前倾时短缩/紧张肌肉包括缝匠肌、髂腰肌、股四头肌群（股直肌、股内侧肌、股内侧肌、股外侧肌）、腰方肌、髂胫束和阔筋膜张肌。

肩部内旋时短缩/紧张肌肉包括胸大肌、胸小肌、背阔肌、肩胛下肌、前锯肌、胸锁乳突肌、斜角肌。

身体姿势非常重要，所以在纠正训练以外时间也要注意。女性骨盆宽，会导致膝内扣，如果睡觉侧卧，需要在膝中间夹枕。另外，坐姿、背包等姿势都需注意。

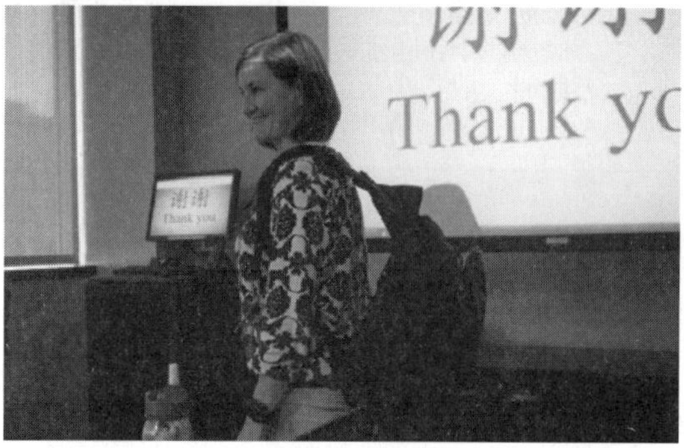

背包正确姿势

在进行运动损伤防护前要先进行姿态分析，进行肌肉纠正性训练产生小的改变后再进行更多的训练。

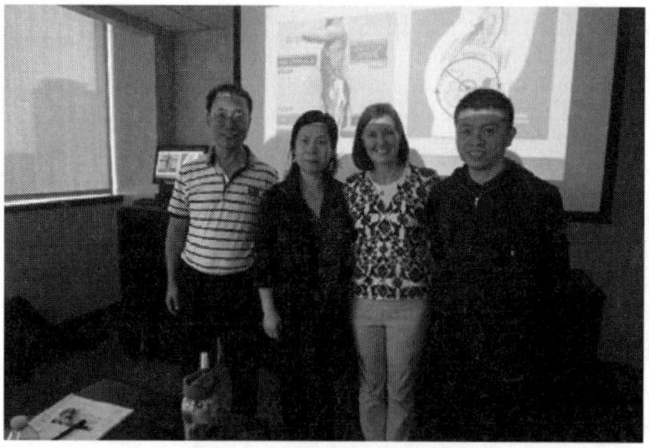

记录人与授课专家合影

记录人：徐建武　高志青

伤害预防、改善运动和最佳表现的功能性训练策略

授课时间：2018年10月24日

授课地点：佐治亚州立大学

授课专家：彼得

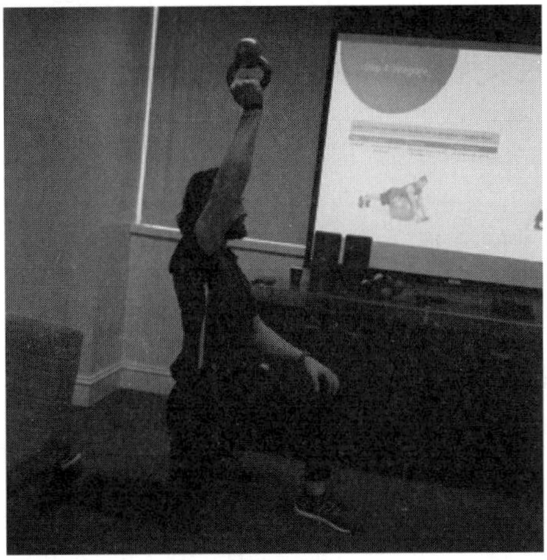

彼得授课中

一、运动中常见的运动机能失调

人体运动系统是一个非常复杂的系统，各个组成部分的肌筋膜、神经肌肉和关节之间相互关联，相互依赖，只有当所有组件功能最优时才存在人体运动系统的最佳神经肌肉效率。

最佳神经肌肉控制取决于三个方面：

（1）最优的长度张力关系。

（2）最优的力偶关系。

（3）最优的关节运动学。

这样，才能产生最优的感觉运动整合，最优的神经肌肉效率，最佳的组织恢复。

及早发现结构和功能异常，并且及早进行纠正性训练可以预防运动损伤。

组织损伤会造成局部的炎症反应， 而炎症反应又会造成肌肉痉挛，肌肉痉挛又会造成组织粘连，组织粘连又会造成神经肌肉控制改变，神经肌肉控制改变又会造成肌肉不平衡，肌肉不平衡又会造成组织损伤。如此会形成恶性循环，所以治疗干预可以从任何环节开始。

所有运动都是全身性活动，调动全身的神经、肌肉、骨骼、韧带等组织，运动员必须自己保持运动稳定性。只有当所有组件功能最优时才能达到最佳神经肌肉效率。所以，发现运动风险时要对运动机能进行评估，看有无运动机能失调，包括基本运动机能评估和专项运动技能评估。

二、FMS

FMS是一套动作筛查工具，是一种革新性的动作模式打分系统，它简便易行，仅由7个测试动作构成，可以广泛用于各类运动人群。

FMS操作简单，可以发现健康个体在完成基本动作模式时的受限因素或不对称性。FMS包括7项基本动作模式，教练或PT可以观察受试者的动作，并按照标准对其打分。因动作要求严格，根据以往的观察，受试者会暴露出平时训练时发现不了的潜在问题。另外， 通过动作完成的质量可以进一步分析出身体的薄弱环节，发现灵活性、稳定性的不足，并通过一系列后期的纠正训练来改善动作质量，降低受伤风险。这种评价方法可以测评受试者的一些基本运动能力，其测试结果是制订运动训练计划的出发点。

测试内容包括7项基本动作模式，完成这7项动作需要受试者的灵活性与稳定性。通过所设计的基本动作模式，研究人员可以观测受试者动作的基本运动、控制、稳定性等方面的表现。在进行测试时，要求受试者以个人的最大幅度完成运动，如果受试者没有适当的稳定性和灵活性，他的薄弱环节和不平衡就会充分表现出来。根据以往的观察，即使高水平竞技运动员也不一定能完美地完成这些简单的动作。我们可以认为，这些人在完成这些测试时，使用了代偿性的动作模式——他们为了表现得更好，使用了一种非高效的动作。如果他们继续使用这种代偿性动作，就会强化这种错误的动作模式，最终会使得运动损伤的发生率提升。

FMS 评分分为四个等级，从0分到3分，3分为最高分。

0分：测试中任何部位出现疼痛。

1分：受试者无法完成整个动作或无法保持起始姿态 。

2分：受试者能够完成整个动作，但完成的质量不高 。

3分：受试者能高质量地完成动作。

测试1：深蹲。

蹲是很多竞技项目都需要完成的一个动作。它是一种准备姿势，运动员在进行由下肢完成的有力的上举动作时需要这种动作。正确完成这一动作，对受测者的整个身体结构要求都非常高。这一动作可以评价髋、膝和踝的双侧平衡性和功能灵活性。通过观察举在头顶上的长杆，可以评价肩和胸椎的双向性、对称灵活性。若想成功完成这一动作，运动员需要保持良好的骨盆节奏，闭链踝关节、膝关节和髋关节的屈曲，胸椎的伸展以及肩关节屈曲和外展。

测试2：跨栏步。

设计跨栏步测试的目的是了解受试者在完成踏步动作时的动作质量。这一动作需要受试者髋部与躯干在完成分腿跨越动作时具有正确的协调性和稳定性，同时也要有单腿站立的稳定性。踏步测试可以评估髋关节、膝关节和踝关节双侧功能灵活性和稳定性。完成踏步测试时，需要踝关节、膝关节和髋关节表现一定的支撑腿的稳定性，同时另一侧髋关节闭链要最大限度地伸展。跨步测试也要求跨步腿的开链踝背屈，以及膝关节和髋关节的屈曲。此外，由于这一测试需要具有一定的动态稳定性，受试者也需要表现足够的平衡能力。

测试3：直线弓步蹲。

本测试所采用的动作姿势主要是模拟旋转、减速和侧向的动作，并对此进行评价。直线弓步蹲的测试中，受试者下肢呈剪式站立姿势，同时要保证上身挺直，躯干朝前。本测试可以评估躯干、肩部、髋和踝关节的灵活性与稳定性、股四头肌的柔韧性和膝关节的稳定性。受试者需要表现出后腿踝关节、膝关节和髋关节闭链的稳定性，同时也需要表现出前腿髋关节的灵活性、踝背屈能力和股直肌的柔韧性。由于整体动作需要受试者进行一定的扭转，因此还必须具有足够的稳定性。

测试4：肩部灵活性。

通过肩部灵活性测试，可以评估双侧肩的运动范围，以及交互模式下肩内旋和外旋的协作。完成规定动作，也需要正常的肩胛骨灵活性和胸椎的伸展；在外展/内收、屈曲/伸展与内旋/外旋组合动作时肩部的灵活性；以及肩胛骨与胸椎的灵活性。

测试5：主动直腿上抬。

通过主动直腿上抬可以测试在躯干保持稳定的情况下，受试者下肢充分分开的能力。通过测试可以了解在盆骨保持稳定时，上抬腿的腘绳肌与腓肠肌或比目鱼肌的柔韧性，以及对侧髋关节的伸展能力。若要较好地完成这一动作，需要受试者腘绳肌、屈髋肌的功能灵活性。受试者也需要表现出良好的核心控制能力，尤其是下腹部（骨盆）的稳定性。

测试6：躯干稳定俯卧撑。

通过躯干稳定俯卧撑可以评价受试者在进行上肢对称的闭链运动时，矢状面脊椎的稳定能力。若想较好地完成这一动作，需要受试者在上肢进行对称性动作时，躯干在矢状面上的对称稳定性。人体在完成很多动作时都需要躯干保持稳定以均衡地将力量从上肢传至下肢，或从下肢传到上肢。比如：橄榄球比赛中的阻挡动作或篮球比赛中跳起抢篮板球时的动作，就是这种力量传递的最常见的例证。如果在做此类的动作时，躯干不能保持足够的稳定性，力量就会在传递的过程中减弱，从而导致功能表现下降并使受伤的可能性大大增加。

测试7：旋转稳定。

受试者在进行这种测试时，要完成的动作比较复杂。它需要受试者有良好的神经肌肉协调能力，以及将力量从身体的某一部分转移到另一部分的能力。通过这一测试可以评价在上、下肢同时进行运动时，躯干在多个维度上的稳定性。完成这一动作时（受试者上、下肢同时进行对称动作时），受试者需要躯干在矢状面和水平面上的对称稳定性。这方面的运动实例有：跑步和橄榄球低姿爆发性动作，以及搬运重物。如果躯干在进行此类活动时不能保持足够的稳定性，力量就会在传递的过程中减弱，从而导致功能表现下降并使损伤的可能性增加。

FMS 是一种筛查方法，它试图通过测试功能性动作来发现受试者功能动作受限情况，灵活性与稳定性方面的不平衡或不对称。通过FMS，可以放大受试者代偿的问题，从而更容易发现问题。也正是这些动作上的瑕疵会导致运动链系统出现故障，并使受试者在活动时动作效率不高，且伴有受伤的风险。

FMS 可作为身体检查的一部分，以确定受试者存在的功能性动作问题，而这些问题是传统医学检查和运动表现评价很难发现的。在很多情况下，先前损伤遗留的问题，灵活性和稳定性受限，动作的不对称是很难被发现的，这些问题也是国际上公认的导致运动损伤的最大潜在因素，而这些动作上的异常恰恰是 FMS 所能筛查出来的。所以通过FMS，并根据结果进行合理的纠正性训练就可以减少运动损伤的发生率， 提高身体的动作能力，并最终提高运动表现。

三、纠正性训练

（1）抑制技术：释放张力，减少过度活动的肌筋膜组织的神经肌肉活动。

（2）延长技术：增加组织长度。

（3）激活技术：再教育或增加不活动组织的活化。

（4）整合技术：通过功能性渐进运动，重新训练协同功能。

认识运动功能障碍并纠正干预策略，可以提高运动员的表现，降低运动员的风险。教练、体育医务人员、PT、体能教练等密切合作，有助于保持运动员身体健康，获得运动的最佳表现，防止运动损伤。

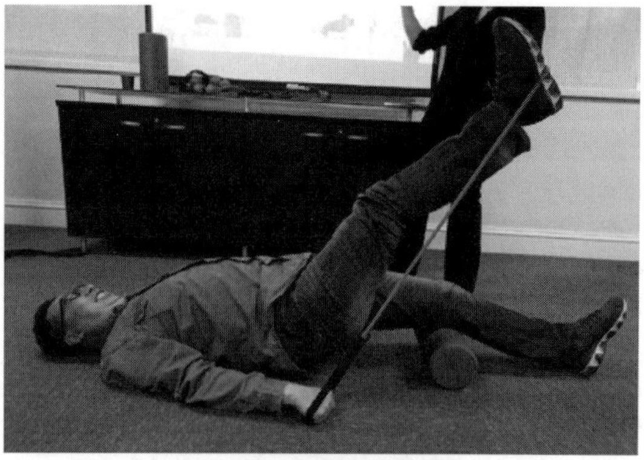

纠正性训练动作示范

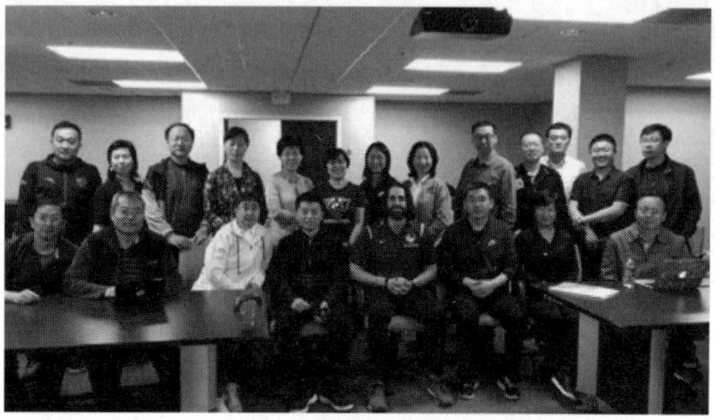

全班学员与授课专家合影

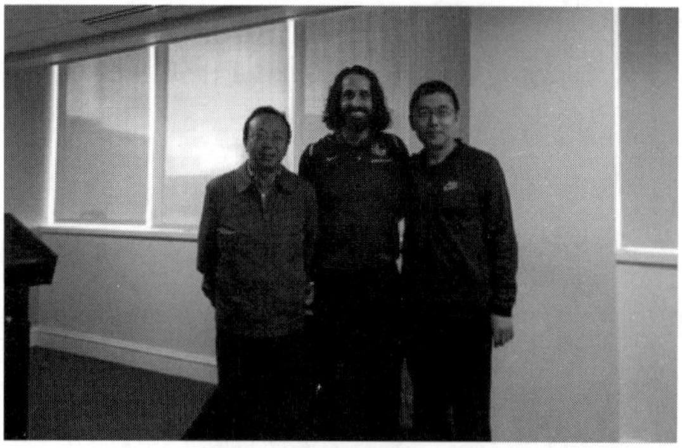

记录人与授课专家合影

记录人：姜建辉　卢慧敏

腰与髋的评估

授课时间：2018年10月25日上午

授课地点：佐治亚州立大学

授课专家：阿曼达·霍金斯

一、腰部软组织损伤

（一）常见损伤

（1）挫伤：直接接触伤，肿胀、肌肉痉挛。

（2）韧带扭伤：突然的负载动作或超过活动范围的伸展或旋转，肿胀、肌肉痉挛、关节活动度减少。

（3）肌肉损伤：突然的肌肉收缩或离心收缩，动作范围内疼痛，肌肉痉挛。

（二）特殊检查

（1）床边试验：仰卧位，一侧腿充分屈髋，另一侧腿放在床上。骶髂关节处疼痛即为阳性，说明骶髂关节功能障碍。

（2）双90度测试：仰卧位，双侧屈髋屈膝90度，再主动伸膝，如果离伸直差20度以上，说明腰痛源于腘绳肌。

（3）直腿抬高试验：双侧直腿抬高试验，如果出现疼痛，小于70度说明骶髂关节存在问题，大于70度说明是腰椎问题。

（4）站立训练：单腿站立，双手叉腰固定，身体主动后倾，如果出现疼痛，疼痛部位说明其来源（中部——棘突、侧面——小关节、双侧下方——骶髂关节）。

（三）小关节及骶髂关节功能失调

（1）小关节紊乱：半脱位或炎症，屈曲无疼痛但伸展疼痛，下肢放射痛，关节局部触痛，旋转和伸展疼痛。

（2）骶髂关节紊乱：由于突然骨盆旋转（单腿落地或向下迈步等），韧带激惹或扭伤。1~2周症状缓解。给予疼痛管理、稳定性训练。

（3）椎间盘突出：常见于第4、5腰椎和第1骶骨，疼痛会在晨起时由于屈曲动作加剧，伸展可以减少疼痛。

（4）坐骨神经痛：由椎管狭窄引起。

二、肌肉失衡

（一）容易出现紧张的肌肉

下肢：屈髋肌、腘绳肌、髋旋转肌。

上肢：上斜方肌、肩胛提肌、胸肌。

（二）背部损伤的处理

肌肉扭伤：休息、冰敷、关节活动度训练、等长肌力训练、肌力增强训练、镇痛药。

三、脊柱软组织损伤

（一）脊柱软组织损伤的预防

（1）纠正生物力学异常（伸展及腹肌的力量及耐力），进行肌力增强训练（核心肌群和臀肌）、关节活动度（腰、髋）训练，纠正搬运技术。

（2）打破腰痛循环：腰痛循环，即腰痛—减少躯干活动—背部肌肉萎缩—疼痛。

（3）背痛会影响肌力、柔韧性、耐力、关节活动度、平衡；臀大肌提供骶髂关节稳定性，臀中肌提供骨盆稳定性。

（4）目标：减少腰椎节段性活动、纠正脊柱和姿势力线、进行合并下肢运动的躯干稳定性训练。

（5）腰椎稳定性与髋部肌力训练。

（二）脊柱软组织损伤的康复

目标：调整活动以去除诱因、增强动作中合理的核心稳定性；改善柔韧性，恢复无痛的活动范围。

四、髋关节损伤

（一）髋关节功能

（1）稳定性（骨、韧带、肌肉）。

（2）负重及移动（活动范围大，方向改变）。

（二）髋关节的运动

（1）屈髋：110~120度，参与肌肉：腰大肌、腰小肌、髂肌、耻骨肌、缝匠肌。

（2）伸髋：10~15度，参与肌肉：臀大肌、股二头肌、半腱肌、半膜肌、外旋转肌。

（3）髋外展：30~50度，参与肌肉：臀中肌、臀小肌、外旋肌、阔筋膜张肌。

（4）髋内收：20~30度，参与肌肉：短收肌、长收肌、大收肌、股薄肌。

（5）髋旋转：外旋30~45度，内旋20~35度。

（三）评估

评估包括主观检查、客观检查。

（四）特殊检查

（1）Thomas测试（髋关节屈曲灵活性测试）：髂腰肌、股直肌、阔筋膜张肌。

（2）FADIR测试（髋关节屈曲-内收-内旋测试）：髋关节屈曲内收、内旋，前内侧疼痛，提示前部及前外侧股骨颈与上前髋臼撞击，盂唇损伤。

（3）FABER测试（髋关节外旋、外展灵活性测试）：外侧疼痛为撞击，前方疼痛为髂腰肌病变，后方疼痛为骶髂关节问题。

（4）单足站立测试。

（5）徒手肌力检查。

运动员髋关节疼痛多见劳损。

（五）髋关节疼痛的不同诊断

（1）前部疼痛：肌肉拉伤、髂腰肌滑囊炎、骨性关节炎、应力性骨折、盂唇撕裂、软骨损伤。

（2）内侧疼痛：运动疝气、耻骨炎、神经卡压。

（3）外侧疼痛：大结节滑囊炎、臀中肌肌腱病变、髂胫束综合征。

（六）股骨颈压力性骨折

股骨颈压力性骨折分为4级：

1级：运动后疼痛、放射性改变；

2级：运动中疼痛；

3级：走路疼痛；

4级：休息痛，夜间痛，不能负重。

处理：使用拐杖，不负重至少4周，补充维生素D，康复时间为7~20周。

（七）髋关节脱位

外力创伤会导致髋关节脱位，屈曲内收和内旋。

（八）疝气

疝气的疼痛部位不明显，常见于足球、冰球、网球运动员。

（1）原因：一侧肌肉不足。

（2）诊断标准：深入腹股沟，“C”字体征，长收肌肌腱起点疼痛、放射性对侧疼痛。

（九）髋撞击

股骨头颈交界处增厚，髋臼过度覆盖股骨头，合并95%盂唇损伤。

（1）盂唇撕裂。

（2）重复动作劳损，深蹲、跑步、旋转（体操、排球、足球、舞蹈、美式足球）。

（3）需进行FADIR测试、Log Roll测试（仰卧中立位，被动内旋髋关节）、FABER测试。

（4）处理：合并髋撞击51%需要手术，25%可不手术。

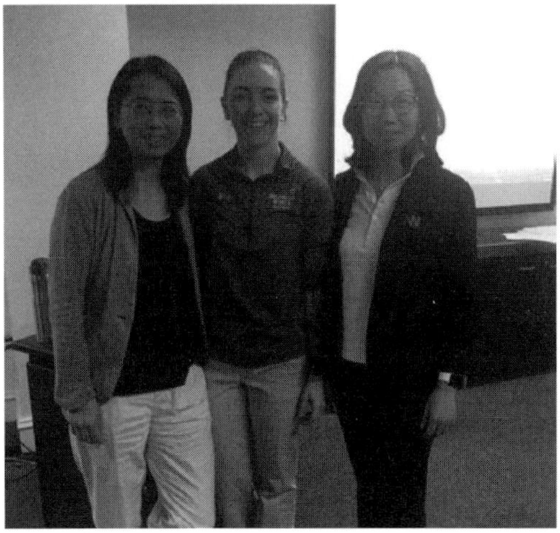

记录人与授课专家合影

记录人：王晨　侯晓晖

上肢解剖特点、损伤、评估和康复

授课时间：2018年10月25日下午

授课地点：佐治亚州立大学

授课专家：蒂姆·亚当斯

一、上肢解剖特点

（一）肩关节解剖特点

肩关节主要由3个关节组成，包括盂肱关节、肩锁关节、胸锁关节。肩关节的活动主要来自盂肱关节，盂肱关节是球窝关节，肱骨头与关节盂只有25%~30%接触，盂肱关节是人体运动范围最大且最灵活的关节，它可做前屈、后伸、内收、外展、内旋、外旋以及环转运动，肩关节的活动范围在正常情况下为：前臂上举180度、内收45度、外展90度、外旋60度、前屈90度、后伸45度、内旋90度。结构上的特点虽然保证了它的灵活性，但它的稳定性都较其他关节差，是全身大关节中结构最不稳固的关节。

盂肱关节的静态稳定性主要与骨关节、关节盂、韧带和关节囊有关。因肱骨头与关节盂只有25%~30%的接触，虽然关节盂可增加关节深度以及增大肱骨与关节盂接触的面积，但仍需要依赖动态稳定性。动态稳定性主要与肩袖肌群有关，包括冈上肌、冈下肌、小圆肌、肩胛下肌4块肌肉，还与跨过关节的前锯肌、胸大肌、肱二头肌、三角肌有关，它们共同维持肩关节稳定性。

肩胛骨增加肩关节的稳定性，它与肱骨一起移动以增加关节活动范围，并允许肩袖的力线改变。

（二）肘关节解剖特点

肘关节由肱骨远侧端和桡尺骨近侧端关节面组成，在结构上包括3个关节，分别是肱尺关节、肱桡关节、桡尺关节，它们共同被包在一个关节囊内，骨性结构比肩更稳定。与稳定性有关的韧带有尺侧（内侧）副韧带，它较易受伤，还有桡侧（外侧）副韧带。

肘关节可进行前屈、后伸、内旋、外旋等运动。

（三）手腕和手解剖特点

前臂肌群由多块肌肉组成，前部的屈肌和旋前肌共有8块肌肉，后部的伸肌和旋后肌共有12块肌肉。

手腕由8块骨头组成，分别是舟状骨、月骨、三角骨、豌豆骨、大多角骨、小多角骨、头状骨、钩状骨，它们由韧带相互连接，腕关节可做屈曲、伸展、旋前、旋后运动。

手由19块骨头组成，包括掌骨和指骨，拇指有2个关节，其他手指各有3个关节，通过韧带、关节囊和肌腱相连。

第1掌指关节（拇指）比其他手指有更多的自由度，可做环绕运动，由内、外侧副韧带提供支持，活动过多会增加受伤风险。

二、肩部常见的损伤

（一）盂肱关节脱位/半脱位

肱骨头最常见的是向前方脱位，常见于过肩运动如游泳、网球、排球等，多见于摔倒时手在身体前方或后方伸出支撑，可立即使用Davos方法复位，即坐位自我复位，坐在地上双手紧握在同侧膝盖处并向后倾斜。要尽快在现场做，越快越好，创伤小。

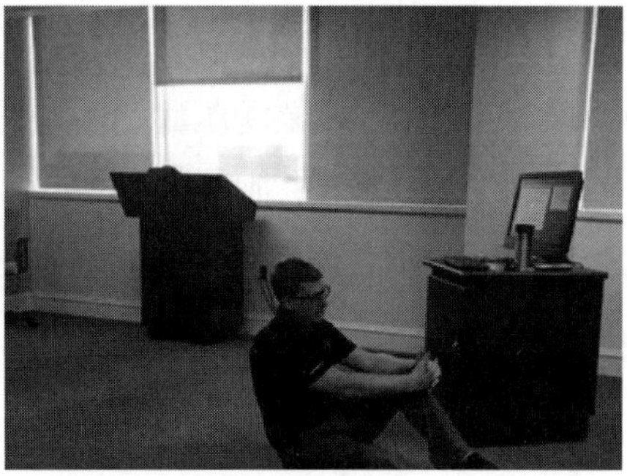

坐位自我复位

盂肱关节脱位或半脱位可导致慢性不稳定，有可能第二次或第三次脱臼，肱骨头上可出现Hill-Sachs损伤（肱骨头后上方的凹陷性骨折），通常伴随盂唇撕裂，如果反复发作影响生活和功能的，可考虑外科手术。

（二）撕裂

盂肱关节的软骨撕裂，需要用磁共振成像确认，运动员主诉关节疼痛、弹响或卡锁，严重程度用钟面表示，可以通过局部注射可的松治疗，也可保守治疗或手术。

盂唇撕裂主要有上盂唇前后撕裂和盂唇前部撕裂，通常由反复脱位引起，可能伴有骨性损伤，包括关节盂前下方的撕脱性骨折，常用钟面表示严重程度。

（三）肩袖损伤

肩袖损伤可以是慢性的或急性的，撕裂少见，多见肌腱病变和慢性炎症，以康复治疗和改善运动为主，运动员急性撕裂可手术治疗。

肌力测试和特殊测试，可帮助确认受伤的肌肉。

（四）肩锁关节损伤

常称为“分离肩”，多见于摔倒时肩部着地，以疼痛为主要症状，可通过局部注射强的松来处理。损伤可分为3级，3级完全撕裂需要手术治疗，一般完全撕裂较少。

（五）臂丛神经损伤

患者通常称有“针刺”感，臂丛神经受压或被牵拉会导致神经受损，患者主诉沿手臂“麻木”、刺痛和疼痛无力，医生可根据出现症状的部位判断哪些神经受损。

（六）肩部评估

评估包括现场观察、询问病史、观看受伤时的录像，进行骨性标志和肌肉的触诊，测量主动和被动的关节活动度，进行手动肌力测试，再结合触诊判断哪些肌肉受伤。此外，特殊测试可帮助我们明确受伤的组织，如：①肩锁关节挤压试验，直接在肩锁关节上加压，出现疼痛和活动度下降为阳性。②惊恐试验，仰卧位，屈肘90度，肩关节外展90度，逐渐外旋肩关节，出现疼痛为阳性，提示盂肱关节不稳定。+LR（阳性似然比）0.81，–LR（阴性似然比）1.11。

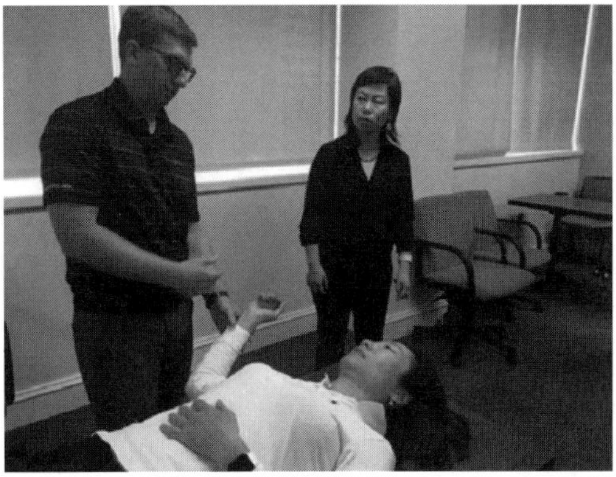

惊恐试验

1. 再复位试验

与惊恐试验相似，但在肱骨近侧端施加向后的作用力。疼痛减轻者为阳性，停止施加作用力后，阳性者会再次感到疼痛，肩关节前方不稳。

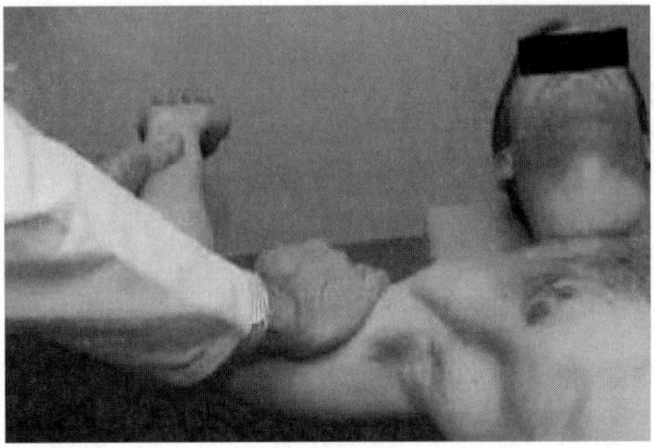

再复位试验

2. 主动加压试验

肩关节前屈90度，内收15度，内旋位（拇指朝地）对抗向下压力，外旋位（手掌朝天）对抗向下压力，阳性表现为内旋位肩部前方疼痛，外旋位疼痛减轻，提示存在盂唇损伤，+LR 1.04，–LR 0.96。

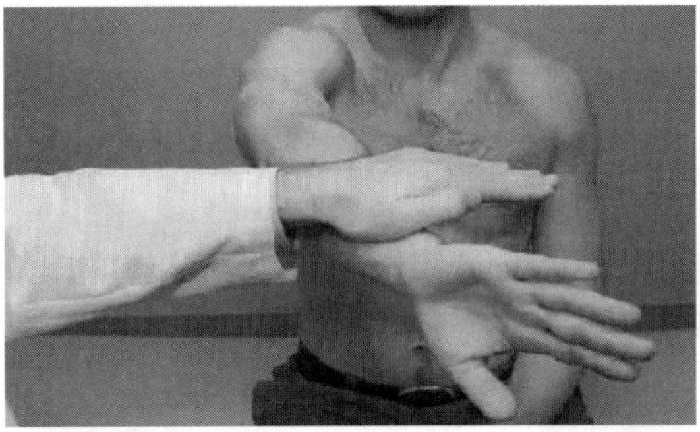

主动加压试验

3. 摇转试验

肩关节前屈160度，外展90度，如果不能外展90度，也可以在中立位检查，检查者通过患者的肱骨干向盂肱关节施压，内外旋转肩关节使破裂的盂唇卡入两个关节面之间，出现疼痛、交锁、弹响者为阳性，提示存在盂唇病变，+LR 6，–LR 0.12。

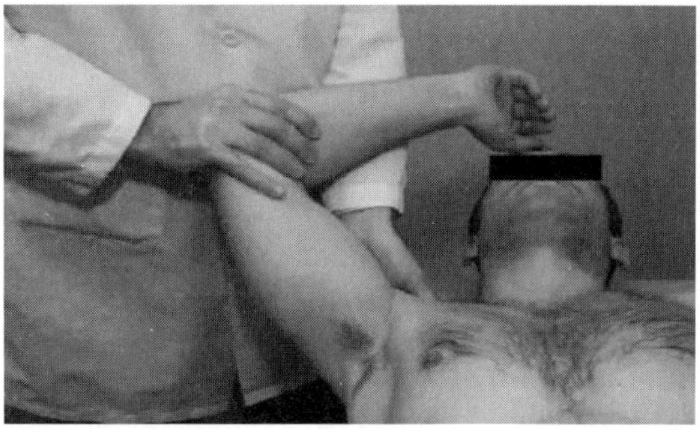

摇转试验

4. 摸背试验

患者用双手分别从对侧肩上方向后摸对侧肩胛上缘和从同侧肩下方向后摸对侧肩胛下缘。比较肩关节两侧的关节活动度。

5. 抬离试验

患者将手背置于下背部，手心向后。然后将手抬离背部，必要时可以适当给予阻力。若患者手无法抬离背部，则为阳性，提示肩胛下肌损伤。

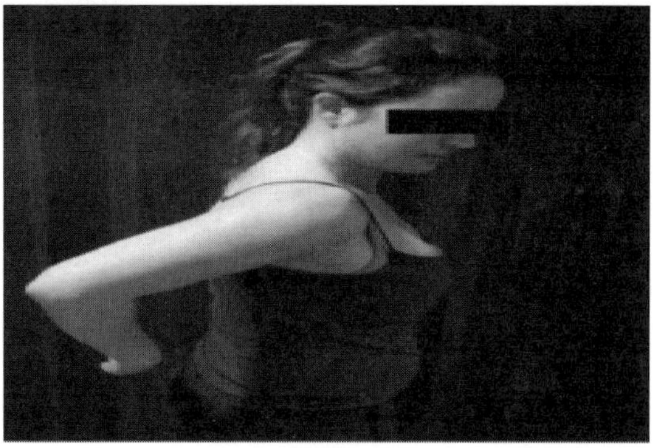

抬离试验

6. 肩峰下撞击试验

检查者立于患者后方，使患者肩关节在内收位前屈90度，肘关节屈曲90度，前臂保持水平。检查者用力使患侧前臂向下致肩关节内旋，出现疼痛者为阳性，提示存在肩峰下撞击，+LR 2.11，–LR 0.42。

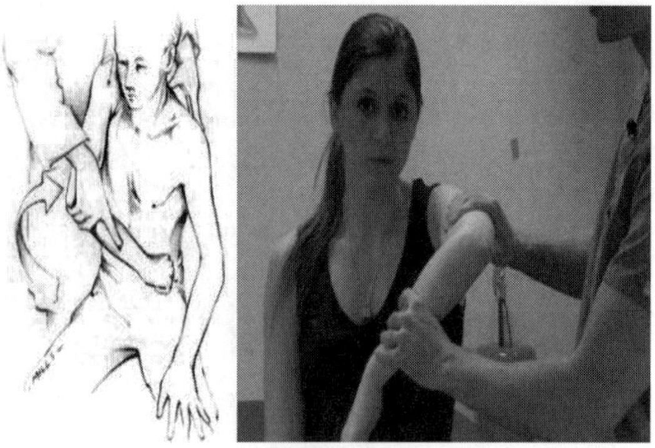

肩峰下撞击试验

7. 满杯／空杯试验

令患者双臂前屈90度并向外展45度做前平举。同时，在此位置上尽量做双上肢的内旋，两手拇指向上。检查者在患者双腕部提供一个对等的向下压力。与健肢对比，患者会明显感觉到患侧肩疼痛和无力。

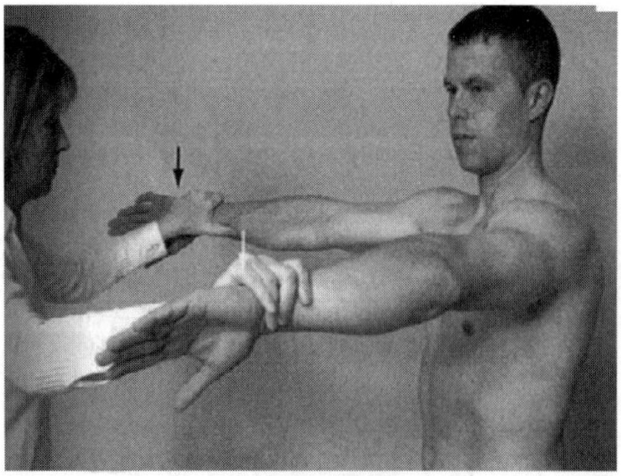

满杯／空杯试验

需注意特殊检查的似然比，综合考虑检查的敏感性和特异性，似然比分为+LR和–LR。

+LR是检查结果的真阳性率与假阳性率之比，比值越大，试验结果阳性时为真阳性的概率越大。比值在1~10，大于3则真阳性的概率大。

–LR是检查结果的假阴性率与真阴性率之比，其比值越小，试验结果阴性时为真阴性的可能性越大。比值在0.1~1，小于0.3则真阴性的可能性大。

如肩锁关节挤压试验和再复位试验都为阳性，则提示肩关节不稳的可能性可提升为+LR 39.68。

三、常见肘部损伤与诊断评估

（一）常见肘部损伤

（1）肘关节脱位，常见于创伤性外力，或摔倒时手伸展撑地，肘部有明显的畸形韧带，韧带、神经、血液供应伴随有损伤风险，如果伴有骨折可手术。

（2）肘关节内外上髁炎损伤（内外上髁炎），过度使用前臂肌肉，损伤大多数是肌腱病变，也有可能出现撕裂。通常进行保守治疗和康复治疗，可采用拉伸和手法治疗。

（3）肘关节尺侧副韧带损伤，尺侧副韧带提供内侧稳定性，其损伤最常见于投掷运动，表现为内侧肘关节疼痛，大部分需要“Tommy John”（投手名，1974年）手术，一般需要9个月到1年的康复时间。

（二）评估

首先是触诊和关节活动度检查，以及特殊检查。特殊检查有：

（1）外翻应力测试，屈肘20度出现疼痛或较对侧关节活动度增大为阳性，提示存在桡侧副韧带损伤，+LR 1.29, –LR 0.71。

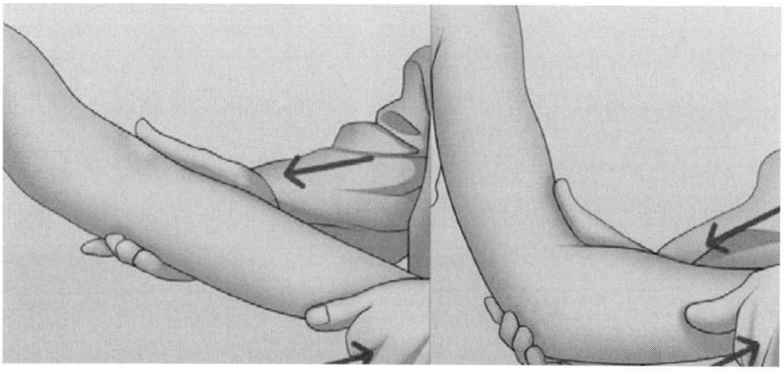

外翻应力测试

（2）内翻应力测试，出现疼痛或较对侧关节活动度增大为阳性，提示存在尺侧副韧带损伤。

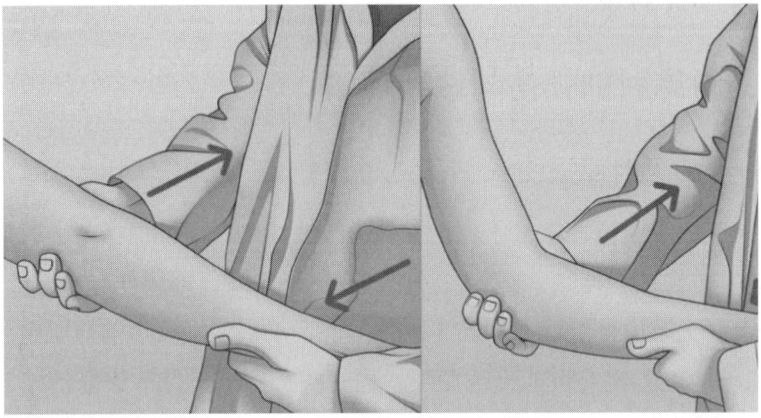

内翻应力测试

（3）挤奶征（milking sign）测试，外展屈肘大于90度，握住大拇指向后拉，出现疼痛或凹陷为阳性，提示存在内侧副韧带损伤。

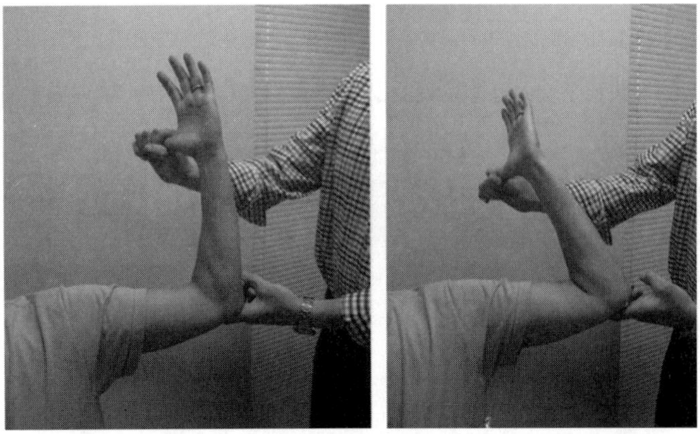

挤奶征测试

（4）内上髁炎（medial epicondylitis）测试，又称网球肘测试，前臂旋后、腕关节背伸时，伸直肘关节可引起局部疼痛加剧。

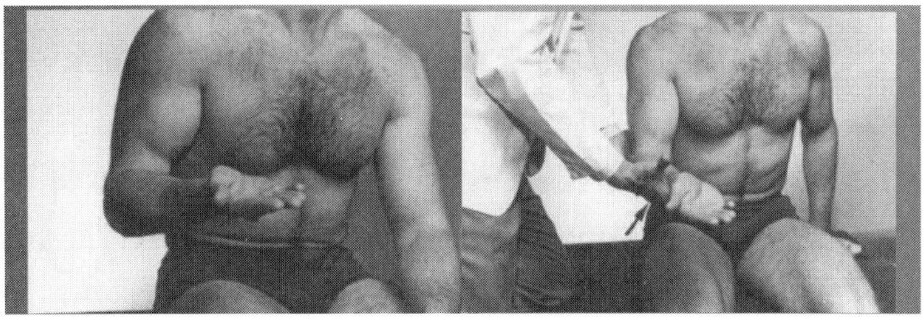

内上髁炎测试

（5）科岑征（Cozen's sign）测试，握拳伸腕抗阻出现疼痛加剧为阳性。

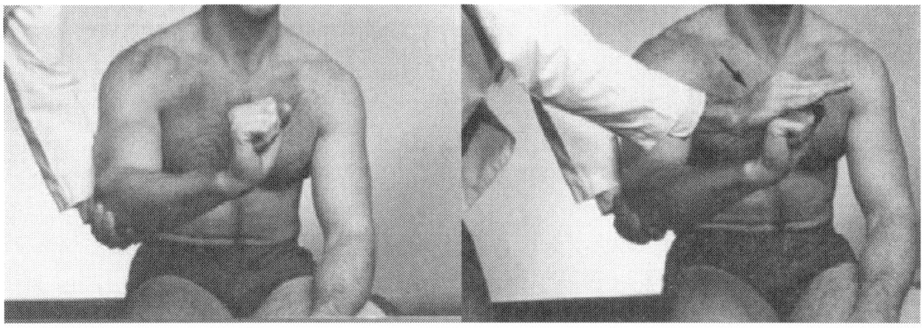

科岑征测试

（三）手腕和手指的常见损伤

（1）舟骨骨折，大多都是摔倒或坠落时腕关节背伸位支撑所致，常不易愈合，稳定无移位的一般进行保守治疗，使用夹板或石膏固定，对于不稳定的或有移位的新鲜舟骨骨折，均需手术治疗。体检时在鼻烟窝部位的压痛具有一定的诊断意义。

（2）手部桡侧副韧带撕裂，跌倒在圆形物体上或外力导致过伸，表现为第1掌指关节疼痛和关节活动受限。

（3）第5掌骨骨折，通常称为拳击手骨折，常见于拳击比赛，故而得名，指关节看起来凹陷或不存在。

（4）三角软骨（TFCC）复合体损伤，TFCC在手腕内侧，是腕骨的缓冲垫，提供稳定性，分为1型损伤或2型损伤。

（5）腕管综合征，正中神经的卡压，表现为拇指、中指或无名指的麻木和刺痛，手肘无力特别是夹持姿势，首先是在特定姿势下，然后可以变得持续发生。

（6）肌腱断裂，常见于球类运动和接触性运动。

（四）手腕和手部评估

在肘部和手腕上进行关节活动度测试，特殊测试包括腕关节和大拇指的内、外翻试验等。

四、康复

所有损伤的康复都遵循相似的方式，包括减轻疼痛和炎症，恢复活动范围，增加肌肉力量和激活无力的肌肉，以及纠正运动模式以防止反复发作。

特别是慢性康复中由时间和方式控制的疼痛和炎症，冰敷，热、电刺激，超声，激光，拔罐等都可在康复中使用，可基于研究证据和临床经验综合应用。

康复锻炼不仅仅是在伤后进行，特别是对于肩部，预防性运动可以减少不受控制的环境中的损伤。同样的运动可以在伤前和伤后进行，并且可逐渐进阶。

要恢复各水平面上的全关节活动范围，先从被动关节活动度训练开始再到主动辅助训练和主动训练，应该关注受伤方向的康复，但不能忽视其他方向的康复。

被动的关节活动度训练可以由临床医生协助或患者自己操作，如使用棒或扫帚手柄协助移动受伤的身体部位。

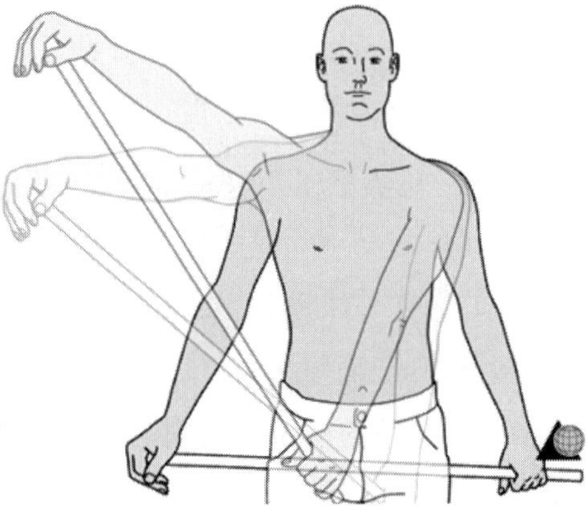

关节活动度训练

以肩部康复为例，可以使用弹力带或哑铃等器材来增加练习难度，着重进行肩袖和肩胛骨稳定肌（上背部）的康复训练，所有训练都要保证肩胛骨和肩部在正确的位置上，即肩胛骨向后向下夹，不耸肩。

可从肩部内旋、外旋开始，到各方向的肩后缩，再到划船和射箭动作，逐渐提高功能。

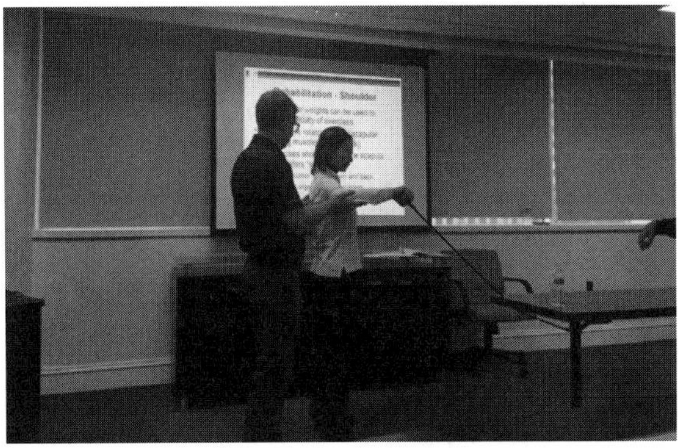

肩部康复动作演示

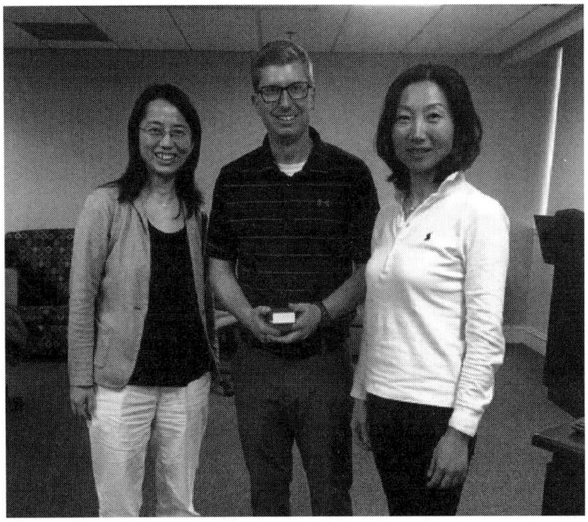

记录人与授课专家合影

记录人：王晨　侯晓晖

介绍VSP训练中心

授课时间：2018年10月29日上午

授课地点：VSP训练中心

授课专家：肯·维克

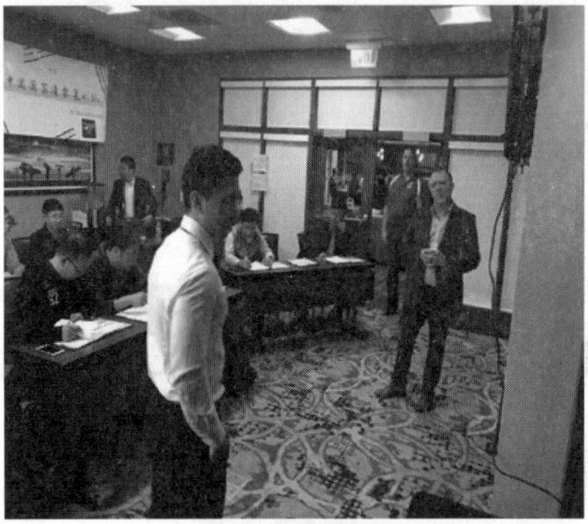

肯·维克授课中

VSP训练中心成立于1999年，先后服务了10届奥运会、20届美国橄榄球大联盟选秀。2016年里约奥运会，它为17个国家专业队队员提供了服务，这些运动员共取得了31枚金牌。

VSP训练中心的主要工作就是辅助运动员提高运动能力，帮助建立专业运动发展系统，培训运动员、教练，让他们能更好地发挥。

VSP训练中心在全美有14个培训点，20多年来培训了10 000余名教练、1 000 000余名运动员。

运动员需要力量，这是经过证实的，但并不是单纯地通过举杠铃获得力量，而是通过不同的运动获得专项力量，这就与体能教练大有关系。

要提高运动员专注力，需增强运动员包括生理上、精神上的适应性及对教练员战术的适应性。环境的变化也会影响运动员的成绩，运动员还需有自己的保护能力，才能降低受伤率。

VSP训练中心要帮助建立运动发展系统。这个系统越简单越好，要整合知识团队，使他们能说一种“语言”，能理解教练、运动员的身体语言。把事情变得更简洁并不是更简单，这需要掌握更丰富的知识。

最后一点需要和大家分享的想法是：当运动员受伤时，到底是他们不能做什么，还是他们能做什么？这两者截然不同，其差异并不在临床医学或运动医学上，关键是观念、态度的转变，这直接影响运动员伤病恢复程度。

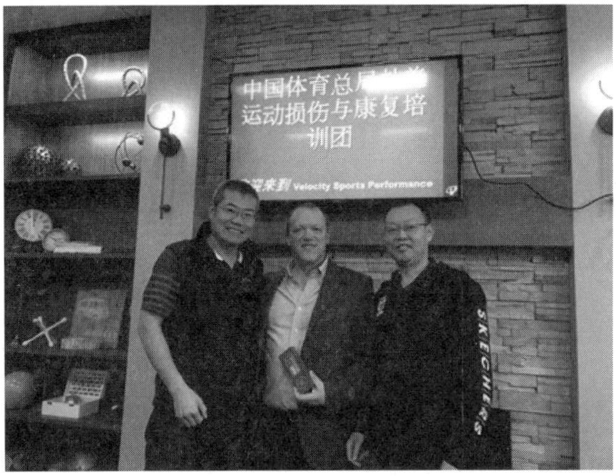

记录人与授课专家合影

记录人：韩文义　包信通

动作分类及技术结构与分析

授课时间：2018年10月29日下午

授课地点：VSP训练中心

授课专家：荒木洋平

为了使运动员有更优的训练表现，各个不同专业的人员应当进行顺畅的交流和沟通。

授课专家是运动表现教练（也是AT），他的任务是让运动员表现得更快、更强壮、更强大，这个专业与运动科研、运动康复、PT是不一样的，一个运动队必须拥有各种专业的人才，他们一起组成团队。大家各负其责，比如队伍中有人受伤了，运动表现教练是不能进行治疗的，需要与队医、PT进行沟通。这些人员应当建立顺畅的沟通渠道。这次课主要从运动表现教练的角度来讲解如何从生物力学、生理学和解剖学的角度分解动作，这样就可以与运动医学团队进行交流，一起帮助运动员进行有效而安全的恢复。

运动表现教练与PT之间，必须建立良好的沟通语言，使他们对一些动作的描述能够很容易地理解，这很重要。比如说平行起始姿势快速变换为前后起始姿势，大家都能够很清楚地明白这个动作的过程。

一、动作分类

动作分为5个大类，即（起始）基本姿势、转换、连接、变向、衡量维度，见表1。

表1　动作分类

（起始）基本姿势	转换	连接	变向	衡量维度
平行	滑步	后撤步	锐角剪切	加速、减速
交叉（分腿）	交叉跑	交叉步	钝角剪切	弹射
—	后退	原地旋转	—	重心升降
—	直线加速跑	加载步	—	摆动/鞭打
—	最大速度跑	—	—	劈砍/提拉（举）

涉及的基础知识：

（1）关节的稳定性和灵活性。

人体最基本的动作是一个接一个关节来进行的，人体的关节具有稳定性和灵活性。人体的不同关节，具有不同的作用，比如肩关节和髋关节都是球窝关节，具有很大的灵活性。而膝关节如果活动度太大就不利，它需要更多的稳定性。稳定关节和灵活关节是交替存在的。如跖趾关节（灵活）、足弓（稳定）、踝关节（灵活）、膝关节（稳定）、髋关节（灵活）、腰椎（稳定）、胸椎（灵活）、肩胛骨（稳定）、盂肱关节（灵活）。

（2）力量的不同类型。

不同动作需要不同力量模式，如最大力量、速度力量和爆发力，又如离心力量和向心力量。

帮助运动员获得所需要的力量，这对于运动员恢复也有帮助。如果运动员冲刺时受伤，首先要把疼痛消除，才能活动。其次要让运动员重新学习跑步，这还不足以参加比赛。因为伤后力量下降，我们要进行专门训练帮助他拥有冲刺的力量，冲刺所需要的力量与滑步所需要的力量是不同的。

（一）起始姿势

一种是平行起始姿势，重心在两腿之间，适合侧向移动和跳跃动作。另一种是交叉起始姿势，容易产生向前和旋转的爆发力，适合冲刺运动以及挥动、转体的项目。

1. 平行起始姿势分解

踝关节背屈，膝关节屈曲，髋关节外展。主要发力肌群为股四头肌和臀肌。需要的力量类型为等长、离心肌力。容易受伤的关节为膝关节和足踝。平行起始姿势动作分析见表2。

表2　平行起始姿势动作分析

<table>
<tr><th>准备姿势</th><th>灵活性</th><th>稳定性</th><th>主动肌</th><th>力量类型</th><th>再生手段</th><th>常见损伤</th></tr>
<tr><td rowspan="2">平行站姿</td><td>勾脚</td><td>髋关节稳定肌群</td><td>臀大肌</td><td>等长收缩</td><td>后链肌群</td><td>膝关节</td></tr>
<tr><td>腘绳肌</td><td>核心肌群</td><td>股四头肌</td><td>离心收缩</td><td>脊柱腰段</td><td>足部/踝关节</td></tr>
</table>

2. 交叉起始姿势分解

当运动员需要从后向前的力量时，就适合采用交叉姿势。如排球向前接球，曲棍球向前击球。交叉起始姿势分解见表3。

表3　交叉起始姿势动作分析

<table>
<tr><th>准备姿势</th><th>灵活性</th><th>稳定性</th><th>主动肌</th><th>力量类型</th><th>再生手段</th><th>常见损伤</th></tr>
<tr><td rowspan="3">分腿站姿</td><td>伸髋</td><td>髋关节稳定肌群</td><td>臀大肌</td><td>等长收缩</td><td>后链肌群</td><td>膝关节</td></tr>
<tr><td>勾脚</td><td>核心肌群</td><td rowspan="2">股四头肌</td><td rowspan="2">离心收缩</td><td rowspan="2">脊柱腰段</td><td rowspan="2">髋内收、外展肌群</td></tr>
<tr><td>展髋</td><td>足部/踝关节</td></tr>
</table>

（二）转换动作

转换动作就是从A点到B点的动作。

1. 侧滑步和带角度滑步

典型动作项目：足球守门员、棒球的跑垒、拳击步、网球、乒乓球。滑步动作分析见表4。

表4　滑步动作分析

转换姿势	灵活性	稳定性	主动肌	力量类型	再生手段	常见损伤
（侧）滑步	伸髋、膝	足、踝	臀大肌	反应力量	下肢软组织	髋内收、屈肌群
	髋外展	髋关节稳定肌群	股四头肌	相对功率（爆发力）	中枢神经系统	下肢、足
	踝背屈	核心稳定性				

2. 交叉步跑

交叉步跑动作分析见表5。

表5　交叉步跑动作分析

转换姿势	灵活性	稳定性	主动肌	力量类型	再生手段	常见损伤
交叉步跑	髋部旋转	足、踝	臀大肌、股四头肌	力量发展速率	髋部	脊柱腰段
	胸椎扭转	髋关节稳定	髋部屈肌	爆发力	脊柱腰段	下肢、足
	屈膝	核心稳定性	髋外展肌群	—	—	髋外展肌群

3. 后退

后退动作分析见表6。

表6　后退动作分析

转换姿势	灵活性	稳定性	主动肌	力量类型	再生手段	常见损伤
后退	髋/膝关节伸肌、踝关节背屈	踝/足 髋关节稳定肌群 核心稳定性	臀大肌、股四头肌、腘绳肌	力量发展速率、最大力量、离心力量	下肢软组织、足/下肢	股四头肌、膝、脚、踝

4. 加速跑

加速跑，躯干前倾帮助加速。加速跑动作分析见表7。

表7　加速跑动作分析

转换姿势	灵活性	稳定性	主动肌	力量类型	再生手段	常见损伤
直线加速	髋关节屈伸、踝关节背屈	核心稳定性、髋关节稳定肌群、踝/足	臀大肌、股四头肌、腘绳肌	最大力量、力量发展速率	中枢神经系统扳机点——股四头肌、髋部屈肌群、臀大肌	髋关节屈肌、下肢、脚、膝

5. 最大速度跑

最大速度跑，躯干直立以保持速度。最大速度跑动作分析见表8。

表8 最大速度跑动作分析

转换姿势	灵活性	稳定性	主动肌	力量类型	再生手段	常见损伤
直线最大速度	髋关节屈、伸踝关节背屈、腘绳肌	核心稳定性、髋关节稳定肌群、踝/足	臀大肌、股四头肌、腘绳肌	力量发展速率、爆发力、最大力量	中枢神经系统扳机点——股四头肌、髋部屈肌群、腓肠肌	髋关节屈肌、腘绳肌、下肢、脚、膝

（三）连接动作

连接动作是把动作从一个类型转到另一个类型，比如从滑步到冲刺，包括后撤步、交叉步、原地旋转、加载步。

1. 交叉步

交叉步动作分析见表9。

表9 交叉步动作分析

转换姿势	灵活性	稳定性	主动肌	力量类型	再生手段	常见损伤
交叉步	髋部旋转	足、踝	臀大肌、股四头肌	力量发展速率	髋部	脊柱腰段
	胸椎扭转	髋关节稳定肌群	髋部屈肌	爆发力	脊柱腰段	下肢、足
	屈膝	核心稳定性	髋外展肌群	—	—	髋外展肌群

交叉步需要更多的髋旋转肌、胸部的灵活性、腰椎的稳定性。旋转时，腰部产生很大的压力，需要更大的速度力量。

2. 后撤步

后撤步也叫垫步加速，需要髋外展、胸椎旋转的灵活度和核心稳定性。后撤步动作分析见表10。

表10　后撤步动作分析

连接	灵活性	稳定性	主动肌	力量类型	再生手段	常见损伤
垫步加速	髋伸肌群旋转	臀中肌	臀大肌	爆发力	腰椎	髋内收肌群
	髋外展	核心	股四头肌	力量发展速率	髋外展肌群	下肢、腹肌
	胸椎扭转	—	—	—	—	腰椎

3. 旋转步

旋转步包括转身冲刺、原地旋转（胸腰椎外旋而髋不动）。旋转步动作分析见表11。

表11　旋转步动作分析

连接	灵活性	稳定性	主动肌	力量类型	再生手段	常见损伤
原地旋转（躯干旋转）	伸髋	核心稳定性	核心–旋转	反应力量	下肢软组织	脊柱腰段
	胸椎扭转	髋关节稳定性	下肢	—	—	足、小腿
	—	—	股四头肌	—	—	—

4. 加载步

加载步是连续侧向跨步后向前起动时的向后垫步，改变身体相对重心位置。加载步动作分析见表12。

表12　加载步动作分析

连接	灵活性	稳定性	主动肌	力量类型	再生手段	常见损伤
加载步	勾脚	足、踝	臀大肌	反应力量	下肢软组织	髋内收肌群
	伸髋、膝	髋关节稳定性	股四头肌	爆发力	—	下肢、足

（四）变向

快速减速结合快速加速，根据角度分为钝角或锐角变向，包括减速和加速，是非常快的复合爆发力动作。

快速移动变向进入锐角需要的速度更快，力量更大，需要停下，对关节的压力也更大。其动作分析见表13。

表13　快速移动变向进入锐角的动作分析

<table>
<tr><th>连接</th><th>灵活性</th><th>稳定性</th><th>主动肌</th><th>力量类型</th><th>再生手段</th><th>常见损伤</th></tr>
<tr><td rowspan="3">快速移动变向进入锐角</td><td>踝关节</td><td>核心稳定性</td><td>臀大肌</td><td>离心收缩</td><td>中枢神级系统</td><td>足、踝</td></tr>
<tr><td>屈膝</td><td rowspan="2">足、踝；髋关节稳定肌群；胸椎稳定性</td><td>股四头肌</td><td>反应力量</td><td>下肢软组织</td><td>膝关节</td></tr>
<tr><td>腓肠肌</td><td>腘绳肌</td><td>最大力量</td><td>—</td><td>脊柱腰椎</td></tr>
</table>

快速移动变向进入钝角需要的速度相对力量不大，不需要停下。其动作分析见表14。

表14　快速移动变向进入钝角的动作分析

<table>
<tr><th>连接</th><th>灵活性</th><th>稳定性</th><th>主动肌</th><th>力量类型</th><th>再生手段</th><th>常见损伤</th></tr>
<tr><td rowspan="3">快速移动变向进入钝角</td><td>踝关节</td><td>核心稳定性</td><td>臀大肌</td><td>离心收缩</td><td>中枢神经系统</td><td>足、踝</td></tr>
<tr><td>屈膝</td><td rowspan="2">足、踝；髋关节稳定；胸椎稳定性</td><td>股四头肌</td><td>力量发展速率</td><td>下肢软组织</td><td>膝</td></tr>
<tr><td>腓肠肌</td><td>腘绳肌</td><td>反应力量</td><td>—</td><td>—</td></tr>
</table>

（五）衡量维度

衡量维度包括重心降低、鞭打动作和劈砍动作。

重心降低，即降低重心的垂直高度。减速，即减少重心速率。关节屈曲可吸收能量，从而减速。

鞭打或挥舞动作，即力量从下肢传递到上肢，并在上肢动作中传递。需要核心稳定，髋灵活，胸椎灵活，肩胛骨稳定。

劈砍或提拉动作，为加速动作，通过动力链整合屈曲和伸展动作。

提问：

（1）篮球运动员为了避免踝关节扭伤，会在脚踝打固定，踝关节的背屈角度不够，会不会成为膝关节损伤的原因？有没有什么方案可以避免？

同意这个观点。首先踝关节有足够的灵活性，打固定是因为缺乏稳定性，在训练中可以做稳定性练习，比如以足够的离心力量来起动。受伤往往是停止的时候造成的，那么我们应当训练运动员掌握正确的停止动作。然后再训练起动。举例：膝关节的末端病，因为踝关节背屈不足，在急停时，膝关节会受到更多的冲击。

（2）转换和连接的区别是什么?

转换是把重心从一点转移到另一点，连接只是一个动作，并没有产生移动，连接可以把两个转换动作连接在一起。举例：从滑步转向直线加速，这个时候就可以用一个交叉步把两个动作衔接起来。或者把基本姿势转向滑步，这个时候就可以用后撤步衔接在一起。连接动作就是把两个动作连接在一起的非常小的动作。

（3）讲动作分解的目的是不是某一种动作容易引起机体某个部位的损伤，换一个类似的动作就可以避免损伤?

是的。人体的动作，最重要的是要明白哪个关节更需要稳定性，哪个关节更需要灵活性。如果没有所需要的灵活性和稳定性，就会产生不良的动作习惯。比如说踝关节背屈不足，就不会有良好的滑步和冲刺表现。

（4）每个关节的灵活性和稳定性都很重要，是不是应当在有稳定性的基础之上再训练其灵活性?另外的关节，比如说腰椎，强调是一个稳定关节，是不是应当在灵活性的基础上，再训练其稳定性?这两者关系如何平衡?踝关节更多的问题是出在灵活性上而不是稳定性上吗?

是的。稳定性和灵活性，需要先评估。一个关节出现问题并不代表这个关节是问题的源头。比如篮球运动员膝关节的损伤可以源于踝关节。

（5）一般情况下，对于关节的稳定性和灵活性训练，我们的关注点在哪里?关注踝关节就要放在灵活性上，关注膝关节就要放在稳定性上，平常的训练策略我们是不是应当这样?

是或不是，需要先行评估。有更多的灵活性并不总是好事情。关节缺乏什么，我们就要训练提高什么。通常来讲不同关节的稳定性和灵活性有不同的侧重点，如踝关节需要强化其灵活性，膝关节需要强化其稳定性。如果出现问题就应当先评估，再确定训练的侧重点。

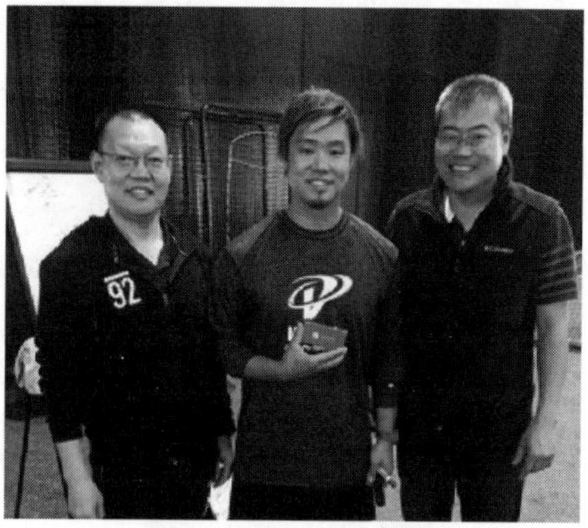

记录人与授课专家合影

记录人：包信通　韩文义

伤病的预防和康复

授课时间：2018年10月30日上午

授课地点：VSP训练中心

授课专家：肯·维克

授课老师提出了一个新理念：最好的医生应该降低伤病发生风险，而不是在伤病发生之后去进行被动的治疗。

授课老师提出，当伤病真正发生时，也许是大伤病，也许是小伤病，必须在小伤病转变为大伤病之前开始干预。

伤病康复的错误在于，受伤运动员重返赛场之后，就不再有运动医学人士的介入。

FMS：运动员有可能无任何伤病史，但如果认为其不需要进行运动医学评估，就是错误的。

评估体能和能量系统：要着重关注血液中铁的含量。

适应性测试：要关注自主神经系统。

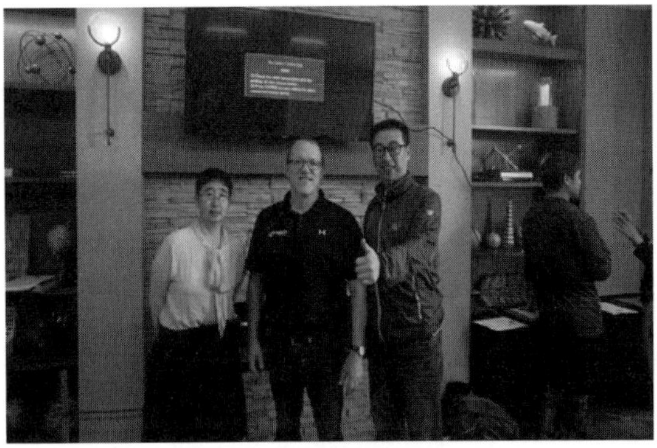

记录人与授课专家合影

记录人：石红　薛亮

以网球运动肩关节损伤为例的运动防护

授课时间：2018年10月30日下午

授课地点：VSP训练中心

授课专家：肯·维克

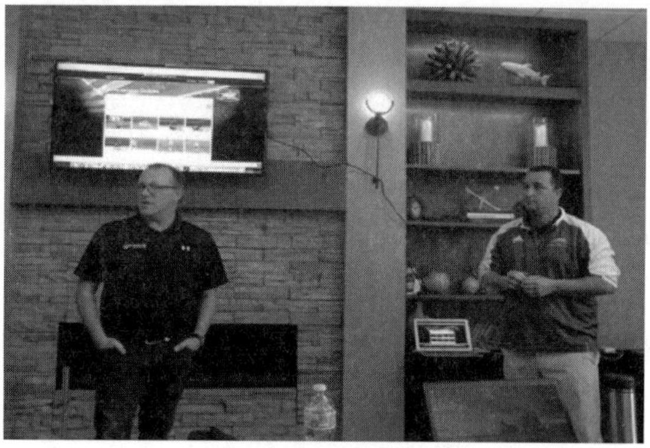

授课专家授课中

网球运动员身体前侧强壮、后侧较弱，应当格外关注肩膀、髋关节的活动度及胭绳肌的灵活性。

为了防止运动员出现运动损伤，训练、比赛时必须携带橡胶带、泡沫轴、扳机球。

做肩关节防护练习，要选择合适的训练时间，如在训练之后进行肩关节力量练习，此时运动员处于疲劳状态，更容易发现肩关节的薄弱点。

必须确保运动员在没有合适的场馆时也要进行系统练习。在做相关练习时，要先稳定肩胛骨。

记录人：石红　薛亮

力量类型

授课时间：2018年10月30日下午

授课地点：VSP训练中心

授课专家：荒木洋平

力量不仅是指运动员能够举起的重量，而且是指运动员需要举起的重量。但运动员需要举起多少重量，取决于运动专项。如果运动专项需要保持稳定性，就必须要有力量。

（1）离心力量：体现于振荡和吸收。着地时需要离心力量。

（2）最大力量：位于向心力量的最顶端。速度小，但力量大。

（3）爆发力：负荷最大时，爆发力不是最大。

①力量速度，取决于更多的力量。

②速度力量，取决于更快的速度。

（4）力量发展率：指起动肌肉组织的最快力量，时间窗口要小。

（5）反应速度：离心负荷之后，承受的负荷转化为下一组的速度。

动作很慢的对抗，需要最大的力量速度；小重量更具备反应性；跳得更高，取决于更大速度力量。

临近赛季时，需要更多的专项力量。

力量类型对伤病的预防和治疗方面的意义：80%的非接触性伤病都是在离心收缩时发生，如果没有基本的离心力量，就不能协调其他。腘绳肌的损伤多在离心力量和向心力量转换时发生。

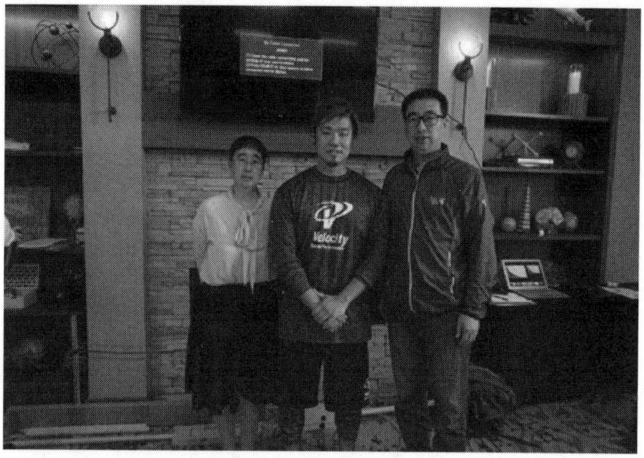

记录人与授课专家合影

记录人：石红　薛亮

力量训练与准备活动

授课时间：2018年10月16日上午

授课地点：VSP训练中心

授课专家：荒木洋平

一、逐个关节理论与准备活动

关节同时需要稳定性和灵活性，但在功能上其中一个是主导。因此，分为稳定关节和灵活关节。稳定关节与灵活关节主体上呈交叉分布。

（1）稳定关节包括跗骨间关节、膝关节、腰椎、肩胛胸壁关节、肘关节、胸锁关节。

（2）灵活关节包括跖趾关节、踝关节、髋关节、胸椎、颈椎、盂肱关节、腕关节、腕骨间关节。

肢体活动范围分为被动活动范围和主动活动范围。被动活动范围通常大于或等于主动活动范围。在运动中主动活动范围内的控制水平与运动表现更相关，也更加重要。超出主动活动范围后，人体控制能力变弱，所以运动损伤常常发生在肢体运动范围的末端。基于以上观点，设计准备活动应更加注重增加关节的主动活动范围。

二、准备活动

为加深印象，授课专家带领大家开始准备活动的实践练习。

（一）SMR练习

SMR，利用练习者自身重量及泡沫轴相互作用产生的压力，放松肌肉及筋膜等软组织，消除扳机点。授课专家着重介绍了利用泡沫轴放松小腿三头肌、股四头肌、腘绳肌、臀肌、大腿内收肌等主要肌群的方法。

（二）主动交互抑制拉伸

主动交互抑制拉伸是通过主动肌的收缩交互抑制拉伸拮抗肌的方法，可以有效拉伸肌肉，同时也能提高身体的控制能力。授课专家以腘绳肌和屈髋肌群拉伸为例，介绍了主动交互抑制拉伸的方法。

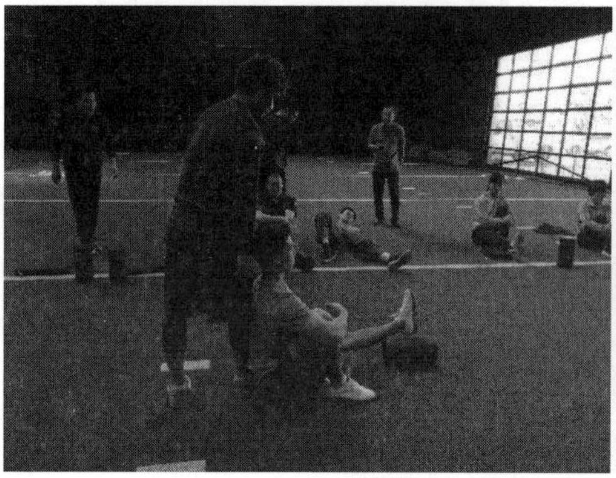

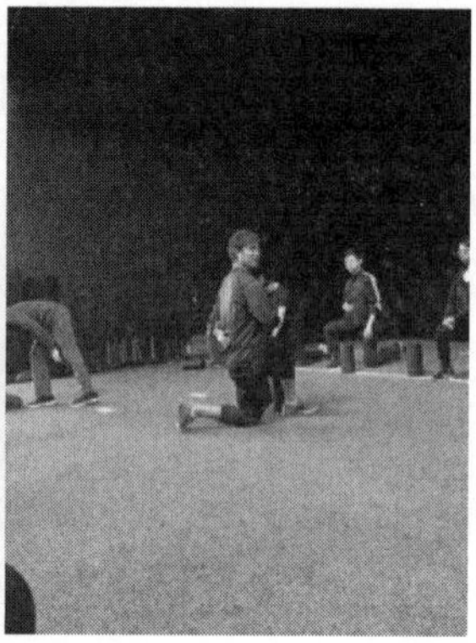

主动交互抑制拉伸方法演示

（三）动作稳定性与控制力练习

在准备活动中，动作准备尤为重要，动作准备更注重动作的稳定性和控制力，以为接下来的专项运动打好基础。授课专家带领大家做蛙式、猩猩式、螃蟹式、蝎式等动作。

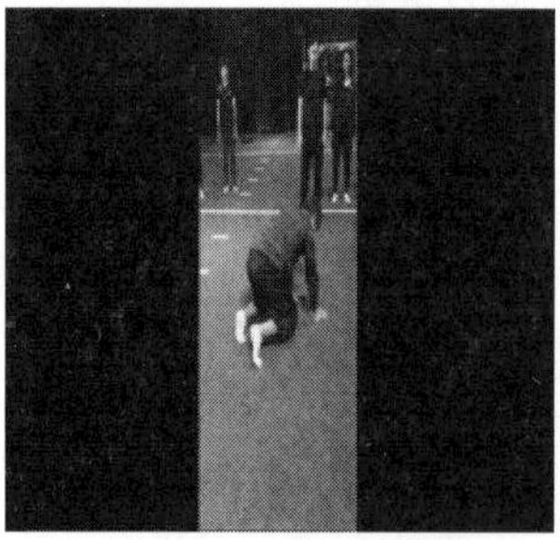

练习演示

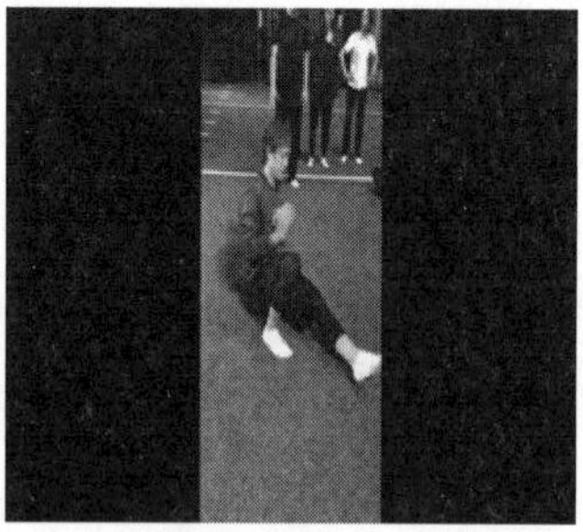

练习演示

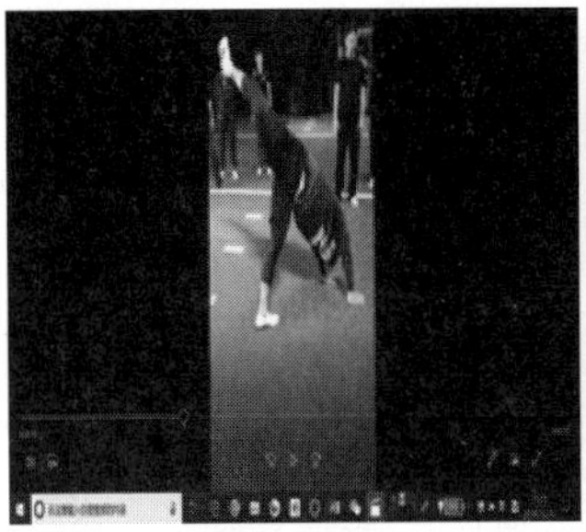

练习演示

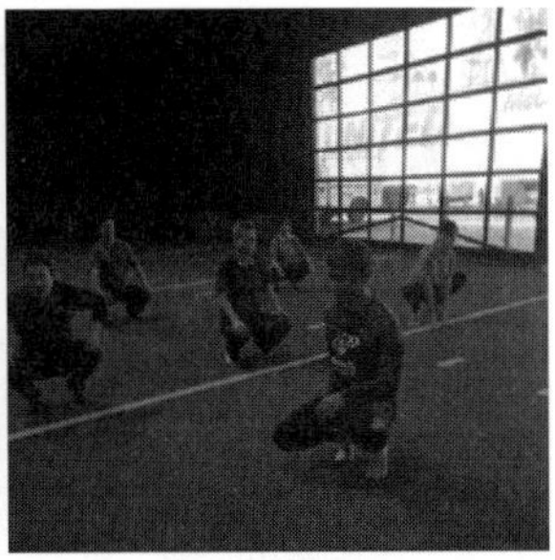

练习演示

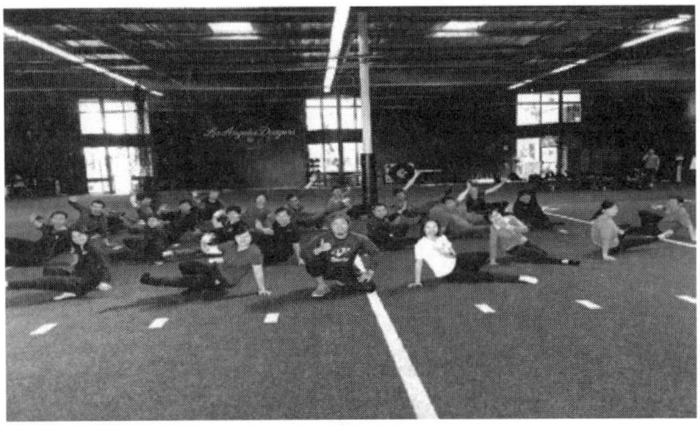

全体学员与授课专家合影

记录人：高晓嶙　张彦峰

离心训练

——运动表现提升与损伤预防

授课时间：2018年10月16日上午

授课地点：VSP训练中心

授课专家：肯·维克

离心运动指肌肉在紧张状态中逐渐被外力拉长的工作，即肌肉的起止点彼此向分离方向移动。离心力量有两个作用：①缓冲制动，主要起到减震的作用，主要由肌肉承担大量负荷；②落地反弹，变向，对肌腱的弹性要求很高。离心力量的两个作用提示肌肉、肌腱在两种作用中承担的角色是不同的，针对性的训练是十分必要的。

影响肌腱弹性的主要因素包括肌肉、肌腱的僵硬程度，以及肌腱中的弹性成分。快速运动中需要肌腱保持较大的张力，才能提供足够大的弹力。极简的弹簧作用在拉伸—收缩运动中起着非常重要的作用，通过离心拉伸预加负荷能够明显增大肌肉提供的动力。

排球运动中的力量分类：最大力量、爆发力、快速加速能力、离心力量、反应力量等。排球各种动作的力量分类见表1。

表1　排球动作力量类型

	最大力量	爆发力	快速加速能力	离心力量	反应力量
垫步跳（两次接触地面）	√	√		√	
垫步障碍跳		√	√	√	
垫步反应性跳		√	√	√	√

续表

	最大力量	爆发力	快速加速能力	离心力量	反应力量
静止跳		√	√		
落地	√			√	
摇摆		√	√	√	
滑步			√	√	√

离心力量减震的主要目的是减少吸收能量，控制发力，如果关节活动范围很大，时间较长，肌肉、肌腱中弹性成分的存储能量就会变成热量流失，而且反复进行减震离心运动，会造成局部肌肉负荷过重，热量过度累积，增加慢性劳损的风险。在排球等集体项目中，急停、落地缓冲等减速运动中离心机制是非常重要的。离心负荷通常是最大力量的160%，所以需要极高的神经肌肉控制能力。

离心运动导致的伤病主要包括：延迟性肌肉酸痛、急性损伤、慢性损伤。大多数非接触性运动损伤发生在离心运动中，所以，运动员不进行离心力量训练是损伤的高风险因素之一。离心运动可能对肌腱造成微小损伤，如果得不到恢复，损伤积累就可能导致肌腱退行性变。离心力量训练后比向心力量训练更容易出现延迟性肌肉酸痛，其原理是可能离心收缩相对于向心及等长收缩参与的运动单位较少，肌节过分拉长引起肌动蛋白与肌凝蛋白之间非理想的交叠从而导致肌节损伤。然后，白细胞会移动到受损的肌肉纤维部分以对急性发炎做出反应并释放像组胺及前列腺素之类的化学物质引发疼痛的感觉。离心收缩后出现的组织结构损伤是可修复的，而且损伤修复后的肌肉增强了抗离心收缩所带来的损伤的能力。

大量研究表明经离心训练方法获得的离心肌肉力量明显高于向心训练，离心收缩肌肉力量提高了18%~34%。离心训练提高离心肌肉力量的结果可以解释最大离心肌肉动作比最大向心肌肉动作更能刺激力量的增加。同时，离心力量的增加是由于离心收缩可以促进运动单位协调的神经性适应。离心训练可以促进肌腱的重塑，提高肌腱细胞的活性，增加胶原蛋白。在康复运动中离心运动是已知肌腱康复的有效手段之一，通常早期采用小负荷多次重复的练习方法（12~15次/组），然后逐步增加强度，减少次数。离心力量的减震运动练习，也要逐步增加负荷，向发展离心力量的弹簧作用进阶。跑步时，如果步伐过大，脚落到重心前面，就会增大腘绳肌的离心负荷，导致损伤风险明显增加。建议在运动员准备活动中适当增加离心运动成分，如高速跑。肌腱只对10分钟内的快速拉伸收缩练习有反应，产生最佳重塑效果，6~8小时内再重复训练并不能产生更大的效果。所以一天中最好在运动训练前后各安排一次离心力量训练。服用维生素C等营养药物也有助于肌腱重塑。

记录人：高晓嶙　张彦峰

皮　肤

授课时间：2018年10月16日下午

授课地点：VSP训练中心

授课专家：伊森

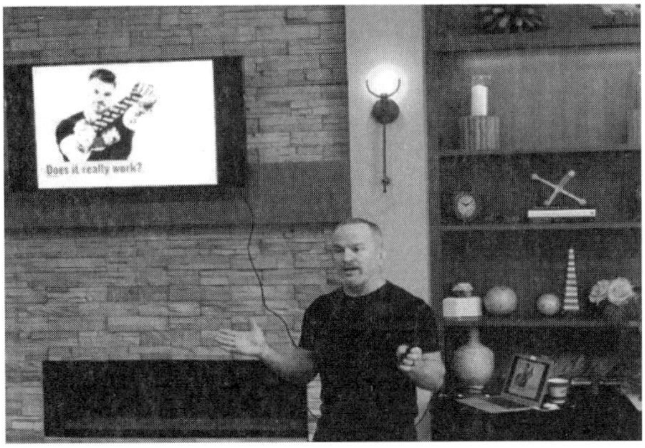

伊森授课中

皮肤是最大的器官，通过皮肤可以改变大脑神经。肌效贴通过感受器影响大脑对肌肉的控制。皮肤和筋膜经常被人忘记，它们没有起点和止点。皮肤的结构分层很多。

疼痛是“软件”问题，手法治疗、按摩可以改变大脑神经感受，可以降低疼痛感。根据闸门控制理论，感觉有快纤维与慢纤维，贴扎可以遮盖慢纤维。长期疼痛会导致对疼痛更加敏感。我们可以通过认知、情绪、感觉，让运动员放松，进而缓解疼痛。所以教育非常重要，改变动作模式，提高身体运动能力都可以减轻疼痛。肌效贴贴扎对疼痛治疗是十分有效的。依次进行手法、贴扎、正确的动作练习可以保证长期有效的疗效。

对于长期疼痛，研究显示通常会有中枢痛感的超敏性，进一步提高痛觉，通过贴扎、手法、拔罐都可以降低中枢痛觉敏感性。

肌效贴有三大疗效：降低疼痛，改变神经敏感性，释放压力。疼痛是身体的一种请求，要求改变。通过释放压力，贴扎可以拉开筋膜，打开通道。在炎症出现时，贴扎可以打开通道，促进炎症成分的流通消散。通常根据关节依赖理论，贴扎稳定性关节。对付局部疼痛，可以把皮肤向4个方向拉伸，问患者哪个方向的感觉是好的。按照感觉好的方向贴扎。伊森博士向大家展示了痛点、不同关节不稳的贴扎疗法，并带领大家进行实际操作。

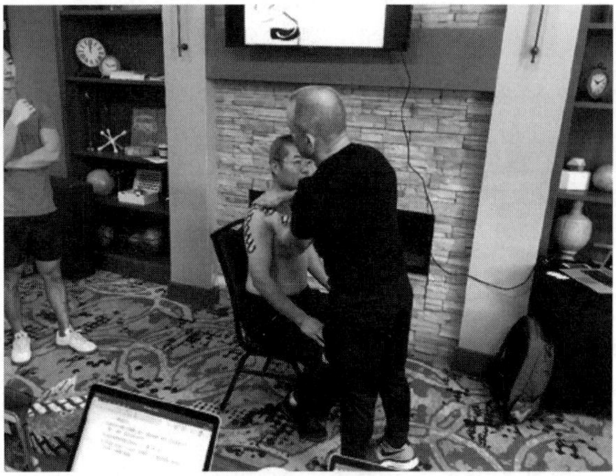

肩部的贴扎方法演示

弹力带加压治疗（通过弹力带加压缠绕，缓解疼痛）可以增加关节活动度，弹力带由远端缠向近端。可以同时转动皮肤，实施关节松动术。运动时按照被动—主动—负荷下步骤做关节活动练习，再加压2分钟。该方法需要50%的重合缠绕。该方法通过松解筋膜改变淋巴引流，来缓解疼痛。

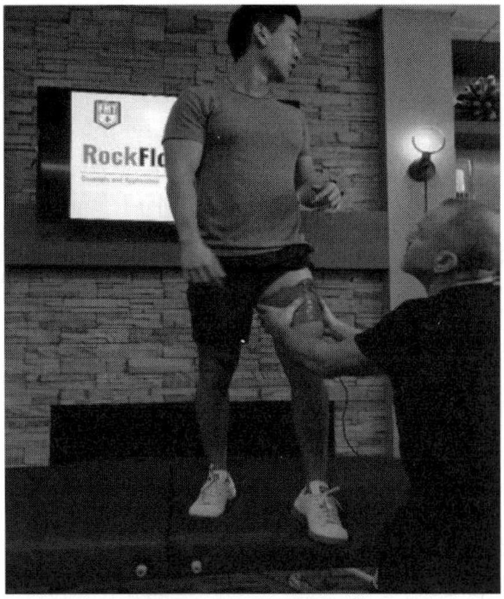

弹力带加压治疗演示

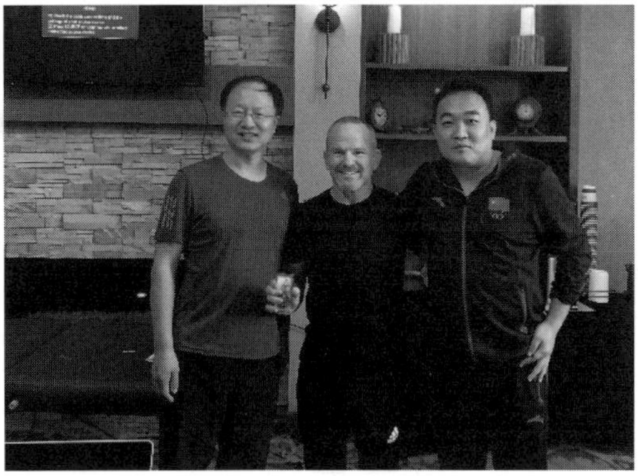

记录人与授课专家合影

记录人：高晓嶙　张彦峰

改善软组织质量的治疗技术选择

授课时间：2018年10月16日下午

授课地点：VSP训练中心

授课专家：米莎

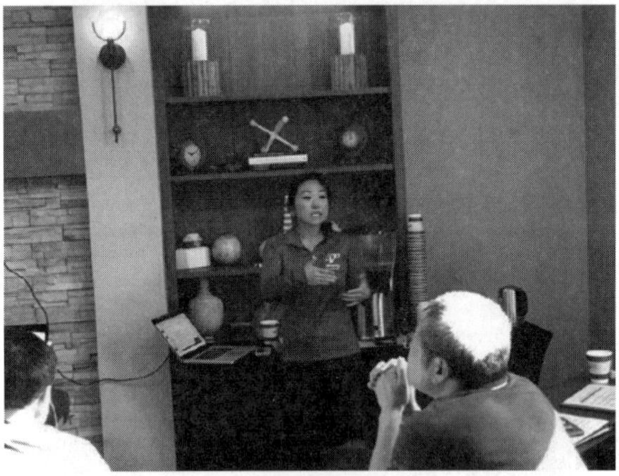

米莎授课中

软组织质量，通常指骨骼肌的内稳态。对正常运动员来说，理想软组织状态可以提高最优运动表现，同时预防运动伤病。软组织有四个功能特点：收缩（向心、等长、离心）、弹性、兴奋性、伸展性（可以被拉长的能力）。

好的软组织：柔软、松弛、轻松。不正常的软组织：萎缩、存在扳机点，痉挛、紧张/酸痛。肌肉萎缩：很难用主动神经控制，可以使用电疗，用外界电流刺激肌肉收缩，或者用主动神经控制加电疗的方法协同训练。

扳机点常采用手或工具按压；主动释放技术（从静态按压开始，当习惯按压后，缩短或拉长相应的组织）；干针；刮痧（刮痧前，先涂油，热身，然后加大刺激力度，热身完后，找到扳机点，解决局部痉挛）；针灸（找到扳机点，扎下去，扎完后可以适当活动一下）等治疗方法。扳机点表浅，用手法即可，如果很深，就用针灸。

其他治疗措施：

①干针加中频；

②Combo（中频+超声）；

③拔罐（静态、走罐、软组织松解）。

身体整体紧绷的处理方法：按摩、泡沫轴、冷热水浴、拔罐（10~15分钟，留罐时间取决于忍受能力和肌肉紧张程度），或拔罐加关节活动。

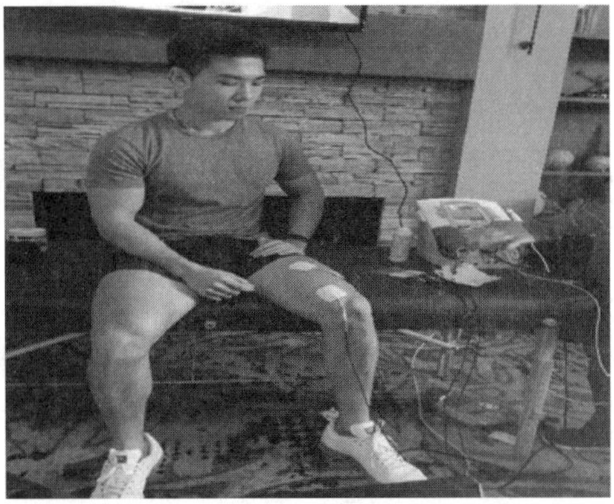

治疗技术演示

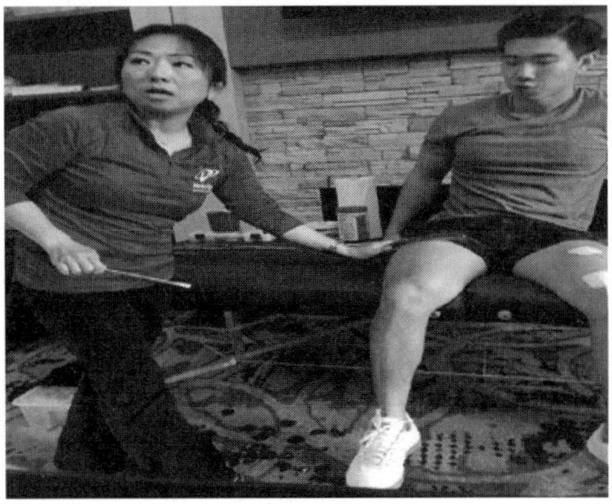

治疗技术演示

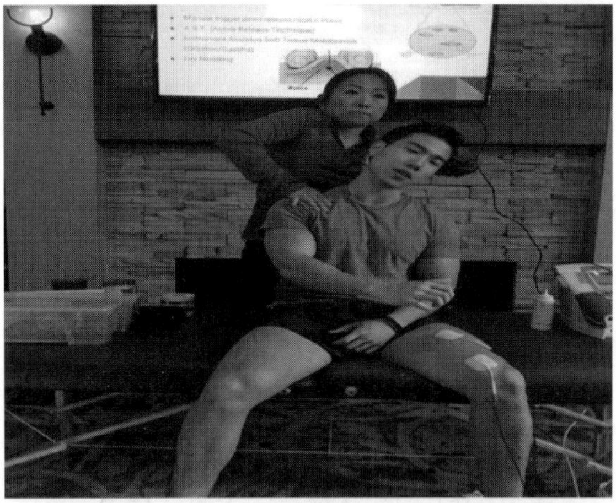

治疗技术演示

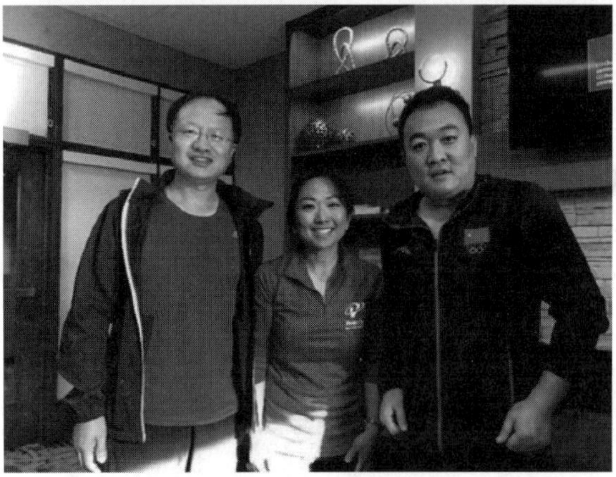

记录人与授课专家合影

记录人：高晓嶙　张彦峰

运动恢复系统

授课时间：2018年11月1日上午

授课地点：VSP训练中心

授课专家：肯·维克

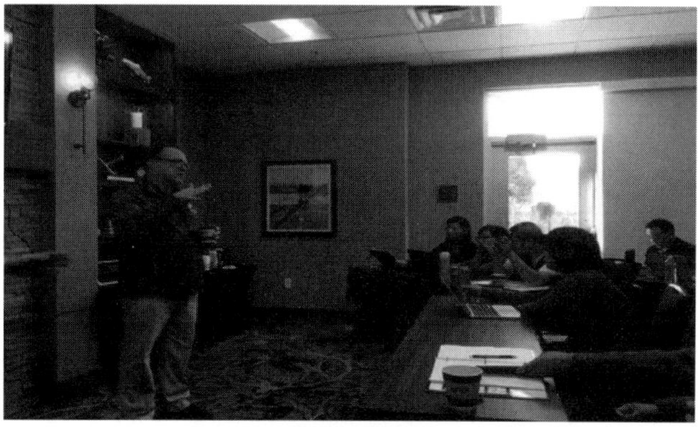

肯·维克授课中

运动恢复系统在美国依然存在争议。身体可以做到自我恢复，但需要采取相应措施帮助恢复。

一、对身体恢复可以进行的干预

（1）支持：遵从自然愈合规律，循序渐进和进行有效的活动。

（2）促进：刺激组织再生，帮助恢复和愈合，进行有益恢复的活动。

二、运动恢复的构成

运动恢复包括中枢神经系统的恢复、组织结构的恢复、运动生理的恢复和精神层面的恢复。

三、身体恢复的过程

一般来说，身体恢复包括四个过程。中枢神经系统的恢复——充电，组织结构的恢复——修复，运动生理的恢复——重塑，精神层面的恢复——重生。

但同时，特殊的情况需要进行有侧重的恢复，运动队经常会遇到旅行疲劳，包括时差等问题，而这些问题的解决主要是需要消除睡眠和中枢神经系统的疲劳，以及改变由于疲劳带来的免疫力降低的情况。

时差问题的解决方法：①提前较长时间到赛区；②临近比赛到赛区。如果有较大的时差，到达后3~7天是时差影响最严重的时间段。

免疫系统的恢复往往需要医学的帮助，因此，预防疾病的产生是关键，比赛前期增强机体免疫力至关重要。

四、运动适应

注意运动适应和运动疲劳之间的关系。通常运动训练需要一定的负荷，但与此同时生理指标出现一定类似疲劳的变化。因此，要做好与教练的沟通，同时注意定期监控生理指标，但监控时间间隔不要过短。

五、个性化监控运动员

针对不同文化、不同队伍的运动员需要采取正确的方式进行个性化监控。可以采取不同的系统进行监控。如使用Omegawave软件系统，通过数据可以监测运动员的疲劳状态。但如果恢复过度，数据结果可能会导致短时间内训练量加大，运动员不能充分恢复，容易疲劳和损伤。因此，要防止由过度恢复瞬间变成未恢复状态。

如果运动员出现伤病或者疲劳，首先要通过评估得到数据，根据结果制定恢复流程。通过冲击波、理疗仪器或者漂浮精神测试与治疗等手段进行全方位的恢复。

问题与讨论：

1. 睡眠问题如何监控?

睡眠监测设备，通过心率和心律变化对睡眠进行监测。但需要鉴别睡眠监测设备质量。通常在患者出现睡眠问题时进行监控和干预。

2. 如何在赛前提高免疫力和保证睡眠?

调整饮食，补充维生素，可以提高睡眠质量，中医手段也可以帮助睡眠，减小压力。任何提高副交感神经兴奋性的措施均可以采用。同时可以使用漂浮精神仪器帮助提高睡眠质量。

3. 比赛期间是否主张用药物进行干预治疗?

不主张长期使用帮助睡眠的药物。

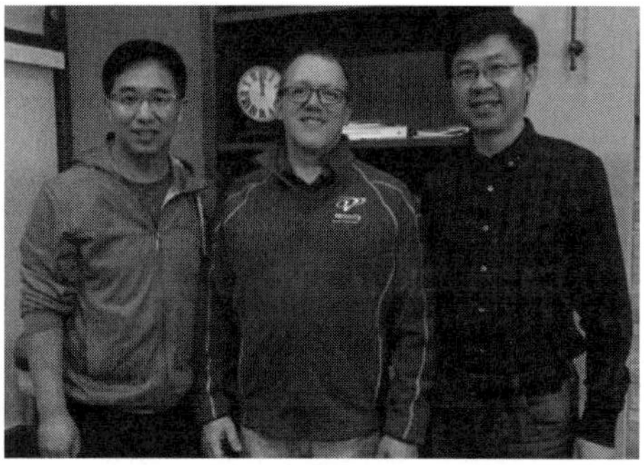

记录人与授课专家合影

记录人：周敬滨　李然

运动营养与损伤

——损伤预防与促进恢复的策略

授课时间：2018年11月1日下午

授课地点：VSP训练中心

授课专家：克里斯·威尔金斯

一、运动表现的影响因素

运动表现的影响因素包括营养、负重训练、心血管训练、恢复和计划设定。

二、良好营养的作用

良好的营养可提高运动表现，改善体成分，改善身体指标，预防伤病。运动营养并非只有短期效应。

三、良好的饮食习惯如何预防损伤？

营养缺乏会导致身体能力下降、睡眠障碍。

简单地讲，可以根据食物颜色进行配餐。

良好的营养可以提高大脑反应能力，提高组织弹性功能，保证免疫反应迅速。

四、建立良好的饮食习惯

良好的饮食习惯包括以下几点。

（1）慢吃，八成饱腹感时就停止进食。

（2）摄入足够的蛋白质。

（3）每餐食用蔬菜。

（4）食用健康脂肪。

（5）食用天然碳水化合物。

（6）其他。

五、运动员的营养策略

根据运动员的营养水平，营养策略分为3级。

Ⅰ级：形成健康饮食习惯，学会营养学方法。

Ⅱ级：在Ⅰ级的基础上，针对身体代谢类型采用特殊的营养策略。

Ⅲ级：短期的营养策略，主要是为了达到当前的运动目标。

六、对营养策略的追踪

急性伤病的窗口期：凝血期（1~2天），炎症期（最多5天），重塑期（5~28天）。急性伤病早期需要控制疼痛和肿胀，晚期需要促进组织生长。

摄入过多的营养会增加组织损伤，使组织出现过度肿胀和过多炎症。摄入过少的食物，会减缓血液循环和组织愈合速度。

炎症早期需要减少ω-6的摄入，增加ω-3的摄入，如亚麻油、鱼油。降低炎症反应的营养物质包括姜黄素、大蒜、菠萝蛋白酶等。

七、NSAIDs的使用

NSAIDs有阻碍生长的作用，有诸多副作用。

八、合适的营养可促进伤病恢复

在伤病的组织重塑过程中，静息代谢率可提高15%~50%。这一时期，食欲是关键，伤病会降低食欲，使营养物质摄入过少，体重减轻，恢复速度减缓。

维生素和矿物质对损伤恢复的作用：缺乏维生素和矿物质会引起损伤，愈合也会减慢，在某些病例中维生素和矿物质可以帮助恢复。

记录人：周敬滨　李然

正确运动方式的选择

授课时间：2018年11月1日

授课地点：VSP训练中心

授课专家：荒木洋平

一、主要运动方式

运动方式包括普拉提、瑜伽等。

二、选择运动方式中的注意事项

（1）关注运动功能不良，主要包括关节运动功能不良、组织延展性功能不良、稳定性不良和动作控制功能不良4类。

（2）关注呼吸：运动损伤会导致呼吸的改变，进一步导致心血管系统的生理变化，最终导致精神的变化。

（3）注重多关节练习。

（4）统筹考虑姿势练习（包括非负重、跪姿、蹲姿和站姿）和重力练习（包括非负重练习、部分辅助练习和抗阻练习），针对特殊运动员，可交叉进行姿势练习和重力练习。

（5）重视“3R理论”，特别是对于肩关节，如果出现运动性疼痛，可以通过重置、牵拉和加强进行功能训练。

（6）重视伤病原因的发掘，进行循序渐进的训练。

记录人：周敬滨　李然

科研成果

交 流

中国成年人（18～65岁）体力活动量状况调查研究

国家体育总局运动医学研究所　安楠

随着社会的发展，人类治疗疾病的技术和手段不断提高，但肥胖、糖尿病、冠心病等慢性疾病的发病率却呈现增高的趋势。究其原因，很多慢性疾病与体力活动不足导致的“能量过剩”有密切的关系。当今科学的发展和技术的进步使人们消耗在日常活动上的能量大大减少，久坐型的生活方式非常不利于健康，人体每天的能量摄入经常大于能量消耗，过剩的能量在体内转化为脂肪存积，增加了这类慢性疾病发生的风险。体力活动作为一种特定的生理活动和生活行为方式，其与健康的关系越来越受到重视，人们开始积极地对抗这一问题，目前较为共识的理念是“少吃多动”，以期达到能量平衡的状态，保持和促进身体健康。所谓的“多动”，主要是指进行与运动健身相关的身体活动，研究表明，积极、充分的体力活动可以在一定程度上预防疾病发生、延缓疾病进程。

20世纪80年代起，多项大规模的流行病学研究结果揭示了低强度和中等强度体力活动对健康的益处，这些活动包括了健走、骑自行车等体力活动项目，体力活动的确切含义与意义进一步得到了重视。无论我们要研究体力活动与健康疾病的关系，还是要进行体力活动促进和开展个性化健身指导，首要任务都是对体力活动进行测量和评价。体力活动（physical activity）是指由骨骼肌运动引起的导致能量消耗的身体活动。IPAQ（international physical activity questionnaire，国际体力活动调查问卷）根据人们的日常生活习惯，将体力活动分为四类：职业体力活动，交通体力活动，家务体力活动和运动休闲体力活动。健身锻炼属于闲暇体力活动的范畴。体力活动是一个非常复杂的过程，包括活动项目、时间、强度、频率、能量消耗等多项内容。体力活动的量化涉及体力活动种类、频度、强度、持续时间，体力活动量从数值上等于上述后三个变量的乘积。体力活动量可以用定性方式表示，如活动水平是否达标，是否充分，还可以用“能量消耗”量化表示。人体能量消耗主要用于维持基础代谢、体力活动和食物热动力效应。体力活动消耗的能量是人体总能量消耗的重要组成部分。体力活动对健康产生良好益处的关键在于增加能量消耗，维持合理体重和身体成分。但究竟人们应该进行多少健身活动？如何设计运动健身方案？是否已经达到能量平衡？哪些健身活动可以消耗更多的能量？大多数人的概念都很模糊，因此，有必要对成年人适宜身体活动量进行研究，为制定符合各类人群的推荐标准提供参考。

一、研究对象和研究问卷

通过网络问卷星平台在全国范围内完成IPAQ（长卷）1 061例随机样本，参加问卷者地域不限，年龄在18~65岁之间，所得数据经过第1次和第2次截断处理（每一项体力活动不超过180 min/d、每一项体力活动不超过1 260 min/周），获得有效数据1 053个，对以上受试者7 d内4类体力活动：职业体力活动、交通体力活动、家务体力活动、和运动休闲体力活动分别进行了统计和分析评价，所有数据用SPSS 16.0统计分析软件处理。

二、数据分析方法

（一）数据清理和异常值剔除原则

首先，将各项活动的每天累计时间均转化为min。活动频率或时间数据有缺失者不纳入分析。假定每人每天至少有8 h睡眠时间，如果个体报告的全部11项体力活动（长卷）每天累计时间总和超过960 min（16 h），则此人不纳入分析。 假定每次至少进行连续10 min的体力活动才能获得健康收益，如果个体报告的某项体力活动每天累计时间不足10 min，则将该时间和对应的每周频率重新编码为“0”。

（二）数据截断原则

如果某种强度体力活动的每天时间超过3 h，则重新编码为180 min。该原则允许每种强度的体力活动每周最多报告21 h（1 260 min）。这种处理可以有效地避免将部分个体错分到“高”组（表 1）。例如：某人报告在过去的7 d内，6 d有步行活动，每天10 min；另有1 d参加了中等强度的体力活动，累计12 h。如果不做任何截断处理，按照表1的分组标准，该个体会被划分为“高”体力活动水平。但是，与规律的高体力活动水平相比，这种偶尔的、单次较大剂量的活动不会产生相同的健康收益。首先，如果个体报告的任何一项活动的每天时间超过180 min，则按 180 min截断处理（第一次截断）。在此基础上，计算每项活动的每周累计时间（1周频率乘以每天时间）；将相同强度的各项活动的每周累计时间相加，如果超过21 h（1 260 min），则将该强度活动的每周累计时间重新编码为1 260 min（第二次截断）。

表1　个体体力活动水平评价标准

分组	标准
高	满足下述2条标准中任何1条： 1. 各类高强度体力活动合计≥3 d，且每周总体力活动水平≥1 500 MET·min 2. 3种强度的体力活动合计≥7 d，且每周总体力活动水平≥3 500 MET·min
中	满足下述3条标准中任何1条： 1. 满足每天至少20 min的各类高强度体力活动，合计≥3 d 2. 满足每天至少30 min的各类中等强度和/或步行类活动，合计≥5 d 3. 3种强度的体力活动合计≥5 d，且每周总体力活动水平≥600 MET·min
低	满足下述2条标准中任何1条： 1. 没有报告任何活动 2. 报告了一些活动，但是尚不满足上述中、高分组标准

注：MET为代谢当量。

（三）计算体力活动水平

体力活动水平按照个体每周体力活动量（MET·min/周）进行计算。如果个体数据无须进行截断或仅进行了第一次截断处理，则个体每周从事某项体力活动水平为：该项体力活动对应的MET赋值 （表2）×每周频率（d/周）×每天时间（min/d）。其中，对于进行了第一次截断处理的活动记录，每天时间是截断后的180 min。在此基础上可参照表2中的分类计算每周4种不同类型的体力活动水平、3种不同强度的体力活动水平以及总体力活动水平。如果个体报告的某强度活动每周累计时间进行了第二次截断处理（重新编码为1 260 min），则体力活动水平计算方法参照对应强度活动的 MET赋值 × 1 260 min/周。在报告总体力活动水平时应以各种强度活动水平的加和为准。

表2　IPAQ长卷中各项体力活动属性及其MET赋值

体力活动类型	体力活动项目	体力活动强度	MET赋值
工作相关	步行	步行	3.3
	中等强度	中等	4.0
	高强度	高	8.0
交通出行相关	步行	步行	3.3
	骑车	中等	6.0
家务园艺相关	中等强度户内家务	中等	3.0
	中等强度户外家务	中等	4.0
	高强度户外家务	中等	5.5
休闲相关	步行	步行	3.3
	中等强度	中等	4.0
	高强度	高	8.0

（四）体力活动水平评价

根据一定的标准将个体体力活动水平划分为低、中和高3组（表1）。由于个体的健康收益来自规律的体力活动，因此，在分组标准中不仅要考虑总的体力活动水平，还要考虑1周频率和每天时间。IPAQ问卷涉及日常生活中各个领域的体力活动，所以，估计的体力活动水平要比单纯询问休闲时间进行体育锻炼的调查高。如果仍然参照常见指南中“每周至少5 d，每天至少锻炼30 min”的标准进行分组，大多数成年人都能达到标准。而应用IPAQ标准进行分组时，需要计算不同强度活动的1周累计天数。需要说明的是，IPAQ长卷中针对不同体力活动项目分别询问1周频率，未区分不同活动是否发生在同一天。这就导致询问的11项体力活动（表 2）的1周累计天数，最小可以为0 d （个体未报告任何活动）；最大可以为77 d（每项活动都报告7 d）。

三、研究结果

1 053例数据统计分析显示：

样本中日常体力活动量达到高水平（体力活动量≥3 000 MET · min/周，且高强度体力活动天数≥3 d）人数占总体的13.3%；达到中等以上水平（体力活动量≥600 MET · min/周，且体力活动天数≥5 d，每次30 min以上）人数占总体的76.5%；体力活动量处于低水平（达不到以上中、高水平）人数占总体的23.5%；

完全没有运动休闲体力活动的人数占总体的29.0%；

工作中久坐时间达到480 min以上的人数占总体的30.5%，休息日久坐时间达到480 min以上人数占总体的25.7%。

四、分析讨论

国内外一些研究机构对人们在运动健身时的能量消耗进行过较为广泛的测量与分析。根据美国运动医学学会等研究机构近年来所证实的运动推荐量：每天进行30 min（或者每周至少150 min）的中高强度的身体活动，那么大概平均每天的步数为 7 000 ~ 8 000 步。有研究表明，平均每天低于7 500 步为身体活动量不足；世界卫生组织关于身体活动有益健康的全球建议，IPAQ工作小组、美国卫生部美国人身体活动指南等判定当身体活动总量未满足以下4 条标准的任何一条即可判断为身体活动不足：①每周至少有 3 d 的高强度身体活动，并且每天不少于20 min；②每周至少有5 d 的中等强度身体活动，并且每次不少于30 min；③每周步行，中、高强度身体活动合并累计不少于5 d，并且合计能量消耗量不少于600 MET · min；④每天的总步数不少于7 500 步。体力活动强度是体力活动量化中最重要的因素，体力活动强度指标的选择也决定了体力活动量的表达。表示体力活动强度的指标包括功率、瓦、能量消耗量、摄氧量、心率、代谢当量等，其中，代谢当量即MET是在人群体力活动研究中应用最为广泛的指标。MET是指活动时的代谢率与静息代谢率（REE）的比值。1 MET 就是指静坐时的静息代谢率。当确定了某种体力活动的MET值，结合体重、活动时间等信息，就可以知道从事该项活动消耗了多少能量。

不同学者探讨了走、跑、爬楼梯、日常家务劳动的能量消耗。卡罗尔等学者以22名22~58岁的健步走爱好者为研究对象，采用间接热量测定法测试了受试者惯用步速（平均1.78 m/s）的运动强度和能量消耗水平，其测试结果超过了体力活动概要中的步行参考范围。尽管测试方法比较严谨，但作者承认由样本量小造成样本偏倚可能会影响研究结果的可靠性。西蒙等使用便携式间接热量测试仪研究了4种常见家务活动的能量消耗。研究对象的年龄范围是35~45岁，研究者没有选择45岁以上的人群作为研究对象，认为随着年龄的增长，VO_2max的下降使绝对负荷的相对强度逐步增加，这样会造成能量消耗的测量误差。另外，4种家务活动的强度都是受试者日常生活中的习惯水平，研究者通过观察心率与氧气消耗量之间的对应关系，确定活动持续15min时能量消耗达到稳定状态。努阿拉等研究了671名18~74岁，体重34~186 kg人群的静息代谢率和其中98人步速为5.6 km/h的能量消耗率，发现相同负荷下该实验测定的4.6MET大于体力活动概要推出的3.8MET，研究者认为除了体重外，静息代谢率是调节能量消耗个体差异性的重要因子。

国内关于体力活动能耗的研究报道较少。上海研究者采用间接热量测定法测定42名非体育专业大学生的一些健身项目的能量消耗，并尝试以此数据作为上海市民健身项目锻炼指南的依据；张磊等以8名男性大学生为研究对象，测试了静坐、不同强度的走、爬楼梯活动的摄氧量、能量消耗量、心率，研究了不同负荷、不同活动时间上述指标的变化规律；王欢等进行了关于体力活动测量消耗常模的方法学研究；伊木清等的前期研究中进行了高准确度运动能量消耗模型的构建，测定了1 000余例样本在不同体力活动下的能量消耗情况。以上研究从不同角度提出了身体活动量水平评价状况、评价方法及推荐标准，结果与不同地域、不同人种、不同生活习惯均有一定程度的相关性，但从总的趋势来看，与本调查结果类似，均存在不同程度体力活动量不足，特别是运动休闲体力活动不足以及久坐时间过长的问题。

综上所述，目前关于体力活动量的研究还有很多不足，结果的差异很大，推荐标准各异，在很大程度上取决于测试和评价方法，因此需要进一步深入研究，在扩大数据采集样本量的基础上，不断规范测量和评价方法，实现我国成年人体力活动量推荐方案的标准化。为今后制定和发布不同人群成年人适宜体力活动量标准做好前期准备，这对于未来更好地指导中国人进行身体活动，提高人们健康和体质水平，降低慢病发病率，具有积极的促进和指导意义。

五、研究结论

第一，我国目前大多数成年人（18~65岁）日常体力活动量处于中等水平。

第二，久坐生活方式仍较为普遍。

第三，运动休闲类体力活动时间有待提高。

参考文献

［1］张戈，陆爱发．对一次30 km户外登山运动中能量消耗、体成分变化及机能反应的研究［J］．哈尔滨体育学院学报，2016（5）：1–6.

［2］王婕．国际体力活动问卷（细化版）在中老年人群中信效度评价研究［D］．临汾：山西师范大学，2016.

［3］冯成伟．羽毛球健身运动代谢机能与能耗特征研究［D］．西安：西安体育学院，2014.

［4］黄晓．推测20～65岁成年人及老年人身体活动量简易方法的研究［D］．北京：北京体育大学，2014.

［5］李元，李涛．全民健身运动中乒乓球运动能量消耗测定与分析［J］．渭南师范学院学报，2014，29（3）：62–64.

［6］王欢．步行能量消耗特征的研究与应用［D］．上海：上海体育学院，2013.

［7］吴嶍，徐凯，屠正红．不同速度登紫金山能耗研究［J］．南京体育学院学报（自然科学版），2012，11（6）：31–33.

［8］刘春辉．20～30岁人群不同强度走、跑、骑自行车能量消耗研究［D］．南京体育学院，2012.

［9］刘春辉，盛蕾，汤强．自行车不同骑速能量消耗特征研究［J］．南京体育学院学报（自然科学版），2012，11（2）：1–3．

［10］聂东升，刘庆秋，毛德倩，等．大学生不同体力活动能量消耗和运动效率的研究［J］．中国运动医学杂志，2012，31（3）：193–197，239．

［11］赵壮壮，陈培友，邱悦雯．LivePod LP2检测人体运动中能量消耗水平的信、效度检验［J］．体育科学，2012，32（1）：48–53．

［12］王馨塘，田烟泉，曹振波，等．国际体力活动问卷中文版与三轴加速度计的信效度比较［C］//中国体育科学学会（China Sport Science Society）．第九届全国体育科学大会论文摘要汇编（2）．北京：中国体育科学学会，2011．

［13］卓勤．中国成人的能量估计需要量［C］//中国营养学会．中国营养学会DRIs修订专家委员会第二次会议论文集．北京：中国营养学会，2011．

［14］王俊，管有志，许佳章，等．深圳市成年人部分体力活动能量消耗的测定研究［J］．营养学报，2011，33（4）：411–412，415．

［15］ Macfarlane D， Chan A， Cerin E．Examining the validity and reliability of the Chinese version of the International Physical Activity Questionnaire，long form（IPAQ–LC）［J］．Public Health Nutr，2011，14（3）：443–450．

［16］余丹，曾果，李鸣，等．中国南方中青年体力活动能量消耗研究［J］．卫生研究，2010，39（6）：715–718．

［17］徐亮亮，刘欣，向剑锋，等．健康成年人步行的能量消耗［C］//中国体育科学学会体质研究分会．2010年“科学健身与增强体质”论文集．北京：中国体育科学学会体质研究分会，2010．

［18］黄晖明，许浩，李森．江苏省居民体力活动状况调查研究［C］//国家体育总局，中国体育科学学会．第二届全民健身科学大会论文摘要集．北京：国家体育总局，中国体育科学学会，2010．

［19］刘健敏，李颜，杨晓光．应用K4b²心肺功能测定仪对日常体力活动能量消耗的测定［J］．科学技术与工程，2010，10（5）：1215–1218．

［20］梁崎，王于领，林凤巧，等．七天体力活动回顾问卷中文版信度与效度研究［J］．中国康复医学杂志，2010，25（11）：1078–1081．

［21］张勇．普通大学生骑车运动中机体能量消耗和底物代谢的性别差异

研究［J］．中国运动医学杂志，2009，28（5）：491–494.

［22］张勇，王恬．不同强度骑车和跑步的能量消耗与底物代谢特征研究［J］．中国体育科技，2009，45（1）：111–114.

［23］贾玉俭，许良智，康德英，等．国际体力活动问卷（自填式长卷）中文版在成都市女性人群中信度与效度的研究［J］．中华流行病学杂志，2008，29（11）：1078–1082.

［24］贾玉俭．多囊卵巢综合征与运动关系调查——成都市女性国际体力活动问卷（自填式长卷）中文版信度效度研究［D］．成都：四川大学，2007.

［25］罗盈怡．食物频率问卷及国际体力活动问卷的设计及其在不同人群中的应用［D］．上海：同济大学，2007.

［26］戴剑松，李靖，顾忠科，等．步行和日常体力活动能量消耗的推算［J］．体育科学，2006，26（11）：91–95.

［27］狄玉峰，李艳平，赵斌，等．北京市城区不同体质量人群能量消耗和体力活动水平比较［J］．中国临床康复，2006，10（24）：1–3.

附件1：IPAQ（长卷）

问卷编号：____________

我们想要了解您在日常生活中体力活动量的情况。请您回答：在最近7天中，您花在体力活动上的时间，包括工作、交通、做家务及在休闲时间所做的娱乐、运动中所花的时间。

就算您认为自己不爱动，也请您认真回答每一个问题。

1. 您最近7天的体力活动与过去3个月的体力活动比较起来

○比较多　○比较少　○差不多

2. 请回想在最近7天中，所有您做过的费力、比较费力的体力活动，写出两项。

（费力的体力活动指：会让您的身体感觉很累，呼吸比平常快很多，如一种活动的强度跟慢跑差不多，而且一次持续时间多于10分钟）

（比较费力的体力活动指：会让您觉得身体有点累，呼吸比平常快一些，如一种活动的强度跟快走差不多，而且一次持续时间多于10分钟）

第一部分：与工作有关的体力活动

这部分体力活动与您的工作有关，包括您的正式工作、务农、课业及做志愿者等所有领工资和义务的工作（家务除外）。

3. 您目前是否有工作，或从事任何义务的工作？

○有，最近7天中，您有几天要____________

○没有（跳至第二部分：与交通有关的体力活动）

下面的问题是关于：最近7天中，在领工资和义务的工作中，您所做的体力活动。注意：不包括上下班的交通时间。

4. 最近7天中，您工作中有多少天，会从事费力的体力活动，如搬运重物（大于10千克）、建筑、铲土，或上楼梯？请只考虑一次至少持续10分钟以上的体力活动。

○天数__________

○工作中没有做费力的体力活动（跳至第6题）

5. 在您的工作中，费力的体力活动通常占一天中的多少时间？

一天_______小时_______分钟

6. 最近7天中，在您的工作中，您做了多少比较费力的体力活动，如携带有点重的东西走路（有点重是指4.5~9千克，例如两包A4的纸），请不要将提轻物的走路算进去。请回想那些持续10分钟以上的活动。

○天数__________

○工作中没有做比较费力的体力活动（跳至第8题）

7. 在您的工作中，比较费力的体力活动通常占一天中的多少时间？

一天______小时______分钟

8. 在过去7天中，您工作中有多少天曾经走路持续10分钟以上？注意：不包括旅行或上下班的走路时间。

○天数__________

○工作中的走路没有一次持续10分钟以上（跳至第二部分：与交通有关的体力活动）

9. 在您的工作中，走路通常占一天中的多少时间？

一天______小时______分钟

第二部分：与交通有关的体力活动

以下问题是关于您上下班及去商店、电影院等这些地方的交通方式。

10. 最近7天中，您有多少天会乘坐交通工具，如摩托车、公交车、地铁、火车、汽车（不含自行车）？

○天数__________

○不需乘坐交通工具（跳至第12题）

11. 乘坐交通工具的那些天中，您通常一天花多少时间在乘坐摩托车、公交车、地铁、火车、汽车（不含自行车）？

一天______小时______分钟

现在请只考虑您上下班、出差或外出的交通中与骑自行车及走路相关的事情。

12. 最近7天中，有几天您以骑自行车作为交通方式，一次至少持续10分钟以上？

○天数__________

○没有以骑自行车当作交通方式且一次持续10分钟以上（跳至第14题）

13. 您通常一天花多少时间，以骑自行车作为交通方式？

一天_______小时_______分钟

14. 最近7天中，有几天您以走路作为交通方式，而且一次至少持续10分钟以上？

○天数___________

○没有以走路作为交通方式且一次持续10分钟以上（跳至第三部分：家务、家中维修和照顾家人）

15. 您通常一天花多少时间，以走路作为交通方式？

一天_______小时_______分钟

第三部分：家务、家中维修和照顾家人

这部分是关于最近7天中，您在家和家附近做的体力活动，如做家务、整理庭院或阳台、一般维修和照顾您的家人。

16. 请回想那些您持续做10分钟以上的体力活动。最近7天中，有几天您在花园或庭院做费力的体力活动，像搬运重物或铲土？

○天数___________

○没有在花园或庭院做费力的体力活动（跳至第18题）

17. 您通常一天花多少时间，在花园或庭院做费力的体力活动？

一天_______小时_______分钟

18. 请再次回想那些您持续做10分钟以上的体力活动。最近7天中，您有多少天在花园或庭院做比较费力的体力活动，像拿有点重的东西（例如三块砖头）、耙土、打扫和手工洗车？

○天数___________

○没有在花园或庭院做比较费力的体力活动（跳至第20题）

19. 您通常一天花多少时间，在花园或庭院做比较费力的体力活动？

一天_______小时_______分钟

20. 请再次回想那些您持续做10分钟以上的体力活动。在最近7天中，有多少天您在家里做比较费力的体力活动，像携带有点重的东西走路（例如买菜，背、抱孩子。有点重是指4.5~9千克，例如5千克的米、一箱24瓶纸盒装牛奶）、清洗窗户、拖地、擦地和手洗衣服、铺床。

○天数___________

○没有在家里做比较费力的体力活动（跳至第四部分：娱乐、运动和休闲活动）

21. 您通常一天花多少时间在家里做比较费力的体力活动？

一天_______小时_______分钟

第四部分：娱乐、运动和休闲活动

这部分是关于最近7天中，您纯粹为了娱乐、运动或休闲所做的体力活动。请不要将您前面已经回答过的活动算进去。

22. 不要将您已经回答的在工作及交通中走路算进去。最近7天中，您有多少天以健步走作为休闲或运动，而且一次持续10分钟以上？

○天数__________

○没有以健步走作为休闲或运动（跳至第24题）

23. 在您以健步走作为休闲或运动时，这类的运动通常占一天中的多少时间？

一天_______小时_______分钟

24. 请只考虑那些您一次至少持续做10分钟以上的活动。在最近7天中，有多少天您在休闲时，会做费力的体力活动，像慢跑、连续快速游泳、上山爬坡、上楼梯、健身操或街舞、快速地骑自行车、打球（如网球单打、羽毛球、篮球、足球）、跳绳、柔道、跆拳道、攀岩、重量训练等。

○天数__________

○没有在休闲时做费力的体力活动（跳至第26题）

25. 您通常一天花多少时间做费力的体力活动？

一天_______小时_______分钟

26. 请只考虑那些您一次至少持续做10分钟以上的活动。最近7天内，有多少天您在休闲时会做比较费力的体力活动，如用一般速度游泳、跳舞（如民族舞、广场舞，不含健身操、街舞）、太极、瑜伽、用一般速度骑自行车，或是网球双打、桌球、排球、棒球、垒球？

○天数__________

○没有在休闲时做比较费力的体力活动（跳至第五部分：坐着的时间）

27. 您通常一天花多少时间，做比较费力的体力活动？

一天_______小时_______分钟

第五部分：坐着的时间

最后的问题是关于您在工作、居家、做功课及休闲时坐着的时间。包括坐在桌前、用电脑办公、拜访朋友、吃饭、阅读、坐着或斜躺着看电视，请不要包括您已经回答过的乘坐交通工具的时间，也不要将睡眠的时间算进去。

28. 最近7天中，您有几天要工作？

_______天

29. 最近7天的工作中，您一天坐着的时间有多久？

一天_______小时_______分钟

30. 最近7天的休息日中，您一天坐着的时间有多久？

一天_______小时_______分钟

本问卷到此结束！谢谢您的参与！

附件2：IPAQ（短卷）

1. 最近7天中，您有几天做了剧烈的体力活动，像提重物、挖掘、有氧运动或快速骑车？

每周__天

□无相关体力活动 →跳到问题3

2. 在这其中一天您通常会花多少时间在剧烈的体力活动上？

每天__小时__分钟

□不知道或不确定

3. 最近7天内，您有几天做了适度的体力活动，像提轻的物品、以平常的速度骑车或打双人网球？请不要包括走路。

每周__天

□无适度的体力活动 →跳到问题5

4. 在这其中一天您通常会花多少时间在适度的体力活动上？

每天__小时__分钟

□不知道或不确定

5. 最近7天内，您有几天是步行，且一次步行至少10分钟？

每周__天

□没有步行 →跳到问题7

6. 在这其中一天您通常花多少时间在步行上？

每天__小时__分钟

□不知道或不确定

7. 最近7天内，工作日您有多久时间是坐着的？

每天__小时__分钟

□不知道或不确定

活动量水平	评价标准	统计数字	百分比
高	1. 高强度≥3 d，合计≥1 500 MET · min/周		
	2. 各种强度≥5 d，合计≥3 000 MET · min/周		
中	1. 任意强度≥20 min/d，合计≥3 d		
	2. 中低强度≥30 min/d，合计≥5 d		
	3. 各种强度≥5 d，合计≥600 MET · min/周		
低	无报告活动，或不足以上标准		

关于运动损伤的预防、诊疗及康复的整体观思路浅析

山东省运动康复研究中心　包信通

人体能够自由地运动，是大脑通过神经支配骨骼肌产生收缩，使得韧带连接骨骼而构成关节活动的结果，关节周围组织中的本体感受器将关节变化反馈回大脑从而调节骨骼肌的收缩，让人体的运动更加合理。这是对人体运动过程的简化表达，也是运动性损伤产生的基础条件。运动功能的优劣就是体现在身体的力量、协调性、稳定性、速度等指标的优劣程度上。

通过以上对于运动的本质的描述，我们可以这样说，任何运动性损伤不外乎在以下三个方面出现问题：一是结构方面，如肌肉、骨骼、结缔组织的损伤；二是功能方面，如活动度不佳、动作失衡；三是神经传导方面，如神经传导紊乱。所以，对运动性损伤的预防、诊疗以及康复，离不开对运动规律的基本认识；离不开对运动项目特点的精准把握；离不开对人体运动系统生理基础的深刻理解。

运动系统的结构和功能是完整统一的。中医基础理论体系中，最推崇的基本观念就是整体观，这也是中医其他理论观念的基础。它主张客观世界从自然界到人类社会，任何事物都是由各种要素以一定方式构成的统一整体。整体是由其组成部分以一定的联系方式构成的。一般来说，各组成部分（元素）之间相对稳定的本质的联系称之为结构关系。具有一定结构关系的整体谓之系统。整体性就是统一性、完整性和联系性。整体性表现为整体联系的统一性，即整体与部分、部分与部分、系统与环境联系的统一性。基于这种思想，我认为运动系统的结构和功能是完整统一的。

人体运动系统是一个有机整体。其一，就形体结构而言，人体运动系统是由若干肌肉、骨骼、关节等构成的。这些组织及关节在结构上是不可分割、相互关联的。每一个组织及关节都是人体运动系统有机整体中的组成部分，都不能脱离整体而独立存在。

其二，就运动功能而言，它离不开构成运动系统的各肌肉、骨骼及关节等结构。结构和功能的统一性，决定了机能活动的统一性，人体各个肌肉、骨骼及关节，都有各自不同的运动生理功能，这些不同的运动生理功能又都是整体机能运动功能活动的组成部分，从而决定了机体的整体统一性。人体运动系统的各个组成部分，在结构上是不可分割的，在生理上是相互联系、相互制约的，在病理上是相互影响的。

其三，人体运动系统的正常运转，离不开呼吸系统、消化系统、血液循环系统、神经系统的协调、配合和供给。人体的正常运动功能，有赖于人体的生命活力，这一切都源于人体各系统的有机统一。人体的呼吸系统、血液循环系统功能强健，能够为人体提供充足的气血，给机体的运动系统各组织器官带来充足的养分，可以帮助运动系统达到最佳的状态，也可以使得损伤的组织及时得到修复，人体神经系统的敏锐发达，可以让运动系统更加协调、精准，降低损伤的发生概率。

其四，人体的运动系统受外界环境的影响，在不同的季节、不同的时段，人体的运动功能都有不同的特点，也受地域、运动环境、场地条件等因素的影响。人体运动功能的生理活动随着自然界的运动和自然条件的变化而发生相应的变化。

这种整体观念，对观察和研究人体运动系统、人体运动系统与人体整体的关系以及人体运动系统与外界环境的关系，对运动损伤的临床评估、诊疗及康复，具有重要的指导意义。

首先，一方面，正常运动要靠人体运动系统的各个组织结构发挥各自的功能；另一方面，各部分要相辅相成、协同作用才能维持正常的运动功能。每个关节各自协同的功能，又是整体运动功能体系下的分工合作，这是局部与整体的统一。这种整体作用只有在中枢神经系统的统一指挥下才能协调自如，浑然一体。这是说人体运动系统本身就是一个有机的整体。

其次，运动系统功能出现异常，也能体现整体观念。在分析伤病产生机制时，首先要着眼于整体，着眼于局部损伤所引起的局部运动功能失常反应，把局部结构和功能变化与整体功能反应统一起来。既重视局部结构问题引起的功能失常，也分析与之直接相关的其他关节及组成部分，并根据运动链传导及影响的因果去分析演化，从而厘清主次关系，对下一步的治疗提供指导。

再次，整体观念对于预防和治疗也具有重要的意义。前面已经强调人体运动功能受地域、气候、场地、昼夜等因素的影响，其失常也与这些因素相关，所以对于外界环境的选择和维护，有助于预防运动损伤。针对不同的环境，采取不同的训练调控，可以使人体的适应能力得以提高。在治疗方面，也应强调人体运动系统的整体观，局部和整体之间保持着相互制约、相互协调的关系。因此，必须在整体观念指导下确定治疗原则，避免“头痛医头，脚痛医脚”。

最后，治病必求于本是病因分析过程中对于整体观的最佳体现。在运动队医务工作中，经常会遇到这样的情形：运动员出现伤病后，通过影像检查发现一些结构性的问题，比较严重，按照临床医生的要求，应当马上进行手术。以脊柱方面的问题为例，如腰椎间盘突出、终板炎、腰椎峡部裂、椎体滑脱、骶椎隐裂等。而在实际情况下，患有这些问题的运动员通过一些物理治疗、手法调整和康复训练后，完全能够正常训练，并且参加比赛获得冠军。普通人患有一些疾病，恐怕连自理都很难，但放在运动员身上却还能进行高强度、大运动量的训练和比赛，甚至斩金夺银。这不得不令人为之深思。另外，也有这样一些情形，原本在一系列防护措施的保护之下还能坚持训练的运动员，经过手术后却再也无法上场训练比赛，不得不提前结束运动生命。这到底是为什么呢？究其原因，我认为：首先是运动员这个群体有其独特之处，与普通人群在身体状况、致病因素、运动方式、治疗的目的和标准方面都是不同的。其次是临床医生和队医在运动员的伤病诊疗方面的理念不同，或者说诊疗思路不同。医院临床医师主要以解决临床症状为目的，比如说疼痛、肿胀麻木等，这些也是患者就诊的诉求。对于结构性的问题，也是通过手术尽可能恢复结构。而队医更多的是帮助运动员尽可能保持并在此基础上强化肢体的功能，维持其连续性的训练，以实现最佳运动成绩为出发点，通过伤病的临床表现，结合其受伤的动作，来分析运动员机体的薄弱环节，从而帮助运动员改善结构偏差，弥补功能方面的不足，加强薄弱环节，充分发挥机体组织的全部功能，实现运动成绩不断提高。

临床医生在诊疗伤病的过程中，遵循着标准化的流程，通过对患者主诉、现病史、既往史的询问以及体格检查，辅以影像及生化的测试指标，对照临床诊断手册的标准，做出临床诊断。而对于很多的运动性损伤，表面上看是某一部位的结构出现了问题，引发了一系列的诸如疼痛、肿胀、积液等临床表现，临床上定性为损伤、炎症、增生等病理改变。如果单纯遵循这种思路去应对，就会忽略引发这一系列问题的主要原因。运动损伤的主要原因在于运动，是运动引发的问题，处理上，也应当从运动入手，这才是运动损伤治疗应当遵循的重要法则。否则即便是损伤修复了、炎症消了、增生改变了，也必将复发。这是运动损伤产生的规律，不遵循这种规律，就会劳而无功。

从某种意义上讲，运动损伤是结构与功能不相适应的一种必然表现。人体运动系统结构与功能相适应才构成了协调统一的运动系统整体。

运动员这个群体，他们肩负着比赛竞技的任务，训练中不断挑战极限，突破极限，其运动强度和运动量都是常人所不能忍受的，这种高强度、大运动量的训练对于身体的影响也是一般人承受不了的。运动员的很多问题实际上是超量负荷引起的机体组织损伤，这种损伤轻则是功能性的，重则会造成结构性的破坏。

长期以来，我一直在考虑结构与功能之间的关系问题。生物结构与功能一致性的法则在人体运动系统的结构组成和功能上也是同样适用的。举个例子来说，脊柱的主要功能是负重，支持人体站立行走。持续的重力作用于人体，这对脊柱是一个巨大的冲击。人体在发育的过程中，整个脊柱又以颈、腰、胸、骶4个生理弯曲形成了类似弹簧一样的结构，来缓冲重力、分散牵张力和剪切力的冲击，这样就会大大减轻重力对于每一个椎体的刺激，从而避免对局部的损伤。这一法则在人体运动系统中还体现在不同的阶段和情形下，结构与功能的匹配程度上。简单地说，如果结构与功能相匹配，人体就表现为健康和正常；如果结构和功能不相适应，人体就表现为病态。结构决定了功能，功能反过来也会影响结构。运动员不断训练的目的实际上可以理解为通过功能锻炼不断强化和改善人体结构，结构得到优化后，又大大提高了功能表现，从而在运动成绩上得到提高。

我们都知道，人体运动系统主要是由骨、骨连结和骨骼肌组成，承担着人体运动、支持和保护的功能。具体到脊柱，主要由椎体、椎间盘、前后纵韧带、黄韧带、棘间韧带以及附着在脊椎上的若干肌肉组成。通常我们把整个脊柱分为5段，分别是颈、胸、腰、骶、尾。这些组织有机地结合在一起，共同起到负重、保护内脏和脊髓、屈伸、侧屈和旋转的作用。

椎间盘的解剖和组织特点。椎间盘位于人体脊柱的两个椎体之间，由软骨板、纤维环、髓核组成一个密封体。上下有软骨板，软骨板为透明软骨，覆盖于椎体上，与纤维环一起将髓核密封起来。纤维环由胶原纤维束的纤维软骨构成，围绕在髓核的四周。纤维环的纤维束相互斜行交叉重叠，使纤维环牢固坚实，能承受较大的弯曲和扭转负荷。纤维环的前侧及两侧较厚，而后侧较薄。纤维环的前部有强大的前纵韧带，后侧的后纵韧带较窄、较薄。因此，髓核容易向后方突出，压迫神经根或脊髓，造成腰椎间盘突出症。髓核是一种弹性胶状物质，被纤维环和软骨板所包绕。髓核中含有黏多糖蛋白复合体、硫酸软骨素和大量水分，出生时含水量高达90% ，成年后约为80%。通过椎间盘的结构和组织特性，我们可以很容易地理解这种结构和组织特性完全是由椎间盘在人体所承担的缓冲压力、分散张力的功能所决定的。这种结构使椎体在支撑人体压力的同时，还能够灵活地运动，避免压力对局部的刺激过于集中，从而避免局部受到伤害。而运动创伤产生的本质，我理解为由于组织结构承担不了作用于其本身的压力或牵张力刺激而产生组织破坏和结构形变。简单地说，就是组织结构与功能不相匹配的结果。那么，在结构与功能从匹配到不匹配，再从不匹配到匹配的过程中，人体都经过了哪些变化?

人从一个受精卵生长发育成为一个成熟健全的个体，其结构完全适应人体的各种功能，是有机而统一的整体。对于每一部分的功能，都应该由相应的结构来承担。但是，对于组成结构来说，它所能承担的功能是有限度的，这个限度之内，是能够胜任的，对于超出的部分，就需要相应的其他结构来分担，我们通常称这种现象为代偿，如果在代偿之外，各方面都增加负荷，就会造成结构上的超负荷，造成结构上的重新适应。在训练方面，我们也是利用这种原理来提高运动员的运动水平。如果这种超负荷，无法在结构上产生适应，就会造成结构上的损伤甚至破坏，表现为伤病。大家可以想象到，从一个完美的人体结构，到局部产生结构性的破坏，其实是一个比较复杂的变化。在这个变化的每一个环节上，我们只要能够根据变化过程的程度进行正确的干预，就有可能阻止最终破坏的产生。我们可以称这个干预为预防，这是建立在对伤病产生的整个过程完全了解的基础之上，才能够实现的。而对于失代偿后，产生的组织破坏，则需要从两个方面入手来处理：一方面要打破失代偿的状态，使机体在功能方面回到代偿状态，甚至正常状态；另一方面要采取适当的方法让破坏的组织尽快修复。这两个方面是相辅相成的，一方面，功能恢复可以减少对损伤的组织的刺激；另一方面，组织修复可以加强功能的重建。

组织损伤从出现到功能康复，需要一个过程，在运动损伤的诊疗和康复中，很多专家主张分期治疗原则，分期治疗原则是治病必求于本的实际操作，是治疗过程对于整体观的具体实践活动。运动损伤的产生、发展、修复直至功能康复具有其内在的规律和特点，在各个时期，起到制约病情的关键作用的因素各不相同，必须分期处理各时期的主要问题。分期治疗中，病灶的组织特点、病理特点决定了恢复所需要的时间和治疗的主攻方向。

在损伤的急性期，一般被称为出血期，这个时期组织结构刚刚被破坏，组织中的毛细血管破裂，血液渗流到组织间隙，形成血瘀，引起一系列理化反应。这个时期治疗的重点应当以止血为主，目前通常按照POLICE（保护、适当负重、冰敷、加压包扎、抬高患肢）的处理原则进行。

损伤的亚急性期，一般被称为炎性渗出期，破损部位的组织液渗出以及瘀血激活人体免疫功能，导致出现炎性反应。在此时期治疗方面应当以减少渗出，促进淋巴循环以加速炎症吸收为主。

损伤的中期，一般被称为修复期或者增生期，炎症消除后，机体进入组织修复期，破损的组织再生修复或者通过瘢痕修复进行结构重建，重新构建组织的完整性，为功能恢复准备结构基础。此时的治疗方向是以补充修复所需要的元素，促进血液循环，为损伤的组织提供更多的营养物质为主。比如说骨折的患者应当多补充钙离子和胶原纤维，以提供骨痂形成所需要的物质。

损伤的末期，一般被称为功能康复期，在结构逐步重建的基础之上，损伤部位的功能开始得以康复。在此时期，要针对损伤的部位进行功能训练，逐步从简单到复杂，最终使受损部位的运动功能恢复正常。

运动系统的整体观还体现在运动损伤具有伤病传导、代偿等特点。

对于运动系统来说，人体的每一部分结构、每一个运动功能都不是孤立的。一旦身体的某一部分出现了问题，就绝不单单是这个部分的问题，与之相关的组成结构，它所能够影响的组成结构，都可能出现问题，或者是出现的这个问题是其他部分已出现问题影响的结果。

以临床常见的腰椎间盘突出症为例。一是在诊断方面，不能局限在腰椎间盘局部，应该考虑病变部位影响的下肢运动、感觉问题。这些关联的因素包括如下三方面。

神经节段分布：各神经节段受到压迫出现的麻木、疼痛、无力等症状。

肌肉筋膜牵扯：张力传导，出现肌肉筋膜炎症及疼痛，神经皮部反应。

骨骼应力传导：腰椎影响骨盆、膝关节，出现骶髂关节、膝关节创伤和病变。

那么在治疗上，应当上下兼顾，标本兼治。我曾经治疗过一个比较典型的病例：

贾某，男，22岁。主诉左侧腰骶部及大腿后方反复疼痛一个月，并渐进性加重，运动后出现该症状，体位转换时会加重，经针灸、服双氯芬酸钠治疗无效。CT显示L4、L5椎间盘膨出。查体：左侧下肢明显短于右侧下肢；直腿抬高小于60度；左侧骶髂关节压痛；左臀外侧压痛。

根据病史、体征及CT影像检查提供的资料，病人的主要问题是左侧骶髂关节错位引起的关节功能紊乱，从而影响了骶髂关节的肌肉功能，并出现紧张挛缩，导致肌肉疼痛，并牵扯到坐骨神经，引起下肢疼痛。进行徒手骨盆矫正后，两侧下肢立时等长，疼痛也立刻减轻，两天后，症状完全消失。

但是，该病人1周后又出现了新的问题：右侧腰、腿疼，弯腰加重，行走反应大，仰卧向左侧转体疼痛加重，3周未能自行缓解，且呈加剧之势，前来寻诊。查体：直腿抬高阴性；屈腰时，右侧大腿抽搐；屈膝位屈髋抗阻疼痛；双腿等长；右侧L3横突压痛；右侧腘绳肌压痛；右侧大腿外侧压痛。

此次疼痛部位与上次疼痛部位完全不同，根据体格检查可以判断为右侧髂腰肌、髂胫束、腘绳肌出现问题。这与前次骨盆偏歪并不是没有关系的。骨盆纠正后，右侧的相关肌群对于新的关节结构没有调整适应，过度保护导致疲劳性痉挛，无法自行放松，进而导致了功能障碍。经松解右侧髂腰肌、髂胫束、腘绳肌后，诸症消除，至今未再复发。

这个案例充分说明了评估、治疗对于病因探究的影响，以及人体运动系统功能对结构的依赖与影响，也说明了人体运动系统各部位之间的相互影响，印证了人体运动系统的整体观。

总之，运动系统整体观思路对于运动系统损伤的预防、诊疗及康复工作具有实际的指导意义，从事运动损伤医务保障工作的人员应当给予足够的重视。

2型糖尿病患者的健身气功八段锦运动干预研究

国家体育总局体育科学研究所　李然

伴随着城市化进程的加快，我国居民的生活水平明显改善，但缺乏身体活动、饮食结构不合理、吸烟、酗酒等不健康的生活方式和生活习惯也成了普遍现象，随之而来的是糖尿病等慢性病的高发。由中华医学会糖尿病学分会最新完成的中国糖尿病流行病学调查显示：目前我国城镇人口中，糖尿病患者约有4 100万人，在20～70岁的人群中，男性糖尿病发病率已达12%，比女性和总人口的发病率均高出约2%。人口老龄化和生活方式的改变使我国糖尿病患病率呈明显上升趋势。研究显示，我国每天约新增3 000例，每年约增加120万糖尿病患者，其中约95%为2型糖尿病患者。

许多研究发现身体活动不足会增加糖尿病发病的危险，活动最少的人与最爱活动的人相比，2型糖尿病的患病率相差2～6倍。有研究表明，身体活动及体育锻炼可增加胰岛素活性标志物的效应，从而改善糖代谢和脂代谢。King H（金）等研究发现具有较多身体活动的特殊群体糖尿病患病率较低，Butler（巴特勒）等研究表明久坐不动的生活方式可以增加糖尿病的发病危险。胡传峰等的研究显示轻度活动的职业性身体活动（OR=0.39，OR为优势化）和休闲时身体活动（偶尔锻炼者OR=0.36；经常锻炼者OR=0.44）是2型糖尿病的保护性因素。陈思东的研究亦显示了相同的结果，经常锻炼者OR为0.61。运动干预可提高胰岛素敏感性，降低血浆葡萄糖水平，从而对2型糖尿病具有保护性作用。

2002年国家体育总局组织修订和推广了4种传统健身气功，健身气功八段锦为其中之一。健身气功八段锦通过8个舒缓伸展、动静结合的动作步骤，达到调节全身气血运行，改善运动者各脏腑功能的目的。既往有研究显示，糖尿病患者开展健身气功锻炼，对血糖控制和代谢情况的改善都有裨益。目前的研究评价指标主要是从血糖、糖化血红蛋白等血液检测指标以及体重、腰围等体格测量指标进行分析和评价。本研究在此基础上增加了通过双能X射线扫描进行身体成分的分析，并且增加了反映身体素质水平的指标。从而在身体成分和身体素质方面，获得进一步的研究结果，为在2型糖尿病患者中开展健身气功八段锦运动干预提供更完善的实证依据。

一、研究对象和方法

（一）研究对象

研究以社区的2型糖尿病患者为研究对象，同时满足下列所有条件者方可入选：①年龄范围为50～59岁、在该居委会居住1年以上，且未来1年内没有迁出计划；②无严重的心、肺功能损害，无严重的肝、肾功能障碍；生活可以自理，没有明显的活动受限；③愿意参加本项目。

排除标准：①有严重的糖尿病并发症，如糖尿病眼病、糖尿病肾病等；②存在肢体活动障碍；③对本项目参与的意愿性不强，不能保证持续参加项目干预活动。本研究的受试者来自北京市朝阳区劲松地区，共25名，年龄在50～59岁之间。

（二）研究方法

研究方法主要包括以下4种：① 问卷调查；②体质测量，包括身体形态测量、身体成分测量、身体机能测量和身体素质测量等内容；③实验室检测，主要检测空腹血糖、血脂、糖化血红蛋白、胰岛素水平、C反应蛋白；④数据统计，分析过程中，计量资料两组间的比较采用独立样本t检验，双侧概率检验，$P<0.05$为差异有统计学意义。以上数据分析应用SPSS 17.0 软件进行处理。

（三） 2型糖尿病患者健身气功八段锦运动干预方案

本研究采取以下干预方案。①干预周期：累计运动干预12个月，第3、6、

12个月进行效果评价；②干预内容和方法：由熟悉健身气功八段锦的专业体育老师对训练员进行健身气功八段锦的培训，通过播放录像和实际带教的方法，指导2型糖尿病患者练习健身气功八段锦。2型糖尿病患者集中进行健身气功八段锦的练习，每周3次以上，每次30～60分钟。

二、2型糖尿病患者的运动干预结果总结

（一）研究对象一般情况

本研究选择了年龄在50～59岁之间的25名2型糖尿病患者为研究对象。该人群男、女比例为1∶3.2，男性糖尿病患者较少（6人）。本次运动干预时期为12个月，连续进行八段锦运动干预，其间包括了国庆、元旦、春节等节假日。因而不可否认这些假期会影响患者的生活方式，从而对运动干预效果产生一定影响。但是获得的效果也更接近现实情况。干预期间，共失访5人，均为女性。

（二）健身气功八段锦运动干预效果总结

2型糖尿病患者通过12个月的健身气功八段锦运动干预可以获得如下收益：①腰围得到改善，有益于中心性肥胖的控制。②提高了患者力量素质、柔韧性，有益于增强体质和提高生活质量。③改善了血压水平，有益于2型糖尿病患者防控高血压并发症。④C反应蛋白水平明显下降，有益于改善炎性反应。此外，尽管血糖、脂代谢相关指标的改善没有统计学意义。但是这些指标的变化趋势提示健身气功八段锦运动干预可能有益于2型糖尿病的治疗和控制。

三、讨论

（一）健身气功八段锦对2型糖尿病患者血糖控制的影响

既往的研究中，健身气功八段锦可能对于糖尿病患者的血糖控制是有显著效果的，糖化血红蛋白和血脂等指标都有显著差异。但是本研究的结果显示：一是八段锦对2型糖尿病患者的血糖、血脂的影响没有显著性。主要原因在于本研究的糖尿病患者的病程都较长，60%的患者在5年以上，血糖的控制更多是依靠药物作用。二是健身气功八段锦运动干预中，为了增加可行性和接近现实情

况，并没有针对性地对饮食进行控制。

（二）八段锦健身气功对2型糖尿病患者身体成分的影响

2型糖尿病患者的身体成分，尤其是脂肪含量与血糖异常、血压异常和血脂异常都存在明显的相关性。腹部脂肪堆积则更容易导致代谢异常，腹部脂肪的分解产物游离脂肪酸和甘油三酯，能够直接由门静脉进入肝脏进行代谢，影响肝脏的糖原利用以及肝脏的胰岛素受体表达及活性，降低了肝脏对胰岛素的摄取，导致循环胰岛素的浓度增加，进而影响胰腺的功能；同时，内脏脂肪细胞还分泌多种因子，影响糖代谢、脂代谢、血压调节的正常运行。所以，对2型糖尿病患者身体成分的改善是防治疾病进展的重要环节。在健身气功八段锦运动干预后，2型糖尿病患者的体重、腰围、脂肪百分含量和脂肪均呈现下降趋势。尤其是腰围的变化提示腹部脂肪堆积得到了改善；可以预期2型糖尿病患者的病程进展从身体成分的改善中受益，但是干预效果的强化和维持可能需要更长的周期。

（三）八段锦健身气功对2型糖尿病患者身体机能和素质的促进作用

八段锦的锻炼方式为全身性有氧运动，特点是强度低、有节奏、时间适中，符合《中国2型糖尿病防治指南》推荐的中等强度的身体活动要求。而且健身气功对腰部和腿部的肌肉训练较多，长期锻炼会对腰腹部肌肉和腿部肌肉力量有一定程度的改善，其中加强腹部肌群更有益于控制腹部脂肪的堆积。本研究的结果基本证实了八段锦干预对2型糖尿病患者力量素质的促进作用，尤其是下肢和腰腹部肌肉。此外，八段锦干预对柔韧性和血压的改善作用是在12个月后才有显著性的改善，这说明健身气功八段锦运动需要长期锻炼才会有所收益。

（四）研究的不足和经验总结

健身气功八段锦是民族体育瑰宝，历史悠久，简单易学，能调整人体阴阳和气血、疏通经络，有增强体质、祛病延年之功效。它的运动强度和动作的编排次序符合运动学和生理学规律，受到广大群众的喜爱。有研究表明，2型糖尿病患者患抑郁的比例高于一般人群。健身气功类的身体活动能对人体呼吸系统、循环系统、内分泌系统和生活质量产生有益的帮助，调节中枢兴奋水平，降低紧张和忧虑，达到愉悦身心、强身健体的目的，是一种操作性强、实用性强的糖尿病辅助治疗和康复手段。没有将心理评估纳入评价指标体系，是本研究的一个缺陷，在今后的长期健身气功干预研究中应该把心理学评价指标纳入健身效果的评价体系，从而全面展示健身气功运动对人体的健康促进作用。此外，由于本研究采用的是前后对照研究设计，因此在健身气功八段锦运动干预效果的分析中，没有很好地排除混杂因素的干扰作用。

参考文献

[1] 潘长玉，金文胜. 2型糖尿病流行病学 [J]. 中华内分泌代谢杂志，2005，21（5）：5S-1-5S-5.

[2] KING H，KRISKA A M. Prevention of Type Ⅱ Diabetes by Physical Training: Epidemiological considerations and study methods [J]. Diabetes Care，1992，15（11）：1794.

[3] BUTLER R N，RUBENSTEIN A H，GRACIA A M G，et al. Type 2 diabetes: causes，complications，and new screening recommendations. I [J]. Geriatrics，1998，53（3）：47-50，53-54.

[4] 胡传峰，李立明，陆美琪，等. Ⅱ型糖尿病危险因素的非条件Logistic回归分析 [J]. 中国慢性病预防与控制，2000，8（4）：162.

[5] 陈思东，俞守义，许雅，等. 2型糖尿病发病危险因素的研究 [J]. 中国公共卫生，2002，18（7）：814.

[6] 潘华山，冯毅翀. 八段锦运动处方对2型糖尿病患者康复治疗的临床研究 [J]. 广州中医药大学学报，2008，25（3）：196-199.

[7] 王耀光，刘连军，寇正杰，等. 健身气功八段锦锻炼辅助治疗2型糖尿病疗效观察 [J]. 中国运动医学杂志，2007，26（2）：208-210.

[8] 伍艳明，林凯玲，陈瑞芳. 八段锦锻炼结合健康教育对175例糖尿病亚健康状态者血糖干预作用研究 [J]. 中国初级卫生保健，2008，22（2）：80-82.

［9］冉兴无，李晓松，童南伟，等．中国肥胖人群体脂分布特点及其与心血管危险因素的关系［J］．四川大学学报（医学版），2004，35（5）：699-703.

［10］陈静，田志强，罗志丹，等．腹部脂肪分布与代谢综合征组分关系的研究［J］．解放军医学杂志，2005，30（8）：683-686.

［11］贾伟平，项坤三，吴松华，等．腹内型肥胖的代谢特点及合并NIDDM后的变化［J］．中国糖尿病杂志，1995，3（1）：11-13.

［12］JULIA A，JOHNSON，SUSAN K，et al. Xavier Pi-Sunyer，Impaired insulin action in subcutaneous adipocytes from women with visceral obesity［J］. AJP - Endo，2001，280（1）：40-49.

［13］KOBAYASHI H，NAKAMURA T，MIYAOKA K，et al. Visceral Fat Accumulation Contributes to Insulin Resistance，Small-Sized Low-Density Lipoprotein，and Progression of Coronary Artery Disease in Middle-Aged Non-Obese Japanese Men［J］. Japanese Circulation Journal，2001，65（3）：193.

［14］徐燕，孙秀玲，高音．脂联素与代谢综合征的研究进展［J］．心血管病学进展，2008，29（3）：478-481.

［15］张娟，毕艳，沈山梅，等．2型糖尿病患者抑郁的患病率及相关危险因素分析［J］．中华内分泌代谢杂志，2011，27（10）：796-799.

［16］林中鹏．中华气功学［M］．北京：北京体育学院出版社，1988：35-36.

［17］沈晓东，肖斌，赵晓霞，等．上海市健身气功习练人群生命质量调查［J］．上海预防医学杂志，2011，23（3）：111-112.

我国橄榄球运动员运动损伤风险评估的研究

国家体育总局体育科学研究所　高晓嶙

运动损伤风险评估是进行风险控制与预防工作的重要标尺，对于衡量预防工作成效，监控训练具有重要作用，是运动医学中的重点、难点和前沿热点。国际最新研究已经将目光转向包含多风险因素的综合功能性测试，如YBT. FMS，以及人口风险因素（如损伤史、年龄、性别和运动等）。目前，美国运动损伤风险评估领域的研究处于领先水平，在大量综合功能性测试数据基础上，综合多种风险因素建立了一个可靠的运动损伤风险预测模型，已广泛应用到竞技体育、大众体育和特殊职业人群的运动损伤风险预测之中，对我国运动损伤风险评估工作有重要参考价值。然而，该模型数据基础是西方人群，要想准确评估我国人群的运动损伤风险，就必须重新建立相关测试评价标准、模型方程。本研究以我国橄榄球运动员为受试者，利用ROC（受试者操作特征）曲线法建立功能性测试评价运动损伤风险标准，采用多元逻辑回归的方法，筛选风险评估因子，建立我国橄榄球运动员下肢与躯干非接触性损伤风险回归方程，为我国橄榄球运动和其他项目的损伤风险科学评估提供科学依据和参考方法。

一、研究方法

（一）调查方法

以我国现役国家队、省队橄榄球运动员为调查对象，采用问卷调查、医学检查等方法跟踪调查一年我国橄榄球运动员下肢与躯干非接触性损伤情况，其中躯干限定在腹、腰、骨盆、臀4个区域，详细记录损伤发生性质（接触、非接触），损伤部位，诊断，停训天数等详细信息。非接触性损伤被定义为全身任何部位（包括过度使用或慢性病）满足以下条件的损伤：（1）由除直接接触以外的其他机制引起；（2）需要医疗干预；（3）导致一天或多天不能参加与运动有关的活动。损伤史：过去一年内有损伤导致时间损失和医疗处理。

（二）测试方法

测试者为体育科研工作者和康复系学生，都经过1周的FMS和YBT培训，确保测试准确性和可靠性。为避免疲劳影响，测试时间选在运动员休息日。采用标准YBT Kit套件和FMS套件测试，测试方法遵循国际通用的YBT与FMS标准工作程序。

（三）数据统计

所有数据采用SPSS19.0软件处理。数值采用均值±标准差表示。男、女性别差异采用独立*T*检验。采用ROC曲线评价YBT和FMS相关测试指标在非接触性运动损伤风险上的诊断价值与最佳截断点。我国橄榄球运动员下肢与躯干一年内有无伤病为因变量*Y*，运动损伤风险相关风险因子为自变量*X*。采用单因素Logistic回归筛选自变量（*X*），自变量*X*进入回归方程标准为$P<0.10$。采用多元Logistic回归分析自变量（*X*）与因变量*Y*的关系，建立回归方程，$P<0.05$为具有显著性差异。

二、研究成果

（一）YBT评估我国橄榄球运动损伤风险标准

YBT改良于星形偏移平衡测试，因简洁、省时、省力、可靠性高（可信度：0.88~0.99，$P\leq0.01$）而被逐渐广泛使用。下肢YBT是用下肢去“够”3个方向，在不违反测试规则和不考虑身高和腿长的情况下，距离越远，表示平衡性、柔韧性、力量、协调性和本体感觉能力越好，对测试者上/下肢的平衡性、柔韧性、动作稳定性、核心稳定性等要求较高。这项功能性测试主要意义在于发现与躯干下肢损伤相关的，包括健康人在内的功能障碍。有研究者跟踪研究高中篮球运动员下肢非接触性损伤，发现如果YBT中左右腿向前伸出距离差大于4厘米，损伤风险会增加到2.5倍；综合值处于同类人群下1/3的女学生损伤风险增加约6倍。此外，还有研究证明它能用于下肢综合功能评估，评价慢性踝关节不稳、ACL损伤等风险因素。目前，在欧美YBT已经被广泛应用于竞技项目运动员、普通健身者、消防员、军队等人群。

ROC曲线最初用于评价雷达性能，现在主要用于二分类判别效果的分析与评价，一般自变量为连续变量，因变量为二分类变量。医学上常用ROC曲线选择最佳的诊断界限值，评价诊断性试验对疾病识别能力。一般通过计算AUC（曲线下面积）评价诊断性测试的疾病识别能力，AUC值一般在1.0和0.5之间，越接近于1说明诊断效果越好，但前提是诊断性测试的AUC与AUC=0.5假设有显著性差异（$P \leq 0.05$）。AUC在0.5～0.7时有较低准确性，AUC在0.7～0.9时有一定准确性，AUC在0.9以上时有较高准确性。通常以约登指数最大所对应的值为最佳诊断界值。

通过ROC曲线筛查YBT的相关评价指标，发现我国男橄榄球运动员综合值差AUC（0.725），我国女橄榄球运动员前差AUC（0.678）、后内差AUC（0.678）、综合值差AUC（0.713）均显著高于0.5（$P<0.05$），说明这4个指标具有诊断价值。通过计算约登指数，求出对应的最佳截断点：综合值差（男）=2.85%，前差（女）=5.25厘米，后内差（女）=6.25厘米，综合值差（女）=2.55%。现代康复体能理论认为，YBT中相关差值越大表明左右下肢不对称性越大，损伤的风险也会增高。所以，本研究将差值大于等于最佳截断点的运动员诊断为阳性，小于最佳截断点的人群为阴性，计算OR评价阳性运动员的损伤风险。卡方检验4个指标阳性运动的OR值均有统计学意义（$P<0.01$）。在我国男橄榄球运动员中，综合值差阳性运动员下肢和躯干非接触性损伤危险度是阴性运动员的12倍。在我国女运动员中，前差阳性运动员下肢和躯干非接触性损伤危险度是阴性运动员的4.714倍；后内差阳性运动员下肢和躯干非接触性损伤危险度是阴性运动员的7.986倍；综合值差阳性运动员下肢和躯干非接触性损伤危险度是阴性运动员的4.356倍。

小结：

男橄榄球运动员综合值差值有诊断下肢和躯干部位非接触性损伤风险价值，最佳截断点为2.85%。

女橄榄球运动员下肢前差、后内差、综合值差值有诊断下肢和躯干部位非接触性损伤风险价值，最佳截断点分别为5.25厘米、6.25厘米、2.55%。

（二）FMS评估我国橄榄球运动损伤风险标准

FMS是采用评价动作的分级系统来描述动作模式的质量，不是诊断或测量孤立的关节动作，它可以确定传统医学检查很难发现的身体灵活性和稳定性缺陷，这些问题被认为是运动损伤的重要潜在因素。定期进行FMS有利于控制运动损伤风险，并帮助提高运动能力。在以往研究中发现，FMS主要与非接触性运动损伤风险有关，主要风险评价指标包括：FMS总分、排除性试验或测试痛、左右对称性等。本文将对这些指标是否适合我国橄榄球运动，与非接触性损伤风险关联强度进行详细分析。

在本研究中，FMS总分的AUC面积为0.780，与AUC=0.5的假设差异具有高度显著性（$P<0.01$），对非接触性损伤有诊断性价值，并有一定的准确性。根据ROC 曲线，选择曲线上尽量靠近左上方，并结合统计结果得到Youden 指数最大的切点为分界点，最终确定14为FMS总分诊断非接触性损伤风险的最佳分界点。这一研究结果与Kiesel K（基塞尔）等对橄榄球运动项目的研究相同，没有发现FMS总分损伤风险诊断分界值有明显的人种差异。

然而，不同的运动项目以及接触等因素对FMS总分诊断分界点的判定会产生明显影响。对大学Ⅰ级的田径运动员中的研究未发现14分阈值上下的运动员的损伤存在显著性差异。在对55名大学女子篮球、足球和排球运动员的研究结果中，发现FMS总分诊断损伤风险的最佳分界值却是16.5。我国徐建武等对217名不同项目的优秀运动员进行了FMS，并利用ROC曲线法确定FMS总分损伤诊断分界值为17。分析这种差异的出现可能是因为不同项目的FMS总分诊断分界值可能不一样，多个项目结合到一起评估可能导致FMS总分诊断分界值升高。有研究者对50名高中篮球运动员进行研究，发现Kiesel等的结论只存在于FMS前没有损伤史的运动员，对于有损伤史的运动员却并不成立，这有可能是由于其损伤包括了接触性损伤，而Kiesel等将损伤定义为非接触性损伤。上述研究提示：在评估运动损伤风险时，项目和接触等对基本功能性动作质量和疾病有明显影响的因素必须被考虑。

OR也称优势比、比数比、交叉乘积比，是病例对照研究中表示暴露因素与疾病之间关联强度的指标。OR＞1说明疾病的危险度因暴露而增加，暴露与疾病之间为“正”关联；OR＜1说明疾病的危险度因暴露而减少，暴露与疾病之间为“负”关联。还应计算OR的置信区间，若区间跨1，一般说明该因素无意义。OR值的关联强度分为5级：无（0.9~1.0；1.0~1.1）、弱（0.7~0.8；1.2~1.4）、中等（0.4~0.6；1.5~2.9）、强（0.1~0.3；3.0~9.0）、很强（＜0.1；≥10.0）。在本研究中发现，FMS总分＜14与非接触性损伤有很强关联，OR值为25.85（95%CI：3.34 ~ 200.23），即FMS总分＜14的运动员非接触性损伤的危险度是FMS总分≥14运动员的25.85倍；排除性试验测试疼痛阳性与非接触性损伤有很强的关联性，OR值为68.57（95%CI：8.73 ~ 538.65），即排除性试验测试疼痛为阳性运动员非接触性损伤的危险度是阴性运动员的68.57倍；左右肢体不对称与非接触性损伤有很强的关联性，OR值为10.38（95%CI：4.20~25.64），即排除性试验测试疼痛为阳性运动员非接触性损伤的危险度是阴性运动员的10.38倍。此外，肩部接触试验阳性与上肢非接触性损伤有很强的关联性，OR值为34.74（95%CI：9.77~123.46）；脊柱伸展试验阳性与躯干非接触性损伤有很强关联性，OR值为12.20（95%CI：4.75~31.35）；脊柱屈曲试验阳性与躯干非接触性损伤有强关联性，OR值为6.22（95%CI：2.33~16.60）。很明显，FMS中的相关指标都与非接触性损伤有强或很强的关联性，适合在我国橄榄球运动中推广应用。

小结：

FMS适合用于评价我国橄榄球运动非接触性损伤风险。在我国橄榄球运动员中，FMS总分诊断分界值为14；FMS总分、排除性试验或测试痛、左右对称性等风险指标都与非接触性损伤有强或很强的关联。

（三）我国橄榄球运动员运动损伤风险评估

一般导致运动损伤的因素可分为内因和外因。场地、设施、训练、医疗、营养、比赛规则、身体冲撞等属于外因，受社会、经济、地理等外界环境和条件的限制，个人很难改变。损伤史、疲劳、体能差、身体不对称、本体感觉、运动技术不正确等属于内因，通过科学的训练指导有可能得到改善，降低运动个体损伤的风险。从这个角度出发，国际上展开了众多人体内因与运动损伤风险的研究。早期研究多采用*T*检验、卡方检验、单因素方差、ROC曲线等方法探讨单因子或几个因子组合与运动损伤发病率/患病率的关系，常用评价指标为OR、相对风险率（RR）等。近年来，国际上开始逐渐采用统计学概率的方法构建患病危险性与多种危险因素之间的关系模型，对风险进行分级、量化，确切地评估风险因子对损伤的独立作用大小。常用方法有多元逻辑回归、多元线性回归、神经网络法分析等。此外，测试也从传统的力量、柔韧性、活动度等单项测试转向包含多种潜在风险因素的综合功能性测试。目前，研究已经确定FMS、YBT两个可靠的综合功能性测试与运动损伤风险有关。

目前，国际上运动损伤风险模型的典型代表是Move2perform损伤风险评估算法，它以国际最新研究为基础，采集大样本损伤史、年龄、性别和运动项目等级等人口学危险因素，利用FMS、YBT等测试结果，使用多元回归分析方法建立风险模型，对个人和团体的运动损伤风险进行评估，实现了对运动损伤风险科学化管理。然而，该模型数据基础是西方人群，要想用它准确评估我国人群的运动损伤风险并不理想。本研究在我国橄榄球运动员功能性测试与伤病调查的基础上，筛选相关损伤风险因子，采用多元logistic回归方法控制、调整其他因素的混杂、交互作用，建立我国橄榄球运动员非撞击性损伤风险回归模型：$\text{Logistic}\,[P(Y=1)] = -1.639 - 1.492X_1 - 0.013X_2 + 2.188X_3 + 1.184X_4 + 0.118X_5 + 1.901X_6$。

在反映回归方程总体情况的模型系数综合检验中，步、块和模型的*P*值均小于0.01，提示将自变量*X*引入只有常数的方程后发生了显著性变化，方程模型合理。本研究建立模型的−2LL值为82.629，Cox & Snell R^2为0.381，Nagelkerke R^2为0.527，提示模型拟合程度较好。Hosmer和Lemeshow检验预测值与观测值无显著性差异（$P>0.05$），也进一步验证该模型在可接受的水平上拟合了整体数据。该模型对伤病预测准确性为89.7%，无伤病预测准确性为68.6%。该模型提示下肢YBT、运动损伤史、FMS测试痛与运动损伤存在显著关联（$P<0.05$）。我国橄榄球运动员下肢与躯干非撞击性运动损伤的重要危险预测因素与损伤风险的关系如下。

（1）运动损伤史偏回归系数为2.188，阳性OR值为8.913（95%CI：

2.434～32.644），说明校正了其他因素后，有损伤史运动员下肢与躯干非撞击性损伤风险是无损伤史运动员的8.913倍。

（2）下肢YBT偏回归系数为1.184，阳性OR值为3.268（95%CI：1.038～10.290），说明校正了其他因素后，下肢YBT阳性运动员下肢与躯干非撞击性损伤风险是阴性运动员的3.268倍。

（3）FMS测试痛偏回归系数为1.901，阳性OR值为6.690（95%CI：1.500～29.833），说明校正了其他因素后，FMS测试痛阳性运动员下肢与躯干非撞击性损伤风险是阴性运动员的6.690倍。

三、总结

我国橄榄球运动员下肢与躯干非撞击运动损伤风险的多元逻辑回归模型拟合度较好。在校正了其他因素后，下肢YBT阳性、运动损伤史阳性、FMS测试痛阳性是我国橄榄球运动员下肢与躯干非撞击性运动损伤的重要预测因素。

运动损伤心理相关因素评述

北京市体育科学研究所　高志青

一、运动损伤的心理学因素

引起运动损伤的原因是多种多样的，如从运动员自身因素讲，有过度疲劳、意外事件、以前的运动损伤还没有完全恢复、注意力不集中等；从客观因素讲，有项目特点（对抗类项目）、活动场地的条件等。上述这些因素都有可能导致运动损伤的发生。在诸多引起损伤的因素中，心理因素无疑也是重要的一部分。有关调查显示，运动损伤，至少有30%是由心理因素造成的。目前对运动损伤的研究是多方面的，其中包括了生理、医学、训练角度、心理学等，心理学方面相比其他方面，研究相对较少，就目前的研究现状概述如下。

（一）应激

应激引起的心理反应可分为两类：积极的心理反应和消极的心理反应。积极的心理反应是指适度的皮层唤醒水平和情绪唤起、注意力集中、积极的思维和动机的调整。这种反应有利于机体对传入信息进行正确的认知评价、应对策略的抉择和应对能力的发挥。消极的心理反应是指过度唤醒（焦虑）、紧张、过分的情绪唤起（激动）或低落（抑郁）、认知能力降低等。这类反应妨碍个体正确地评价现实情境、选择应对策略和正常应对能力的发挥。

运动情境实质上就是一个应激情境，不同的运动员面临应激情境时会做出不同的认知评价，并产生不同的心理应激反应。有的运动员可能将某一比赛与自己的名誉乃至前途命运联系起来考虑，因而在训练和比赛时感到担忧和恐惧；有的运动员可能将参加某一比赛看成是向对方学习和锻炼自己的大好机会，因而情绪稳定、精神放松，遭受运动损伤的可能性也就比前者小。认知评价与应激的生理相互作用，消极性认知评价可能导致注意力变化和生理激活，后者又引起认知的重新评价。应激状态时所发生的生理变化主要表现为全身肌肉紧张，这会导致动作的协调性、灵活性和准确性大大降低，从而引发运动损伤。另外，应激状态时个体视域狭窄和注意力分散都会进一步提高运动损伤发生的可能性，应激是在出乎意料的紧迫情况下引起的急速而高度紧张的情绪状态。这种情绪主要表现为交感神经兴奋，血糖升高，血压升高，脑垂体和肾上腺皮质激素分泌增多，呼吸加速，心率加快等。人体的神经系统处于紊乱，特别是大脑皮层功能紊乱，极易造成身体状态失衡，导致运动员心理、生理发生变化，造成能量的过度消耗，体力透支，注意力不集中，精神状态差，动作的协调程度差，应激能力下降。控制能力弱的运动员，往往不能准确地约束自己的行为，不能很好地控制自己的动作，不能正确地评价自己的状态，并且不能很好地考虑自己行动的后果，在应激能力差的状态下参加训练和比赛，比在正常的心理状态下更容易造成运动损伤。根据倒“U”理论：当唤醒水平低时，运动员思维灵敏度下降、肌肉松弛、动作迟缓、注意力不集中；当唤醒水平过高时，运动员的情绪混乱、肌肉紧张、精神兴奋。也就是说，当唤醒水平过低或过高时，都容易造成运动损伤的发生。在比赛中，运动员表现出高焦虑状态，在比赛中肌力增强、视野变窄、血压升高、心跳加速、动作刻板、记忆能力下降。因此，过度焦虑导致的注意力不集中是引起运动损伤的直接原因之一。有调查显示：在比赛中，运动员的心理状态极易产生变化，运动员在一定时间内的心理活动是运动员心理状态的体现，当运动员心理状态不良时，运动感知能力下降、精神涣散、思维迟钝、灵活性不高、不能够顺利完成各种动作，从而加大了运动损伤的可能性。

（二）动机

动机是推动人从事某种活动，并朝一个方向前进的内部动力，为实现一定目的而行动。动机是个体的内在过程，行为是这种内在过程的表现。引起动机的内在条件是需要，引起动机的外在条件是诱因。运动员动机是进行比赛的内在原因，是引发比赛活动的心理力量。一个运动员能否顺利地进行比赛，运动动机起着重要的始发作用。运动竞赛损伤与高动机水平有很大关系。麦切伦1992 年指出高水平的运动员更可能受伤。因为高动机水平与个人对自己的严要求、高标准有关，与个人的高抱负水平有关。高动机水平运动员往往会在比赛中忍受着各种痛苦，也有可能在比赛中完成平时训练所不能完成的高、难、危险性的动作或向更高的运动极限挑战。这加大了运动竞赛损伤发生的可能性，甚至会因损伤而过早地结束了自己的运动生涯。

（三）人格

人格也称个性，人格是一种具有自我意识和自我控制能力的主体。人格因素虽然不是导致运动损伤的直接因素，但它与应激源、应对策略相互作用，可能影响运动员对刺激做出的反应。杰克逊等对 110名中学足球运动员研究发现：具有空想个性特征的运动员比讲究实际的运动员更易发生运动损伤；意志脆弱、敏感的运动员比相信自己的运动员更易受伤。戴群等的研究表明：运动员的人格特征越趋外向、消极应激强度越大，则发生急性运动损伤的可能性也越大；具有谨小慎微、胆小怕事、依赖性强等个性特征的人也较易发生损伤。因素包括：意志坚韧性、团队协作能力、自我控制能力、自我概念以及性格的内外向等。

（四）环境

场地、器材设备等客观条件与运动员日常训练和比赛的有差异，往往会对运动员的情绪造成一定消极影响，导致运动员的神经、肌肉的兴奋性降低或者提高，从而对运动员完成技术动作的专注程度造成一定影响，运动损伤风险增大。

（五）心理准备

运动训练，不仅要有充分的身体准备，而且要有充足的心理准备。如果能主动地使自己的心理和生理状态协调统一地处于适宜的兴奋水平，就有利于发挥自己的最佳运动效能，也会最大限度地减少竞赛损伤的发生。有资料表明，因缺乏准备活动或准备活动不充分造成损伤的占47%，因动作野或违反规则造成损伤的占12%，因违反训练原则造成损伤的占34%，因比赛场地或比赛器材不符合要求造成损伤的占4%，其他原因造成损伤的占3%。可见，心理准备不充分也是造成运动竞赛损伤的重要因素。如运动员和教练员抱有麻痹心理和侥幸心理常常容易引起运动竞赛损伤。因为人在麻痹时，对客观外界新情况的感知能力低，反应迟钝，遇到稍有变化的情况，就会因未曾料及和处理不当而发生令人遗憾的损伤事故。存在侥幸心理的人总以为损伤与他无缘，在赛前不认真做好准备活动，稍遇上技术发挥不合理或场地器材不符合比赛要求的标准时就容易出事故，甚至会造成终身遗憾。

二、运动损伤恢复的心理学因素

（一）高水平运动员运动损伤康复模型

1991年，Grove（格罗夫）提出了高水平运动员的运动损伤恢复模型。该模型认为，高水平运动员的运动损伤能否恢复和重返赛场由治疗因素、个体损伤因素及影响个体的应激源史、应对资源、人格等心理因素和心理干预共同决定。

（二）高水平运动员运动损伤心理干预方法

运动损伤的心理研究越来越深入、细致、精确，而且研究的结果也为我们提供了更多的预防运动员损伤和更快返回运动场的干预方法；但是在目前运动损伤的心理学研究的领域中，有一方面被大多数研究者所忽略：年龄。Dean（迪安）等比较运动造成前十字韧带损伤的少年和成年，发现他们之间对于疼痛的感知、焦虑水平以及对损伤的认知存在显著的不同。Britton（布里顿）等研究不同年龄膝关节损伤也发现，年龄在心理因素和损伤后坚持恢复的关系中扮演调节角色。目前运动损伤研究对象基本上是成年运动员和参加体育锻炼的成年人，而从发展运动心理学的角度来看，参加运动的儿童、少年、青年、中年以及老年人有不同的自我概念、情感反应、动机和自我调节的手段等，所以当考虑到运动损伤发生、心理反应以及康复的相关心理影响因素时，应当考虑到不同的个体特征和社会环境。用发展的观点看待运动损伤发生、心理反应以及恢复的相关心理因素，各个年龄阶段个体之间有相似的地方，更有区别之处，所以研究者应针对整个人生跨度的具体阶段，努力描绘和解释该阶段个体的心理和行为的改变，进而有针对性地探讨影响不同阶段的运动损伤发生、心理反应和康复的心理因素。具有发展观的运动心理学家应着重用不同理论、不同实验设计、不同研究方法来获得运动损伤中与年龄有关的认知、自我概念和行为的不同，这样就能描绘和解释不同年龄的心理发展过程，特别是有关心理构建，为运动员和参与锻炼者提供适于年龄阶段的、有效的运动损伤发生和康复的心理预防和干预方法。

三、小结

总之，高水平运动员运动损伤的康复应采用整体康复方法。心理学疗法作为医学、生理学、训练学疗法的补充，对高水平运动员的运动损伤恢复很有帮助。心理学疗法的具体步骤包括：与受伤高水平运动员建立密切联系；向他们传授损伤和康复过程的知识；教会他们应对伤病的特殊心理技能；使他们做好应对伤病复发的心理准备；建立社会支持系统，以及向其他受伤的高水平运动员学习等。

简析中医“治未病”与防治亚健康的相互关系

山东省运动康复研究中心　韩文义

世界卫生组织对全人类的一项调查显示，全世界真正健康的人只占6%，经医生诊断、确诊的患者占22%，也就是说，处于亚健康状态的人占72%左右。亚健康状态指的是一种“游离状态”，虽无显著的疾病表现，却有个体阶段性的精力衰退、活力下降和机体功能供不应求的状态出现。有相关研究表明：这可能与人们生活压力过重、情志不调等多重因素导致的个体代谢和生理功能的紊乱有关，若不及时纠正改变此状态，随时间的深入，可能会出现反映相对亚健康症状的一系列疾病。近年来，随着我国中医事业的不断复苏，其中“治未病”领域受到了人们的广泛认知和探索，本文旨在对中医“治未病”和防治亚健康加以阐述，为临床提供初步的指导和借鉴。

一、亚健康的基本概述

（一）亚健康内涵及分类

中华中医药学会发布的《亚健康中医临床指南》指出：亚健康是人体处于健康与疾病之间的一种临界状态，临床主要表现为疲劳、虚弱、睡眠紊乱、肌肉骨节酸痛、恐惧胆怯、记忆力下降、便溏便秘、焦躁不安、易怒、情绪低落、不能正常处理好人际关系等一系列非病理非健康的尴尬状态。亚健康状态又称为“次健康”“第三状态”“灰色状”，国内多对亚健康状态的评估采取自评量表或问卷调查的方式获取个体信息，不可避免地具有横断面调查的局限性，根据症状特点主要分为躯体亚健康、心理亚健康、社会交往亚健康3种亚健康类别。

（二）亚健康鉴别诊断

有不少学者认为，国外流行的慢性疲劳综合征和亚健康是一个概念，都是以出现虚弱劳累为主要特征的一类躯体心理异常变化的表现，但目前仍存在争议。美国是开展慢性疲劳综合征研究时间最早的国家，并于1988年由美国疾病预防控制中心对“慢性疲劳综合征”作出明确定义。慢性疲劳综合征的诊断标准是：出现新发非遗传性的，并无明确发病时间，呈持续反复性、不能解释的慢性疲劳表现，临床主要有以下表现：咽痛、肌肉僵痛、关节酸痛、记忆力明显下降、发作性头痛、颈部淋巴结肿大、睡眠障碍等。如出现4项以上的上述表现，则被确诊为慢性疲劳综合征。

（三）亚健康研究存在的问题

当下对亚健康的研究仍存在几点突出性问题：①临床诊断标准泛化。因为亚健康状态是存在于健康和疾病之间的特殊状态，本身无明显的疾病症状，却给人类带来各式各样不适感觉，故无准确的标尺来作为衡量亚健康的统一诊断。加之，各地方医生都有自己的一套诊断系统，其标准参差不齐，造成亚健康处于特殊的模糊地带。②病因机制尚不明确。目前，对于亚健康状态的发病机制，各路研究人士尚未达成共识，可能与免疫系统异常、感染某种特殊病毒、微环境紊乱等相关。③无针对性治疗措施。从科研角度来说，对亚健康状态的研究仍处于初级阶段，相关机制和诊断不甚明确，更没有标准化药物发挥系统的治疗作用，治疗效果仍不尽如人意。

二、中医“治未病”的思想理念

（一）“治未病”的基本内涵

最初提出“治未病”思想的《黄帝内经》曰：“上工治未病，不治已病，此之谓也”。意思是说，优秀大夫的技能在于预防疾病，不是治疗已经出现的疾病。可见，“治未病”就是指在疾病到来之前，提前做好预防的准备工作，从而防止疾病的发生、传变和恶化的手段。晋代葛洪于《抱朴子·地真》中说：“是以圣人消未起之患，治未病之疾，医之于无事之前，不追于既逝之后。”还有《素问·刺热篇》中指出：“肝热病者，左颊先赤；心热病者，颜先赤……病虽未发，见赤色者刺之，名曰治未病。”以上都是讲在症状轻微不显著的疾病初发之际，进行积极的治疗。其主要的中医根据是：未病先防和既病防变。“治未病”的重点在于养生，把疾病遏制在摇篮里，主要有法于自然之道、调理精神情志、保持阴平阳秘三大部分。“治未病”是一种超前的医学思想，但仍没有具体的范围，根据日常出现的某些身体异常信号，预防可能出现的疾病，与临床亚健康出现的症状具有显著的相似之处。

（二）欲病先防，防微杜渐

欲病先防、防微杜渐是治疗未病的一关键原则。《素问·序》中提道：“消患于未兆”“济羸劣以获安”，就是说当人体出现某些偏离健康的征兆，却离被确诊为疾病的标准有很大距离时，应该运用调理等手段将疾病的萌芽斩断，遏制其发展为疾病。再者，人体中正气充沛与否直接关系着疾病能不能侵犯机体，所谓，“正气内存，邪不可干”，当机体正气固密于内，邪气相对弱小，祛邪外出，则人体不易患病。未病先防，不仅是在疾病将要来临之际做好躯体四季的养生保健，还包括对情志、精神状态的呵护，从而保持阴平阳秘的平和状态。

（三）既病防变

既病防变，简单来说，就是指对已经出现的疾病进行及时的治疗，根据辨证论治和四诊合参等方法预测疾病的发展方向，并防止疾病的进一步恶化。因为疾病大都是按照由轻到重、由浅入深这种循序渐进的方向发展，故对于疾病早期根据脏腑辨证采取有效的治疗方法，再结合五行传变、内外表里传变等理论原则，防治疾病的发展和传变，佐以调摄补养，从而刺激机体尽早恢复健康状态，是既病防变的重要措施。早有《难经·七十七难》说道：“所谓治未病者，见肝之病，则知肝当传之于脾，故先实其脾气，无令得受肝之邪，故曰治未病焉。”这种早期对疾病传变的预测，今人又称为“传变未病态”。

（四）瘥后调摄，病后防复

机体受邪，疾病初愈的人一般都处于余邪未尽，正气未复，身体各机能都不能正常发挥的状态，也是疾病是否复发的关键转折点。此时，按照治未病瘥后调摄的原则进行饮食、情志、劳累等方面的保养和巩固，方可恢复正气，对于防治疾病的复发起着关键作用。

三、亚健康与中医“治未病”的关系探讨

（一）“治未病”的思想包含防止亚健康的内容

中医里“治未病”包括“欲病”“未病”“已病”3种状态，虽然亚健康状态不能等同于“治未病”的全部内容，但现代医学认为亚健康状态就是处于健康和疾病中间的游离状态，与中医里的“欲病”有极大的相似之处，故大体可归属于中医“治未病”的范畴。

（二）“治未病”思想可为亚健康状态加以指导

由于亚健康状态的发病机理和原因尚不明确，故西医诊断亚健康具有相当大的困难。对于现代医学而言，如果机体没有出现明显的临床症状，相关检查又无法显示脏腑等器质性的病理变化和组织学、形态学改变的情况的话，是无法对疾病做出确切的诊断的。相比之下，传统的中医就有独特的诊断优势，中医注重结合脏腑辨证、四诊合参方式的综合表现来评判疾病发展程度，这是可以弥补西医诊断标准不统一的比较突出的诊断手法。

（三）中医“治未病”思想治疗亚健康的优势

中医文化博大而精深，以“治未病”思想为出发点，结合中医整体观念、辨证论治的方法，在治疗亚健康方面具有独到的优势，主要有以下三个方面：①未病先防重在养生。故亚健康状态群体应结合中医“法于自然之道”的方法进行调理，现代人宜释放生活工作压力，避免过分熬夜，饮食清淡营养，亲近自然，顺应自然规律的发展变化，以“春夏养阳，秋冬养阴”的法则，来规避四时之中的不正之气，从而使机体真气深藏顺从，精神持守而不外散。②中医整体观念中蕴藏着当代“社会—心理—生物—医学”的模式，具有一定的预见性，如“天人合一”等观念，主要倡导人们在保证躯体精神协调发展的前提下，注重科学合理的生活方式，为防治亚健康状态提供了可靠的理论需求。③

集合中医多种多样的治疗手法是治疗亚健康的重要内容，中医传统的食疗、针灸、火疗、正骨、推拿等手法痛苦少，无明显副作用，针对性强，亦可运用其中的养生保健观念对亚健康状态加以调摄。

本文通过对中医“治未病”与防治亚健康进行思考简析，结合在临床上推广应用的效果，得出运用中医“治未病”思想来防治亚健康有重要意义的结论，进而为医务同人们做出初步引导。

参考文献

［1］邓晓刚，李玉萍，孙晓敏，等. 补肾健脾方治疗放射工作者亚健康疲劳的临床研究［J］. 广州中医药大学学报，2014，31（5）：735–738.

［2］孙大中，修宗昌. 治未病思想与体质偏颇、亚健康状态关系探讨［J］. 中国中医药现代远程教育，2015，13（9）：1–2.

［3］LARY L D，LOSCHETTER A，BOUC O，et al. Assessing health impact of CO_2 leackage from a geological storage site into building：role of attenuation in the unsaturated zone and building foundation［J］. Internatioal Journal of Greenhouse Gas Control，2012，15（9）：584–586.

［4］玉琢，崔影，富丹. 治未病的早期诊断方法研究［J］. 实用中医内科杂志，2012，26（12）：15–16.

［5］王琳茹，丘俊鑫，张晓天. 上海中医药大学附属曙光医院亚健康管理平台建设探讨［J］. 国际中医中药杂志，2017，39（5）：391–393.

［6］吴剑坤，徐春军，宋海姣，等. 中医健康体验服务模式研究［J］. 北京中医药大学学报，2016，39（8）：701–704.

陈旧性踝关节内翻位损伤运动医学评估思路临床探讨

吉林省体育系统运动创伤医院　姜建辉

踝关节损伤在运动损伤中发病率高。急性期过后以处理肿胀和增加踝关节力量和灵活性为主。此处理原则主要强调的是控制出血、减少渗出。在临床中，经常出现踝关节陈旧性损伤，其临床表现是运动强度和运动量增加时，关节疼痛肿胀，经治疗和休息后症状消失，反复发作，严重影响训练计划正常执行，造成运动成绩下降。在群众体育中，此现象更加明显。

在陈旧性踝关节损伤中，关节肿胀、疼痛和活动受限都只是踝关节囊的应激反应和人体自我保护，症状反复出现，说明引起症状的根本因素仍然存在。所以，如何正确根据症状、查体和影像学资料进行准确评估，找到病因并科学处理，是治疗陈旧性踝关节损伤的关键。在临床中，因踝关节解剖结构和周围软组织特点，在不受外力作用时，内翻位占绝大部分，所以，本文以内翻位损伤引起的陈旧性损伤为例，就其运动医学评估思路进行探讨。基础解剖部分不再赘述。

一、局部评估

（一）陈旧性踝关节损伤评估之软组织

1. 肌肉

评估思路：踝关节周围肌肉损伤，关节生物力线改变，可引起关节位置异常。肌肉力量尤其是离心收缩能力不足可引起踝关节稳定性下降，在大运动量刺激下出现症状。评估方法：踝关节背伸肌肉、踝关节跖屈肌肉、踝关节外翻肌肉，评估其肌力、肌张力和肌肉长度，然后依据人体经络或肌筋膜链综合治疗。

2. 关节囊

评估思路：关节囊功能是分泌和代谢关节液、稳定踝关节，同时也是关节位置感受器。关节反复肿胀，关节液代谢异常，不但影响关节软骨营养，也影响关节囊功能，造成关节位置感觉减弱，影响肌肉在运动过程中对关节位置的控制，引发症状反复发作。评估方法：关节位置感测试。

3. 韧带

评估思路：韧带是稳定关节的基本结构，韧带损伤定会造成关节失稳。所以，在踝关节损伤中，韧带的评估至关重要。务求辨明损伤程度，是部分撕裂还是完全断裂，此项评估影响康复方案及预后。评估方法：表浅的韧带以触诊和关节活动度并结合影像学检查综合判断；深层的韧带主要依据影像学检查判断。

（二）陈旧性踝关节损伤评估之关节

1. 胫腓关节

评估思路：踝关节内翻位损伤易伤及胫腓关节，其中下胫腓关节伤情更重，可引起胫腓关节分离和错位，破坏距上关节的上关节面，出现运动时下胫腓关节处疼痛肿胀，持续训练可引起踝关节肿胀。评估方法：腓骨位置和活动度。

2. 距下关节（距跟关节）

评估思路：踝关节内翻位损伤可造成距骨旋后错位，继而引发踝关节位置异常和足弓受力变化。这两个改变严重影响人体运动功能，造成足弓改变并进一步影响人体平衡，所以在关节评估中，此项评估最重要。评估方法：踝关节中立位下触诊距骨与内外踝位置关系。

3. 足弓

陈旧性踝关节损伤日久可继发足弓改变，以前弓和内弓为多，引起足底平衡感异常、足跟痛、足底痛等一系列问题。评估方法：足弓形态、步态生物力学仪、足底平衡感测试。

（三）陈旧性踝关节损伤评估之神经

神经评估在以往的踝关节陈旧性损伤评估中应用较少，在运动医学临床实践中，发现运动康复过程进展缓慢，并且效果难以维系。故开始从神经方面进行考虑，解决神经卡压点，收到很好的效果。

1. 腓总神经

评估思路：踝关节内翻位损伤易造成腓骨位置改变，卡压神经。也可造成腓骨长、短肌损伤，肌张力增高，卡压神经。所以，陈旧性踝关节内翻位损伤，依据神经支配区域的皮肤感觉和肌力改变，确定受损神经。评估方法：患者主诉、皮肤感觉、肌力等，分析出受损神经。

2. 胫神经

评估思路：踝关节内翻位损伤易造成内踝挤压伤，局部出血渗出，如没有及时有效处理，迁延日久，可卡压在此走行的胫神经而出现症状。再者，陈旧性踝关节内翻位损伤必然造成其他部位适应性改变，骨关节位置异常，软组织张力变化，在腘窝和小腿后侧上段卡压胫神经，从而出现神经症状。评估方法：患者主诉、皮肤感觉、肌力等，分析出受损神经。

二、整体评估

踝关节内翻位损伤后，没有经过及时科学的处理和康复，日久形成陈旧性踝关节损伤，人体其他部位组织必然出现一系列适应性变化，造成错误体态，影响很大。尤其是在此过程中，常常伴随着大运动量和大强度的训练比赛，使人体在错误的运动模式下加速其他部位的损伤，反过来影响踝关节的恢复，形成恶性循环，久治不愈。在临床实践中出现这样的现象，踝关节反复疼痛肿胀，且逐渐加重，身体其他部位出现连锁性损伤，技术动作改变，运动能力下降。如上所述，整体评估在陈旧性踝关节内翻位损伤中十分重要，占据评估的首要位置。科学准确的整体评估，可以分析当前体态情况，明确损伤位置，找到关键节点，制定治疗方案，指导康复计划。

（一）踝关节陈旧性内翻位损伤评估之体态

踝关节陈旧性损伤可造成距骨旋前或旋后，下面以距骨旋前为例进行评估。

评估思路：扬达理论。评估方法：患者左侧距骨旋前（内足弓扁平），胫骨内旋，股骨内旋（胫骨相对股骨外旋），左侧骨盆低，腰椎左侧弯，胸椎右侧弯，右肩低，颈椎左侧弯右旋。然后医生依据体态分析软组织张力情况，结合患者主诉症状印证。

（二）踝关节陈旧性内翻位损伤评估之平衡

陈旧性踝关节损伤后没有针对性训练，足底平衡能力必然下降。

评估思路：根据人体平衡控制系统，判定足底平衡水平。评估方法：患者赤足，双足与肩同宽，站在硬地。双手交叉胸前，医生嘱其抬起健侧，观察其足部，如足趾抓地、足部晃动，说明足底平衡性不足。

三、总结和思考

踝关节陈旧性损伤在运动损伤中常见，其中原因有急性损伤处理不当，或长期训练造成踝关节慢性劳损。此损伤因较为常见，并且症状经局部处理后消失得也比较快，并没有引起重视。但此伤日久可引起足底平衡缺失、膝关节损伤、腰部损伤等其他部位运动损伤，技术动作改变，运动能力下降等严重后果。所以，本人有如下思考：

（1）对急性损伤及时科学处理，系统康复，避免形成陈旧性损伤。

（2）一旦形成踝关节陈旧性损伤，在评估上要准确精细，为治疗康复方案制定提供准确依据。

（3）评估思路要清晰，抓住问题关键环节。

（4）评估是动态过程，应贯穿治疗康复过程。依据患者伤情变化，及时进行评估，并调整治疗康复计划。

（5）注意整体评估的重要性。体态只是其中一个方面。

二维应变超声技术评价游泳运动员一次大强度训练后左心室收缩期心肌应变的研究

国家体育总局运动医学研究所　梁辰

目前，越来越多的研究证明大强度训练对运动员心血管系统的影响具有两面性：一方面可以提高心血管机能，使其适应运动时的机体环境；另一方面会对心血管系统造成损伤。当过度训练或者进行长期的力竭运动时，会损害其正常机能。使用应变及应变率可以对心肌收缩特性进行定量的参数测量，通过观察心肌发生形变的能力快速地识别受损伤的心肌节段，反映受损心肌的分布和面积。二维应变超声技术又名斑点追踪技术，它通过软件分析可以得到心肌的运动参数，如速度、方向、应变、应变率等指标。左心室心肌的整体收缩期峰值应变可以反映左心室的整体收缩功能，不仅在临床诊断各种心血管疾病中得到广泛的应用，而且也已逐步应用于运动医学领域。本研究应用二维斑点追踪图像分析，通过能够反映左心室收缩功能的整体收缩应变、收缩峰值应变率等参数，观察游泳运动员一次大强度运动前后左心室心肌应变及应变率的变化，并评价一次大强度运动对运动员心肌应变能力的影响。

一、研究对象与方法

（一）研究对象

选取河南省游泳队15名游泳运动员，其中男运动员9名，女运动员6名，年龄为16.33 ± 1.95岁，运动年限为7.07 ± 2.12年；15名运动员中，健将级5名，一级运动员8名，二级运动员2名。受试运动员经过心电图、心脏超声、血液生化检验，排除其具有心血管系统疾病。

（二）测试方法

1. 运动方案

受试运动员在测试当天，进行30分钟的2 000米自由泳。再进行5 × 200米的专项训练，训练结束后立即上岸，进行心脏超声图像的采集工作。

2. 采集心脏超声图像的时间

在研究之前告知受试运动员相关实验事项，在经过同意后安排受试运动员分别在测试前一天晚上和运动后即刻接受心脏超声图像采集。运动员完成训练计划后，立即上岸，进行心超图像采集，记录运动员从停止游泳到接受心脏超声图像采集的时间，时间约为45秒。

3. 主要仪器与设备

本研究采用的仪器为GE VIVID Ⅰ便携式彩色超声诊断仪，M3S探头，帧频＞70帧/秒。 检查每位受试运动员时均调成同样设置。图像分析软件为GE公司Echo PAC PC超声工作站，内装有二维应变定量分析软件，能够在二维动态灰阶显像图像的基础上获取左心室壁各节段组织运动速度、位移及应变参数等功能 。

（三）测试指标

超声心动图像采集时，受试运动员取左侧卧位，连接胸导联，同步记录心电图。采集研究所需的心尖两腔、心尖四腔和心尖长轴3个切面的二维灰阶动态超声图像，每幅图像均包括至少3个完整的心动周期。

应用二维应变率显像技术分析软件对心肌各节段进行Q-analyze定量分析，分别选择心尖四腔、心尖两腔、心尖长轴3个切面的心内膜清晰的图像，系统自动对心肌内的斑点进行追踪，将左心室6个室壁等分成基底段、中间段和心尖段，共计18个心肌节段。同法分析完心尖四腔、心尖两腔、心尖长轴3个切面的心内膜清晰的图像，得出18节段的应变牛眼图（图1）及左心室整体收缩应变（GS）数据，测量并绘制应变、应变率曲线。根据大量的研究报告本研究设定如下：纵向应变心肌节段室壁缩短时为负值，伸长时为正值；径向应变心肌节段室壁增厚时为正值，变薄时为负值；GS是指心肌18节段整体应变，S是指18

节段峰值应变；两个指标都反映心肌收缩功能。

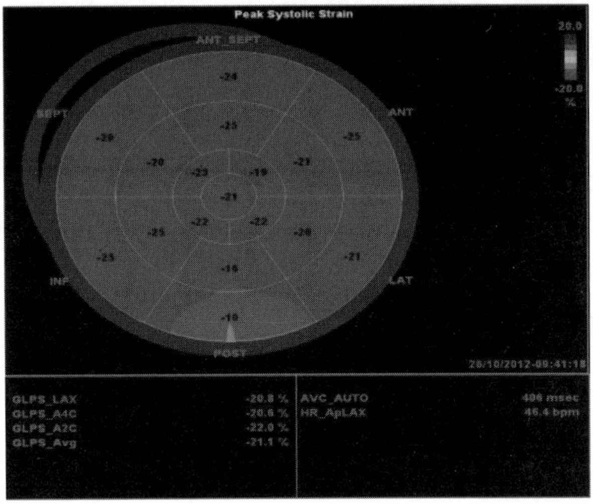

图1　牛眼图

本研究所选取研究的指标为GS、S。

（四）统计学方法

所有数据均采用平均数 ± 标准差表示。运用 SPSS 17.0和EXCEL 2010进行数据处理。所有数据进行正态性检验。对于运动前后均服从正态分布的数据采用配对 T 检验分析和双变量相关性分析，计算Pearson相关系数；对于运动前后均未服从正态分布的数据采用配对样本比较的Wilcoxon符号秩检验和双变量相关性分析，计算Spearman相关系数。$P<0.05$ 表示差异具有统计学意义，$P<0.01$ 表示差异具有显著性统计学意义。

二、研究结果

（一）运动前心肌收缩期峰值应变的特点

1. 运动前同一节段不同平面上收缩期峰值应变的比较

结果显示（表1），基底段收缩期应变能力：下壁>后间隔>前壁>前间隔>侧壁>后壁，各室壁基底段峰值应变不尽相同，且各室壁间差异具有显著性；中间段收缩期应变能力：下壁＞后间隔＞前间隔＞前壁＞后壁＞侧壁，各室壁中间段峰值应变不尽相同，且部分室壁间有显著性差异；心尖段收缩期峰值应变能力：后间隔＞下壁＞前间隔＞后壁＞侧壁＞前壁，除了前壁，其余室壁间心尖段峰值应变无统计学差异。

表1　运动前同一节段不同平面上收缩期峰值应变的比较（%，±s）n=15

室壁	基底段	中间段	心尖段
后壁	−15.26 ± 5.23	−17.37 ± 3.14□△◇	−20.04 ± 3.54
前间隔	−17.37 ± 2.81	−19.84 ± 2.58★☆	−20.44 ± 4.29▽
后间隔	−20.04 ± 2.77	−20.80 ± 2.51★★☆☆	−20.83 ± 3.61▽
侧壁	−16.06 ± 5.99	−17.01 ± 3.12□△◇	−19.34 ± 3.99
下壁	−20.98 ± 5.96	−21.26 ± 3.39★★☆☆	−20.69 ± 3.80▽
前壁	−19.41 ± 6.32	−18.85 ± 2.75	−17.48 ± 4.89□△◇

注：★表示与后壁比较$P<0.05$，★★表示与后壁比较$P<0.01$；
□表示与前间隔比较$P<0.05$，□□表示与前间隔比较$P<0.01$；
△表示与后间隔比较$P<0.05$，△△表示与后间隔比较$P<0.01$；
☆表示与侧壁比较$P<0.05$，☆☆表示与侧壁比较$P<0.01$；
◇表示与下壁比较$P<0.05$，◇◇表示与下壁比较$P<0\ .01$；
▽表示与前壁比较$P<0.05$，▽▽表示与前壁比较$P<0.01$。

2. 运动前同一室壁不同节段峰值应变的比较

结果显示（表2），后壁不同节段峰值应变能力：心尖段＞中间段＞基底段，且基底段与心尖段之间有显著性差异；前间隔不同节段峰值应变能力：心尖段＞中间段＞基底段，且基底段与中间段、心尖段均有统计学差异；后间隔不同节段峰值应变能力：心尖段＞中间段＞基底段；但各节段之间差异并未存在统计学意义；侧壁不同节段峰值应变能力：心尖段＞中间段＞基底段，但各节段之间差异并未存在统计学意义；下壁不同节段峰值应变的比较：中间段＞基底段＞心尖段，但各节段之间差异并未存在统计学意义；前壁不同节段峰值应变的比较：基底段＞中间段＞心尖段，但各节段之间差异并未存在统计学意义。

表2　运动前同一室壁不同节段峰值应变的比较（%，±*s*）*n*=15

室壁	基底段	中间段	心尖段
后壁	−15.26 ± 5.23△△	−17.37 ± 3.14	−20.04 ± 3.54★★
前间隔	−17.37 ± 2.81☆△	−19.84 ± 2.58★	−20.44 ± 4.29★
后间隔	−20.04 ± 2.77	−20.80 ± 2.51	−20.83 ± 3.61
侧壁	−16.06 ± 5.99	−17.01 ± 3.12	−19.34 ± 3.99
下壁	−20.98 ± 5.96	−21.26 ± 3.39	−20.69 ± 3.80
前壁	−19.41 ± 6.32	−18.85 ± 2.75	−17.48 ± 4.89

注：★表示与基底段相比$P<0.05$，★★表示与基底段相比$P<0.01$；
☆表示与中间段相比$P<0.05$，☆☆表示与中间段相比$P<0.01$；
△表示与心尖段相比$P<0.05$，△△表示与心尖段相比$P<0.01$。

（二）运动后心肌收缩期峰值应变的特点

1. 运动后同一节段不同室壁收缩期峰值应变的比较

结果显示（表3），各室壁基底段峰值应变的比较结果：前间隔>后间隔>前壁>下壁>侧壁>后壁，各室壁基底段峰值应变不尽相同，且各室壁间差异具有显著性；各室壁中间段峰值应变的比较结果：前间隔>后间隔>下壁>前壁>后壁>侧壁，各室壁中间段峰值应变不尽相同，且部分室壁间有显著性差异；各室壁心尖段峰值应变的比较结果：前间隔>下壁>后壁>前壁>后间隔>侧壁，各室壁心尖段峰值应变不尽相同，且部分室壁间有显著性差异。

表3　运动后同一节段不同室壁收缩期峰值应变的比较（%，±*s*）*n*=15

室壁	基底段	中间段	心尖段
后壁	−7.49 ± 7.17	−10.88 ± 5.96	−20.95 ± 4.36
前间隔	−15.11 ± 5.46	−18.73 ± 5.08	−24.08 ± 4.80△☆☆
后间隔	−14.70 ± 4.33	−16.39 ± 4.40	−19.57 ± 6.56□
侧壁	−7.98 ± 6.79	−10.35 ± 5.44	−17.16 ± 7.07□□◇
下壁	−12.06 ± 6.68	−14.89 ± 6.25	−21.77 ± 4.57☆
前壁	−12.42 ± 6.88	−14.49 ± 7.12	−20.54 ± 6.15

注：★表示与后壁比较$P<0.05$，★★表示与后壁比较$P<0.01$；
□表示与前间隔比较$P<0.05$，□□表示与前间隔比较$P<0.01$；
△表示与后间隔比较$P<0.05$，△△表示与后间隔比较$P<0.01$；

☆表示与侧壁比较$P<0.05$，☆☆表示与侧壁比较$P<0.01$；
◇表示与下壁比较$P<0.05$，◇◇表示与下壁比较$P<0.01$；
▽表示与前壁比较$P<0.05$，▽▽表示与前壁比较$P<0.01$。

2. 运动后同一室壁不同节段峰值应变的比较

结果显示（表4），后壁不同节段峰值应变能力的比较：心尖段>中间段>基底段，且心尖段与中间段、基底段之间有显著性差异；前间隔不同节段峰值应变能力的比较：心尖段>中间段>基底段，且3个节段之间存在显著性统计学差异；后间隔不同节段峰值应变能力的比较：心尖段>中间段>基底段，且心尖段与基底段存在统计学意义；侧壁不同节段峰值应变能力的比较：心尖段>中间段>基底段，且心尖段与中间段、基底段均存在显著性统计学意义；下壁不同节段峰值应变能力的比较：心尖段>中间段>基底段，且3个节段之间存在显著性统计学差异；前壁不同节段峰值应变能力的比较：心尖段>中间段>基底段，且心尖段与中间段、基底段均存在显著性统计学意义。综上结果，运动后各室壁3个节段心肌呈规律分布，即心尖段>中间段>基底段，且3个节段之间存在差异。

表4　运动后同一室壁不同节段峰值应变的比较（%，$\pm s$）$n=15$

室壁	基底段	中间段	心尖段
后壁	−7.49 ± 7.17△△	−10.88 ± 5.96△△	−20.95 ± 4.36★★☆☆
前间隔	−15.11 ± 5.46	−18.73 ± 5.08	−24.08 ± 4.80
后间隔	−14.70 ± 4.33△	−16.39 ± 4.40	−19.57 ± 6.56★
侧壁	−7.98 ± 6.79△△	−10.35 ± 5.44△△	−17.16 ± 7.07★★☆☆
下壁	−12.06 ± 6.68	−14.89 ± 6.25	−21.77 ± 4.57
前壁	−12.42 ± 6.88△	−14.49 ± 7.12△△	−20.54 ± 6.15★★☆

注：★表示与基底段相比$P<0.05$，★★表示与基底段相比$P<0.01$；
☆表示与中间段相比$P<0.05$，☆☆表示与中间段相比$P<0.01$；
△表示与心尖段相比$P<0.05$，△△表示与心尖段相比$P<0.01$。

（三）运动前后整体及各节段收缩期峰值应变的比较

1. 运动前后整体收缩功能的比较

结果显示（表5）：与运动前相比，运动后心率显著加快，整体应变能力下降，且具有差异显著性。

表5　运动前后整体收缩功能的比较（ ±s ）n=15

指标	运动前	运动后
HR（次/min）	63.81 ± 8.05	148.30 ± 17.83★★
GS（%）	−18.84 ± 2.25	−15.34 ± 2.86★★

注：★★表示与运动前比较$P<0.01$。

2. 运动前后各室壁18个节段心肌收缩期峰值应变的比较

结果显示（表6），后间隔，基底段和中间段均显著降低，心尖段也有降低的趋势，但差异不具有统计学意义；前间隔，基底段和中间段均有降低的趋势，心尖段有升高的趋势，但差异不具有统计学意义；侧壁，基底段和中间段均显著降低，心尖段也有降低的趋势，但差异不具有统计学意义；下壁，基底段和中间段均显著降低，心尖段有升高的趋势，但差异不具有统计学意义；前壁，基底段和中间段均显著降低，心尖段有升高的趋势，但差异不具有统计学意义；后壁，基底段和中间段均显著降低，心尖段有升高的趋势，但差异不具有统计学意义。综上结果，运动使各室壁基底段和中间段收缩期应变能力减弱；对心尖段的影响不一且并不明显。

表6　运动前后各室壁18个节段心肌收缩期峰值应变的比较（%， ±s ）n=15

室壁	节段	运动前	运动后
后壁	基底段	−15.26 ± 5.23	−7.49 ± 7.17★★
	中间段	−17.37 ± 3.14	−10.88 ± 5.996★★
	心尖段	−20.04 ± 3.54	−20.95 ± 4.36
前间隔	基底段	−17.37 ± 2.81	−15.11 ± 5.46
	中间段	−19.84 ± 2.58	−18.73 ± 5.08
	心尖段	−20.44 ± 4.29	−24.08 ± 4.80
后间隔	基底段	−20.04 ± 2.77	−14.70 ± 4.33★★
	中间段	−20.80 ± 2.51	−16.39 ± 4.40
	心尖段	−20.83 ± 3.61	−19.57 ± 6.56

续表

室壁	节段	运动前	运动后
侧壁	基底段	−16.06 ± 5.99	−7.98 ± 6.79★★
	中间段	−17.01 ± 3.12	−10.35 ± 5.44★★
	心尖段	−19.34 ± 3.99	−17.16 ± 7.07
下壁	基底段	−20.98 ± 5.96	−12.06 ± 6.68★★
	中间段	−21.26 ± 3.39	−14.89 ± 6.25★★
	心尖段	−20.69 ± 3.80	−21.77 ± 4.57
前壁	基底段	−19.41 ± 6.32	−12.42 ± 6.88★★
	中间段	−18.85 ± 2.75	−14.49 ± 7.12★
	心尖段	−17.48 ± 4.89	−20.54 ± 6.15

注：★表示与运动前相比$P<0.05$，★★表示与运动前相比$P<0.01$。

三、讨论分析

（一）运动员心肌应变的特点

本研究结果显示，运动员后壁、前间隔、后间隔、侧壁不同节段峰值应变能力，心尖段>中间段>基底段，且基底段与心尖段之间有显著性差异，部分中间段也与心尖段存在统计学差异；而下壁，中间段>基底段>心尖段，且各节段之间差异并未存在统计学意义；前壁，基底段>中间段>心尖段，且各节段之间差异并未存在统计学意义。对于这一差异，有关这方面的研究，目前文献上有不同的结果。有研究认为左心室长轴纵向应变绝对值从心尖部到基底部呈递减存在。也有研究认为从基底段到心尖段，应变无差异。本研究结果与上述第一种观点相似，我们认为这种结果可以较好地解释正常心脏射血的生理情况，由于心内膜的收缩心尖段>中间段>基底段，这样有利于将左心室腔内的血液推入主动脉口。有磁共振影像研究显示纵向心肌的应变从基底段的12%增加到心尖的19%，本研究结果与之相符。本研究的结果显示：同一节段在不同室壁间，峰值应变能力存在组间差异。这一结果与大部分研究认为同一节段不同室壁间收缩期峰值应变无差异不同。有研究认为壁与壁之间差异无统计学意义，但也有相关研究表明：在正常人中应用二维应变超声心动技术测量各室壁长轴方向的心肌应变，结果为心尖段大于中间段，侧壁大于前壁。分析其原因，相关研究讨论的为正常人，而本研究的研究对象是训练年限为7年左右的运动员，他们均受长期运动训练的影响，心脏结构、功能与正常人相比有不同程度的差异。因此，本研究与大部分观点不同，因为考虑到长期运动对心肌应变的影响。这提示笔者，为了进一步了解长期运动对运动员心肌功能的影响，可以考虑增加运动员与正常人对比的研究。

（二）运动对心肌应变的影响

本研究通过应用二维应变超声心动技术评价运动前后整体和局部心肌收缩功能的变化情况，了解运动对心功能的影响。结果显示，各室壁3个节段心肌应变能力呈规律分布：心尖段＞中间段＞基底段。这一结果与大部分研究认为正常人同一室壁不同心肌节段呈规律分布，即心尖段＞中间段＞基底段的结论相同，有利于将左心室腔内的血液推入主动脉口，有利于射血。本研究结果显示，经过运动长轴方向整体应变的绝对值运动后小于运动前，即运动后整体的收缩功能减弱。这跟大部分研究发现长时间运动后，与心脏收缩功能有关的指标下降的结果相符。目前，在运动医学领域，甚至在临床上，射血分数则被认为是应用得最为广泛的评价心脏整体功能的指标。在急性STEMI（ST段抬高心肌梗死）患者处，GLS（整体纵向应变）与LVEF（左心室射血分数）高度相关，r=–0.88，P＜0.000 1。一项运用多种测量技术评价LVEF的研究报道，金标准磁共振成像测量的LVEF与GLS相关性（r=–0.69，P＜0.000 1）高于磁共振成像与常规二维超声测量的LVEF相关性（r=0.58，P＜0.000 1），对于心肌梗死节段数大于6的患者，磁共振成像测量的LVEF与GLS相关性进一步提高（r=–0.77，P＜0.000 1）。因此，长轴方向整体应变可以作为评价左心室整体舒缩功能的指标之一。本研究观察到运动后较运动前各心室壁的基底段和中间段应变减弱，后壁、后间隔、侧壁、下壁、前壁减弱有显著性，前间隔有减弱，但减弱不显著；运动使各心室壁的心尖段应变增加，但增加不显著。结果提示，运动对各室壁心肌收缩功能的影响，基底段和中间段大于心尖段。分析基底段和中间段心肌收缩能力下降可能存在的原因：首先，心肌在肌膜动作电位的触发下产生张力和缩短的能力称为收缩性，这是决定心输出量的最关键因素。当运动员进行上述运动时，心肌细胞可能由于缺血、缺氧，进行无氧糖酵解供能，心肌产生的能量供应不足，从而产生大量乳酸，使得心肌收缩蛋白和调节蛋白分解或破坏，心肌细胞变性或坏死，降低心肌收缩力；或者，由于心肌缺血、缺氧，细胞膜对钠离子的渗透性异常增高，细胞内钠离子的增多，加上酸度的增加，减少了钙离子从肌浆网内释放，妨碍钙离子对心肌肌动球蛋白的结合作用，使心肌收缩功能迅速发生障碍；抑或，由于缺血、缺氧，心肌发生钝抑或心肌冬眠[10]，从而使心肌收缩功能下降。

四、研究结论

本研究认为，应用二维应变超声心动技术可以较准确地评价整体和局部收缩功能，该技术能够准确表现心肌各部位的运动特点。

参考文献

［1］马红．超声斑点追踪成像技术评价2型糖尿病患者左心室收缩功能早期改变［D］．武汉：华中科技大学，2009.

［2］颜橙红．应变、应变率技术对右心负荷过重患者左、右室长轴心肌形变能力的研究［D］．杭州：浙江大学，2010.

［3］马红，刘爱玲，谢明星．超声斑点追踪成像技术对糖尿病患者左心室收缩功能早期变化的研究［J］．中华实用诊断与治疗杂志，2008，22（12）：881-883.

［4］MOORE C C，LUGO-OLIVIERI C H，MCVEIGH E R，et al. Three-dimensional systolic strain patterns in the normal human left ventricle：characterization with tagged MRI imaging［J］. Radiology，2000，214（2）：453-466.

［5］ARTIS N J，OXBOROUGH D L，WILLIAM G，et al. Two-dimensional strain imaging：a new echocardiographic advance with research and clinical applications［J］. International Journal of Cardiology，2008，123（3）：240-248.

［6］SJOLI B，GRENNE B，et al. Comparison of Left Ventricular Ejection Fraction and Left Ventricular Global Strain as Determinants of Infarct Size in Patients with Acute Myocardial infection [J]. J Am Soc Echoeardiogr, 2009, 22(11): 1232–1238.

[7] DELHAAS T, ARTS T, PRINZEN F W, et al. Regional electrical activation and mechanical function in the Partially ischemic left ventricle of dogs [J]. Am J Physiol, 1996, 271 (6): 2411–2420.

[8] 杨晶晶. 二维应变显像对缺血心肌节段运动及与侧支循环关系的研究 [D]. 济南: 山东大学, 2009.

[9] SCHARHAG J, HERRMANN M, URHAUSEN A, et al. Independent elevations of N–terminal pro–brain natriuretic peptide and cardiac troponins in endurance athletes after prolonged strenuous exercise [J]. American Heart Journal, 2005, 150 (6): 1128–1134.

运动损伤治疗中的整体观

内蒙古自治区体育科学研究所　卢慧敏

中医的整体观念是中医学的基本特点之一，我们的祖先很早就发现人体是一个有机的整体，而且人和自然和谐统一，并且用之于临床，在诊断、治疗方面提供了不错的思路。我们也经常听到有人说，中医有整体观念，西医“头疼医头，脚痛医脚”，但在运动损伤的治疗和康复中，我们会发现西医也是有整体观念的，这个观念是建立在生理、病理、解剖等学科基础上的。

现就运动损伤的治疗与康复中所学习理解和运用的整体观念做个简单的总结。

说到整体观首先要想到的就是中医的整体观，中医认为人体是一个有机的整体，构成人体的各个组成部分之间，结构上不可分割，功能上相互协调、相互为用，病理上相互影响，同时也认识到人体与自然环境有密切的关系，人类在能动地适应自然和改造自然的斗争中，维持着正常的生命活动。在运动损伤的治疗过程中，中医的整体观念有很强的指导性，经络辨证，脏腑辨证，六经辨证，气血阴阳辨证……在临床上行之有效，尤其是经络辨证，经络系统内连脏腑，外络肢节，沟通上下内外，运行气血津液，将全身有机地连在一起，一个部分的损伤，固然可以局部治疗，而且也会有不错的效果，但通过经络所过主治所及，运用远端取穴来治疗，治疗的思路可以扩大，也可以通过同名经取穴、表里经取穴、左病右治、上病下治、八脉交会穴、五腧穴等理论把治疗的眼光放在受伤部位所在的经络之外，而扩展到全身取穴。再通过脏腑辨证、气血津液辨证、八纲辨证等把治疗运动损伤的思路，拓展到运动系统以外，治疗的方法多了好多，而且在运用中效果很可靠。另外，中医的三因制宜理论把人体的变化与自然环境的变化结合起来，体现在用药针灸配穴与手法的变化上，效果显著。

澳大利亚康复体系也有很强的整体性，而且逻辑推理明确。一个损伤的患者，首先要鉴别危险因素（感染、炎症、骨折、肿瘤、椎基底动脉等因素），对疾病进行分诊，然后根据症状把疾病分成中枢型和外周型，外周型又根据症状分成躯体型和外周神经型，躯体型又分成特异性损伤、非特异性损伤和疼痛主导型，外周神经型又分成压迫型神经痛和牵拉型神经痛，而非特异性损伤又分成灵活性功能障碍和稳定性功能障碍，根据以上流程和相关的鉴别特点逐级细化，最后可以把疾病细化到明确的类型，并且有相应的手段治疗，无论哪种分型都有一些决定疾病的复杂程度与转归的影响因素，包括年龄、遗传、健康状况、糖尿病、肥胖、心血管疾病等生理因素，体态、运动类型、爱好等力学因素，态度、行为方式、情绪、家庭、工作等心理和社会因素。沿着这条诊断路径可以很清晰地把损伤定位、定性，并且有相应的方法进行治疗，思路清晰整体性强。

捷克医师和PT弗拉德米尔·扬达先生，早在1960年就提到，运动系统是作为一个整体工作的，不理解运动系统的功能整体性，却试图去了解运动系统里不同部位的损伤在原则上就是错误的。当一个部位因为损伤、习惯动作或不良姿态等出现结构和功能的异常，有可能这个异常是没有症状的，而在运动中不能完成这个部位的功能则引起身体其他部位的代偿，如果这个代偿超过了身体的耐受程度，那代偿的部分也可能出现结构和功能的障碍，比如踝关节活动度不够，可能膝关节就要施以更多的活动来完成功能，而膝关节是一个相对稳定的关节，过多的超关节活动度，必然造成膝关节的损伤，这个损伤可能有症状，也可能没有症状，而这一异常又可以作为原因引起其他的结构或功能障碍，这样一个原因可能引起多个结果，而这些结果又可能作为原因引起其他结果。一个患者站在我们面前，所描述的一定是症状，其实这个症状大部分只是一个结果，而我们作为大夫要真正给患者解决问题，就要像警察抓小偷一样排除各种假象找到真正的原因，并且给予正确的解决方案。把眼光放在症状上是对症治疗，但可能只是暂时地减轻症状，用不了多长时间， 症状又会出现，并且随着时间的延长，症状还会加重，或者再出现别的症状。那么怎样抓住这个“小偷”呢？可以靠经验，靠积累，靠感觉，SFMA是一个不错的工具，7个首要层级动作和分解动作基本覆盖身体的每个部位，经过分析，基本能找到结构和功能的异常点，再经过治疗训练，往往会有不错的效果。所以，我们在掌握了中医整体思维的基础上再掌握一些西医整体思维，治疗效果一定会事半功倍的。

另外，脊柱相关疾病理论也是一个不错的整体思维方式，脊柱的病变、肌肉痉挛、肌力不平衡、椎体错位、椎间盘突出、骨质增生等造成椎间孔变小，神经根受压，相应神经支配区域可能出现感觉异常，运动神经异常（肌力下降），交感神经异常，内脏神经异常，出现形形色色的症状。

椎体的异常造成椎动脉受压，大脑供血不足，椎间孔变小，进出椎间孔的血管受压，脊髓出现问题，也会出现全身的问题。

当我们看到这些形形色色的症状时，能不能分析出是哪个椎体出的问题，压迫到哪条神经呢？ 会不会想到从椎体入手解决呢？

不同的肌肉有不同的功能，各个肌肉之间存在一定的平衡，主动肌与拮抗肌之间存在着一个平衡，股四头肌肌力太大，而腘绳肌力量不足，在运动时腘绳肌极易拉伤，这样在治疗拉伤的同时，要通过训练恢复这两个肌力之间的平衡。主动肌与协同肌之间也存在这一种平衡。臀大肌和腘绳肌都有伸髋的作用，如果臀大肌不会发力，或者力弱，那腘绳肌就会更容易受伤，这样在治疗肌肉拉伤的同时更主要的是要加强臀大肌的力量，效果才持久。发力肌和稳定肌之间也存在着一种平衡，甚至是同一块肌肉不同部位之间也存在着一种平衡，受伤、习惯动作、不合理的训练都会破坏这种平衡，产生结构和功能的障碍，而这个障碍也可能成为产生症状的原因。

关节的错位。由肌肉不平衡，韧带损伤，软组织粘连，不良姿势等造成关节有微小的错动，而这个微小的错动会造成关节退化更快，动作变形，肌肉无力，肌肉萎缩。看到这些症状，会不会想到从关节位置方面进行调整呢？

神经、肌肉、骨骼、血管之间相互影响，肌肉出现问题有可能影响骨骼的位置，也可能影响血管和神经，骨骼的位置错位会使肌肉不会发力，骨骼错位、增生还有可能压迫神经，而神经的损伤又会造成肌肉的无力。当一个患者和我们描述一些症状时，我们要使用整体观念，分析出问题的本质，这样才能从本质上解决问题。

解剖列车筋膜链理论鼓励我们跳出肌肉理论，传统解剖认为肌肉连接于两骨之间，肌肉的收缩使两骨靠近产生运动，或抵抗拉力，将单块肌肉的功能叠加就会产生形形色色的运动。解剖列车筋膜链理论认为人体通过筋膜有机地连成一个整体，无论肌肉如何单独运动都会通过筋膜网对整体的连续性产生功能上的影响。通过筋膜链理论我们会发现人体是个上下前后左右贯通的整体，一个地方的问题我们可以从看似很远的地方找到原因，也会发现这些筋膜链和中医的经络线很相似。

另外，在运动损伤的治疗与康复中还应该注意外界环境的变化对身体的影响，如果温度、湿度、海拔高低、地形、心理、训练的时间、比赛和训练氛围发生变化，要及时调整康复训练强度、康复训练方法、治疗手段，这样才会取得较好的效果。

在这十多年运动损伤的治疗中，我发现中医和西医在治疗运动损伤中都有整体观，对临床都有指导意义，各有特点而且有共性，如果能很好地运用整体观，在治疗中一定能取得事半功倍的效果。采取的治疗方法有可能是意料之外，但一定是情理之中的。

我国运动康复专业人才需求与培养现状

武汉体育学院　彭小伟

一、我国运动康复专业人才需求现状

（一）人类疾病谱变化与医学模式的转变对运动康复专业人才需求的影响

随着社会经济的发展和人民生活水平的提高，人类的疾病谱已经发生了重大变化，由过去的生物因素引起的传染病逐渐转变为非生物因素或生物因素较少的非传染病。2014年5月世界卫生组织关于全球疾病状况的评估报告中显示：非传染性疾病导致死亡的概率已经占到了全球死亡概率的60%以上，这些疾病主要为心血管疾病、癌症、糖尿病和慢性肺疾病。目前，对人们健康威胁最大的，不再是传染病，而是慢性病。当今世界的医学模式也已经从生物–医学模式向社会–心理–医学模式转变；近年来，更是提出了“4P”医学模式，即预防性（preventive）、预测性（predictive）、个性化（personalized）、参与性（participatory）医学模式，旨在有效地抗击慢性病。可以看到，从生物–心理–社会模式到“4P”医学模式，消灭疾病已经不是主要目的，更强调预防和控制疾病；更以人为主体，强调人的主动性，需要个人参与对自身健康的认识和维护过程。运动疗法能够选用合适的体育方法和手段，制定专门的运动量来防治疾病。无论从慢性疾病的早期预防，疾病的治疗和控制，乃至疾病的后期康复方面来看，运动疗法都是不可替代的预防和治疗手段，体现和强调人的个体化、主动性和参与性。在推动全民健康覆盖目标中，运动康复无疑是积极的、十分重要的途径。既防又治，应对人类疾病谱变化和医学模式的转变。

（二）老龄化社会的来临对运动康复专业人才需求的影响

根据《中国人口老龄化发展趋势预测研究报告》，从2001年到2020年我国进入快速老龄化阶段，平均每年新增596万老年人口，到2020年，全国60岁以上老年人口将达到2.48亿，老年人群体大幅度增加，我国将进入不可逆转的老龄社会。2011年国务院印发了《中国老龄事业发展“十二五”规划》，在其主要任务中指出老龄服务要优先发展护理康复服务。

（三）残疾人康复事业发展对运动康复专业人才需求的影响

根据2006年我国第二次全国残疾人抽样调查结果：全国各类残疾人总数为8 296万人，在这8 000多万残疾人中，有康复需求者接近5 000万人；另外，我国由交通、工伤事故致残的伤残者，每年增加100多万人，其中大部分人都需要康复服务。残疾人康复作为残疾人事业的重要组成部分，一直得到党和政府的高度重视。2002年8月，国务院办公厅转发了卫生部等6部门制定的《关于进一步加强残疾人康复工作的意见》，其中明确提出：到2015年，实现全国残疾人“人人享有康复服务”的目标。要实现这一目标，社区康复无疑是最佳的一种方式，到2014年底已建成社区卫生服务中心（站）34 339个，这成为运动康复人才培养和发展的一个良好机遇。运动康复强调选用合适的体育方法和手段，制定专门的运动量来治疗疾病和创伤，使许多患者“伤而不残”或“残而不废”。这使运动康复在残疾人的康复中具有重要而不可替代的地位；同时与发达国家在针对残疾人康复中提出的重要理念“适应性体育”相一致，是经过修改使其适应各种残疾人的体育活动，包括特殊体育教育（盲、聋哑人体育教育等）、伤残人体育活动、伤残人运动竞赛和残疾人的康复，目的在于促进残疾人身体和精神的康复。可见，运动康复为残疾人实现身心健康，参与社会活动创造良好的条件，残疾人康复事业的发展需要大量的运动康复专业技术人才。

（四）竞技体育的发展和全民健身计划实施对运动康复专业技术人才需求的影响

站在体育运动的视角来看，竞技体育和大众健身将是运动康复专业技术人才的两大主战场。我国奥运医疗保障小组根据多年的经验总结：运动损伤预防重点必须由被动的伤后康复向主动的康复训练转移；必须更好地将改造运动员的身体的机能、身体的结构与损伤预防有机结合；必须将运动员的体能训练与预防运动损伤的康复训练有机结合。可见，所需的专业人才的教育背景须涉及医学和体育运动两大领域，如AT、PT。值得一提的是，AT作为一种促进运动安全的新职业已经正式被纳入《中华人民共和国职业分类大典》中，将会越来越受到关注。而在全民健身计划实施的过程中，对参与健身锻炼的人群开展运动风险评估、运动能力测试、科学健身方法指导、运动伤害防护教育也是非常必要的。无论是竞技体育还是大众体育，对运动康复复合型人才的需求在未来很长一段时间都会持续增长，此类人才可通过康复治疗、健康管理与运动干预等服务创造经济效益和社会效益。

（五）国家政策对运动康复专业技术人才需求的影响

2013年10月国务院印发的《关于促进健康服务业发展的若干意见》为健康服务业的发展规划了美好的未来，提出到2020年，基本建立覆盖全生命周期、内涵丰富、结构合理的健康服务业体系，健康服务业总规模达到8万亿元以上，成为推动经济社会持续发展的重要力量，政府进一步加大对健康服务领域的投入，并向低收入群体倾斜。完善引导参保人员利用基层医疗服务、康复医疗服务的措施。这为我国康复医学事业的发展开辟了广阔的前景；同时，社会对康复专业人才需求的急剧增加成为政府和社会所面临的首要问题。2014年国务院颁布了《关于加快发展体育产业促进体育消费的若干意见》（以下简称《意见》），这是在我国重要战略机遇期内，在全面建成小康社会和全面深化改革开放进程中，引领我国体育产业发展的重要文件。《意见》中明确了六方面任务，其中包括促进康体结合，加强体育运动指导，推广“运动处方”，发挥体育锻炼在疾病防治以及健康促进等方面的积极作用。大力发展运动医学和康复医学，积极研发运动康复技术，鼓励社会资本开办康体、体质测定和运动康复等各类机构。发挥中医药在运动康复等方面的特色作用，提倡开展健身咨询和调理等服务。这更加肯定了运动康复在人类疾病防治和健康促进中的作用，进一步提升了运动康复在体育产业中的地位，为我国运动康复专业的发展指明了方向。在科学发展和人们健康理念的转变中，运动康复专业人才必将成为众多从事康复治疗和健康服务专业人才的重要来源。

（六）国家卫生事业整体发展规划对运动康复技术人才需求的影响

根据卫生部制定的标准要求：三级、二级医院应设康复病床（每家医院30床、康复医生0.25人/床、PT 0.5人/床）。截至2014年11月底，我国有三级医院1 898家，二级医院6 807家，应配备康复医生65 287人、PT 130 575人。另据统计，目前我国有省级康复中心34家，地区级98家，县级4 000多家，社区级3 600多家……全国共有各类各级残疾人康复机构19 000多家。这些机构和单位都需要大量的康复专业人才。此外，国家卫生部还明确要求社区卫生服务机构具备社区康复（社区服务1人/社区）的功能，运动训练机构、大型专业健身中心等健康服务相关产业，都需要运动康复等专业人才。综上所述，目前我国至少需要专业康复人才超过35万人。但从我国康复专业人才培养总体情况来看，高校招生规模并不大，据我国康复教育专家委员会调查统计，2014年实际新上岗康复专业人才不超过6 000人，而运动康复专业则更少，人才缺口巨大。

二、我国运动康复专业人才培养现状

（一）我国运动康复专业教育回顾

我国运动康复专业教育最早可以追溯到1963年国务院批准发布的《高等学校通用专业目录》中的“运动保健（试办）”专业；1978年，部分院校招收运动医学5年制本科专业学生；之后，在1989年，增加了“体育保健康复”专业，这是今天“运动康复”专业的起源。1998年，教育部再次审定专业目录时将体育学专业中的原体育保健康复专业与体育生物科学专业进行整合，更名为“运动人体科学”专业。2004年，经教育部审批同意设立了一个在少数高校（北京体育大学、武汉体育学院和天津医科大学）试点的目录外专业，即“运动康复与健康专业”，修业年限为四年，授予教育学或理学学位。此后，由于社会的极大需求，越来越多的高校申报开办该专业，2012年教育部将该专业定为特设专业，并更名为“运动康复”。由此可以看出，运动康复专业虽然是一个新兴的专业，但从某种程度上来说，它在体育学中已有50多年的发展历史。

（二）我国运动康复专业人才培养定位

现代康复医学的治疗以非手术药物治疗为主。国际上在通常的物理治疗康复工作中，运动疗法占绝大比重，往往把物理疗法等同于运动疗法，运动疗法已成为核心的康复治疗手段。运动康复其特色在于以运动作为主要康复手段，主要研究运动在各类身心功能障碍康复中的应用方法、效果，研究运动功能障碍的预防、诊断、评估、治疗、训练、改善与提高。

目前，我国高等学校体育学类本科专业教学质量国家标准将运动康复专业人才培养目标定位为：必须掌握现代康复的基本理论与方法，具备运动康复诊疗和运动防护技能，能胜任运动康复和运动防护方面的工作。大部分本科院校的运动康复专业人才培养目标中都涵盖：具备康复医学和运动科学的基本理论和基础知识，掌握现代康复诊疗技能；毕业生能在各级医院、康复机构、疗养院等，从事肌肉骨骼损伤（尤其是运动损伤）、慢性代谢性疾病等的康复治疗；能在体育科研机构、运动训练基地、社区等，从事运动伤害防护、健康指导等工作。

（三）我国运动康复专业人才培养规模

我国运动康复专业开设院校见表1。

表1　我国运动康复专业开设院校统计

院校类别	教育部审批（备案）运动康复专业院校名单及获批年份
体育类（15所）	（2004）北京体育大学、武汉体育学院
	（2006）天津体育学院、上海体育学院、广州体育学院、西安体育学院
	（2007）沈阳体育学院、成都体育学院、山东体育学院
	（2008）南京体育学院
	（2012）首都体育学院、吉林体育学院、哈尔滨体育学院、武汉体育学院体育科技学院
	（2013）河北体育学院
医学类（14所）	（2004）天津医科大学
	（2009）潍坊医学院
	（2011）辽宁医学院、昆明医科大学海源学院、赣南医学院
	（2012）成都中医药大学、泰山医学院
	（2013）湖北中医药大学、遵义医学院、遵义医学院医学与科技学院
	（2014）山西医科大学、大连医科大学中山学院、湖南中医药大学、贵阳中医学院
师范类（6所）	（2005）玉林师范学院
	（2011）河北师范大学
	（2012）河北科技师范学院
	（2013）鞍山师范学院
	（2014）哈尔滨师范学院、韩山师范学院
其他及综合类（7所）	（2006）内蒙古科技大学
	（2012）大连理工大学、齐齐哈尔大学
	（2013）绍兴文理学院
	（2014）苏州大学、济宁学院、重庆文理学院

我国高等院校2014年运动康复专业招生情况见表2。

表2　我国高等院校2014年运动康复专业招生情况

地区	院校	招生/人	地区	院校	招生/人
四川	成都中医药大学	67	山东	泰山医学院	60
	成都体育学院	50		赣南医学院	30
云南	昆明医科大学（海源学院）	22		潍坊医学院	60
贵州	遵义医学院	25		山东体育学院	100
	遵义医学院与科技学院	0	河北	河北体育学院	20
陕西	西安体育学院	35		河北师范大学	30
北京	北京体育大学	120		河北科技师范学院	60
	首都体育学院	30	黑龙江	齐齐哈尔大学	45
天津	天津医科大学	30		哈尔滨体育学院	21
	天津体育学院	30		吉林体育学院	60
广东	广州体育学院	40	辽宁	大连理工大学	36
上海	上海体育学院	50		鞍山师范学院	20
江苏	南京体育学院	40		辽宁医学院	30
浙江	绍兴文理学院	30		沈阳体育学院	30
湖北	湖北中医药大学	60	内蒙古	内蒙古科技大学	40
	武汉体育学院	60	广西	玉林师范学院	60
	武汉体育学院体育科技学院	30			

（四）我国运动康复专业人才培养存在的问题

1. 运动康复专业人才缺口巨大

当前，我国运动康复专业快速发展，开设该专业院校数量呈逐年增加趋势；但我国运动康复专业人才缺口巨大，2014年全国本科院校运动康复专业招生人数总计1 421人，依此推算，显然无法满足社会对运动康复专业人才快速增长的需求。增加运动康复专业开设院校数量和扩大人才培养规模能够在一定程度上缓解人才需求的问题，但同时更应该从制约我国运动康复专业发展的因素出发，解决运动康复专业人才培养输出中存在的问题。

2. 运动康复专业教育中的软件与硬件问题

运动康复专业教育中的软件与硬件问题主要集中在学校配套设施跟不上、师资匮乏、教材匮乏等方面。由于我国运动康复专业发展正处于探索阶段，业内虽一致看好该专业前景，但人才培养层次以本科和大专为主，去国外进修学习或获得硕士、博士学位的人才数量极少，远远满足不了高校教育师资配备的需求，高校引进高端人才十分困难，导致了教学经验不足、师资匮乏的现状。

虽然国家卫生健康委员会已决定开设PT职业培训和资格考试项目，国内也成立了康复医师协会、中国康复医学会、中国残疾人康复协会等组织，但PT资格认证工作还没有正式开始。

有关专业设置、职称系列、业务领域、诊疗科目等方面的政策还不够完善，这对康复人才队伍的发展很不利，以至于学科专业建设不受重视，学校配套设施跟不上。对此，与国外知名的大学联合培养是一条捷径，可以在一定程度上解决师资力量不足、教学经验缺乏、教材不够系统、实习基地太少等问题，也有利于加强与国际康复领域的交流。此外，还应尽快建立PT资格认证体系和制度；建立中国PT和作业治疗师协会，创造条件加入世界物理治疗师协会（WCPT）和世界作业治疗师协会（WFOT），在PT的资格认证上与国际接轨。

3. 树立全面康复与差异化发展的康复人才培养理念

我国目前分别设有“运动康复”和“康复治疗学”两个康复相关专业，此后又新增“教育康复学”和“听力与言语康复学”专业。这正体现了全面康复的理念与趋势——从医学康复、教育康复、职业康复、社会康复等层面去培养专门的康复人才。利用大学或医学院校的护理系、体育系、教育系、管理系等开设相应的专业培养各类康复人才。与此同时，“运动康复”和“康复治疗学”等相关专业教育在专业设置、培养计划、人才准入等的国家标准方面都还有待进一步发展和完善。对于运动康复专业到底要培养什么样的人才，培养目标与定位是什么，学生毕业后的就业等问题，各高校可依托各自办学特色和优势，采用多层次的学生培养模式，首先满足社会大量康复人才的需求，以本、专科培养为主，同时鼓励硕士、博士高层次人才的培养。利用学校在长期办学过程中形成的本校特有的、优于其他学校的优质风貌，长期促进康复治疗学、运动康复等专业的协调与差异化发展。

运动员运动损伤、康复与心理的关系

上海体育学院　任杰

在紧张激烈的训练和比赛环境中，尤其是在不断挑战人类极限的竞技运动中，运动损伤成为极其常见并严重困扰运动员个体发展的障碍之一。运动员的运动损伤、康复与运动员的心理活动有密切的关系。有关这一方面的探讨通常包含这样一些内容：运动员处于什么样的心理状态容易诱发运动损伤？运动损伤后运动员会有哪些心理反应？在康复过程中，运动员的心理状态如何影响康复进程？心理干预可能是运动损伤康复中极其重要的一环。首先，及时的心理调整是预防运动损伤的手段之一；其次，对损伤后运动员的心理干预是帮助运动员重拾信心，避免过早退役的重要手段；最后，心理的康复是运动康复的重要组成部分，完整的康复应该包括生理上和心理上的全面康复。

笔者对前人研究进行文献梳理和逻辑分析，归纳运动损伤、康复与心理的关系如下。

一、影响运动创伤的心理因素

（一）应激反应

参与运动的个体，尤其是参加竞技体育的运动员，当他们感到自己的能力无法应对潜在的运动压力时，就会产生应激反应。这种应激反应导致运动员的肌肉紧张加剧、视觉范围变窄、注意力失控，从而增加受伤的风险。

（二）个性问题

运动员的个性问题，如心理韧性、内部控制、任务目标定向、特质焦虑和内部动机等，都可能影响运动员对运动压力情景的反应。不同个性特点的运动员应对相同程度的运动压力情景时，会产生不同程度的应激反应。

（三）运动动机

一方面，运动动机有强弱之分，过强的动机导致运动员做出超越自己体能的运动行为，容易在运动中受伤；另一方面，运动动机有种类之分，为赢得比赛而不择手段或带有报复心理的运动员在对抗性运动中故意犯规、动作粗野，造成对方损伤的同时也可能造成自身不同程度的损伤。

（四）心理准备

运动员在运动前，除了要进行充分的身体活动准备，还要有充足的心理准备，这能使自己的心理和生理状态处于适宜的兴奋水平，有利于发挥自己的最佳运动水平并减少运动损伤风险。如果他们缺乏必要的心理准备，在运动中就容易产生犹豫、紧张、焦虑等心理活动，使身心能量不能充分得到启动，容易造成运动损伤。

（五）社会支持

社会支持是运动员可以依赖的减少由应激反应而产生损伤的一种重要应对资源。为运动员提供社会支持的个体和团体包括家人、朋友、教练、队友、俱乐部等。社会支持不仅仅是一个有效的应对机制，而且还是生活应激和运动损伤事件之间一种有效的调节器。如果没有社会支持或是只有消极的社会支持，生活应激和运动损伤之间就会表现出较强的相关性。

二、运动创伤的心理反应

（一）情绪反应

运动员在发生运动损伤时，其心理活动一般会经历几个不同的过程：否认、愤怒、协议、抑郁、接受和承认。损伤发生后运动员通常会低估他们的伤势，不接受损伤的严重性，这就是否认。当这一阶段过去后，运动员开始转向愤怒，他们开始对自己、教练、父母、队友和朋友生气。在愤怒平息后，运动员会努力使事情合理化，并做出相应处理，与教练商讨后回归练习。当这些阶段过去后，运动员开始更能接受损伤的事实并且可能由于明了损伤的后果而变得抑郁。此外，运动员需要意识到康复和重回运动赛场需要做什么。

（二）丧失认同感

运动员受伤后担心失去训练和比赛机会，失去与教练、队友及家人的正常交往，进而失去社会关注和地位，丧失认同感并体验到孤独感。

（三）恐惧与焦虑

运动员受伤之后最先体验到的往往是身体的疼痛。疼痛具有保护意义，但也会使运动员产生恐惧心理。同时，运动员对受伤程度的不了解又渴望重返赛场，因而容易产生较高的焦虑情绪。

（四）缺乏自信

受伤的运动员，因为担心不能完全康复或者康复后的运动能力下降，自信心受到影响。即使在完全康复后，运动员还会有信心不足的心态。

三、运动创伤康复的心理学方法

（一）树立良好的运动动机

加强对运动员的职业道德和精神文明的教育，帮助运动员树立良好的运动动机，所谓“不忘初心，方得始终”。避免悔恨、沉沦和自暴自弃，配合医生做好康复，用积极的心态迎接新的挑战。

（二）建立关爱、亲密的关系

PT要与受伤运动员建立关爱和亲密的关系，使运动员相信自己的专业能力以及在运动员康复过程中的重要性。鼓励运动员克服消极心态，积极完成身体康复和心理康复过程。

（三）传授运动创伤与康复过程的知识

PT或心理工作者应该向受伤运动员传授运动创伤发生的原因和康复过程的

知识，使受伤运动员更加理性地面对康复中的各种问题，积极配合完成各项康复任务。错误的理解或对未来的不确定性会增加受伤运动员的焦虑情绪，降低对康复的信心。

（四）学习心理应对方法

1. 目标设定

受伤的运动员应该使用目标设置的方法来促进损伤的康复。根据康复计划设置合理的、具体的和可测量的目标，让运动员自己写下来并反复评估。运动员可以得到经常性的鼓励来保持计划的进行，使目标设置成为运动员继续坚持下去的动力。每日、每周及每月的目标需要得到监督和定期更新。当运动员认真完成自己所设置的目标时，其动机、自信和对康复的坚持性都能得到提升。

2. 运动表象

运动表象是运动员在头脑中重现出的技术动作和运动情景，主要分视觉表象和动觉表象两种。运动表象可以帮助运动员在损伤时促进机体放松、减少焦虑情绪、调节抑郁、增加自信并降低疼痛。表象越清晰，效果越好。因此，运动员在未受伤时就应该练习表象技能，在受伤后可以回想自己顺利完成专项运动技能。进行这种表象可以帮助运动员获得回到最佳运动表现的信念，降低肌肉张力，增加血流量，加快恢复过程。

3. 自我谈话

自我谈话有积极和消极之分。积极的自我谈话有助于运动员建立自信，产生积极的心态，提高康复成效。由于受伤的运动员倾向于产生消极的、不合理的想法和信念，尤其是在治疗的疼痛时期，心理工作者应该帮助运动员理解面对压力的反应是自然的（如疼痛），告诉运动员不合理的思想对康复有消极影响。在康复过程中，积极的自我谈话能帮助运动员克服消极的情感状态，例如害怕、焦虑和抑郁等，增强运动员的自信，加快康复过程。

4. 与其他受伤的运动员交流

与其他受伤运动员交流，相互鼓励，互为榜样，可以帮助受伤运动员树立康复的信心，稳定情绪，促进康复。选择与意志坚强、乐观自信的受伤运动员交流，选择与基本康复或康复后重新走上运动场的运动员交流，都有助于建立自信和积极情绪。避免受到自暴自弃、悲观消极的受伤运动员的影响。

5. 建立社会支持系统

社会支持在受伤运动员的康复过程中起着重要作用。它通常包含来自教练、队友、家庭和朋友的支持。来自教练和队友的支持可以让受伤运动员感到自己与整个团队是联系在一起的，而从家庭和朋友那里可以得到更多的情感支持。

参考文献

［1］庞晓冬，庞晓峰，王惠芳. 竞技运动员在运动损伤康复中的心理影响因素［J］. 中国康复医学杂志，2010，25（2）：163–164.

［2］谭捷，王小燕. 运动损伤的心理康复［J］. 中国临床康复，2004，8（27）：5903–5919.

［3］陈佩杰，魏勇，任杰. 运动损伤与心理应激［J］. 中国临床康复，2004（11）：2108–2109.

［4］方娅. 高水平运动员运动损伤的心理反应［J］. 体育学刊，2004（2）：57–60.

［5］颜军. 运动损伤者的应付方式与心理健康水平的研究［J］. 体育与科学，1998（4）：34–36.

［6］颜军. 运动损伤的心理反应与康复［J］. 体育与科学，1996（3）：95–96.

［7］季浏. 运动损伤的心理、社会因素分析［J］. 体育与科学，1992（3）：30–31.

“腰背委中求”理论在运动性腰腿痛中的应用体会

国家体育总局冬季运动管理中心　石红

腰腿痛作为一种常见的亚健康形式，影响着人们的生活质量，尤其是运动员患腰腿疼痛，轻者影响日常训练，给生活、学习带来不便，重者则直接导致出现更大的运动损伤，使比赛成绩下滑。

一、腰背委中求

“腰背委中求”语出于《四总穴歌》，最早见于明代针灸家徐凤编著的《针灸大全》。而所谓的四总穴，是指明代以前的针灸医家在临床实践中总结出来的4个经验穴，即足三里、委中、列缺、合谷。委中取穴，位于下肢远端，但其主治范围却异常广泛，体现了中医远端取穴的特点。传统上对于“腰背委中求”的理解是足太阳膀胱经从头走足，直贯脊背及腰，合于腘之委中，故委中主治腰背诸疾，尤其是外邪引起的腰背痛。《灵枢・始终篇》云：“病在腰者，取之腘。”

委中为足太阳膀胱经之合穴，《经穴释义汇解》：“穴在胞窝中央，横纹中腘动脉处。正当膝足委折之中，委曲而取之，故名委中。”古代《针灸甲乙经》：“在腘中央横纹中动脉。”《灵枢》：“腘中央。”《圣惠》：“甄权曰，曲瞅内，两筋、两骨之间。”历代文献记载基本一致，即腘窝横纹中央。甄权所说的“曲瞅内”，指在腘横纹中；两筋，指腓肠肌的内、外侧头之间；两骨，指膝关节部。现代医学标准化定位委中在腘横纹中点，股二头肌腱与半腱肌肌腱的中间。用其治疗腰背部疼痛为循经取穴，本文拟探讨“腰背委中求”的理论在运动医学中的临床应用。

二、临床应用

委中穴用于治疗腰背痛，笔者主要以急性的实性疼痛为主，临床上常用于治疗急性的腰骶劳损、急性腰肌损伤、急性腰扭伤等。如《类经图翼》记载：“凡肾与膀胱实而腰痛者，刺出血妙，虚者不刺，慎之。”

（一）操作方法

俯卧，按承扶取穴姿势，在腘横纹中央取穴。针法：直刺，深0.5~1寸（1寸=3.33 厘米）。感应：局部酸胀，或有麻电感向足底放射（可点刺出血）。因其皮下浅筋膜的静脉丰富，针刺委中穴易刺伤静脉，故最好不要反复提插，深度应以胫神经为标准。根据胫神经和腘静脉的位置关系，针尖向外约偏斜5~10度进针，刚好刺中胫神经，有电击感立传至足底，应马上停止深刺，一般不超过1寸。

（二）历代医家的应用

（1）通经活络。《素问·刺腰痛论》云：“足太阳脉令人腰痛，引项脊尻背如重状，刺其郄中。太阳正经出血，春无见血。”

（2）清火泄热。《针灸大成·刺疟论》云：“足太阳之疟，令人腰痛头重，寒从背起，先寒后热，熇熇暍暍然，热止汗出。难已，刺郄中出血。”《针灸甲乙经》卷七载：“热病侠脊痛，委中主之。”

（3）活血化瘀。《灵枢·九针十二原》有“宛陈则除之”的治疗原则，用委中刺络放血可治疗气滞血瘀症。

（三）运动损伤典型病例

（1）周某，男，27岁，曲棍球运动员，2010年8月20日就诊。主诉：专项训练时用力不当突感腰痛，动则刺痛加剧，站立躺不下，躺下站不起。X射线摄影示腰椎（–），体检：第3、4、5腰椎旁压痛明显，直腿抬高试验（–），梨状肌试验（–），“4”字试验（–）。诊断为急性腰扭伤。逐先针双侧委中，须有麻胀感向下放射，再针承山穴，以酸胀为宜，留针60 min，1天1次。

起针后即感腰痛明显减轻，可缓慢行走，同法治疗3天症状消失，至今未复发。

按语：急性腰扭伤又称“腰痛”，是多发病和常见病，好发年龄不限，临床以腰部刺痛行走不便为主症，患者痛苦万分。现代医学认为急性腰扭伤是用力不当，局部腰肌纤维撕裂，引起血肿压迫末梢神经，导致剧痛。中医学认为本病是气滞血瘀，经脉受阻所致。

（2）郑某，男，25岁，柔道运动员，2011年6月2日就诊。主诉：腰痛，表现为腰腿剧痛难忍，打喷嚏、咳嗽等使疼痛加剧。查体：腰背肌肉痉挛，活动受限，甚至强迫体位，腰椎侧弯畸形，棘旁明显压痛并向下肢放射，局部叩击痛，直腿抬高试验（+++），加强试验（+）。诊断为腰椎间盘突出症并经腰椎CT确诊。诊断符合《中医病证诊断疗效标准》相关标准，患者腰部制动，予委中穴刺血治疗。每3天1次，5次为1疗程。

按语：近年来的研究证实炎性反应是急性腰椎间盘突出症腰腿痛的重要发病机制。有研究发现，突出的椎间盘组织中有多种细胞因子，因此控制炎症反应对于治疗急性腰椎间盘突出症，是一个至关重要的措施。委中刺血具有舒筋通络、行气活血的作用，适用于肩背部、腰臀及下肢部位病症，如腰背筋膜劳损、腰椎间盘突出症、急性扭伤、肌肉痉挛、风湿痹痛及局部感觉迟钝、麻木不适等。中医认为肾主骨、肝主筋、脾主肉。肾虚则骨质软化，肝虚则筋络失养，脾虚则肌肤失润。中医刺血委中疗法，有利于疏通经络、行气活血、伸筋疏络、活血化瘀、调理营卫、补肝益肾，促进新陈代谢，控制炎症反应，抵御外邪侵袭。

（3）孟某，男，22岁，竞走运动员，2012年4月13日就诊。主诉：腰痛并且感觉臀部及下肢放射样疼痛。查体：第3腰椎横突叩击痛（+），梨状肌压痛（+）。诊断为第3腰椎横突综合征，梨状肌损伤。笔者采用“双针一罐”法治疗，选用委中、阿是穴，用梅花针叩刺阿是穴，委中穴用三棱针点刺法，然后加拔火罐，3天治疗1次，3次为1疗程。

按语：第3腰椎横突位于腰椎生理前凸的顶点，是腰椎活动的中心，再则其横突较其他腰椎横突长，故当腰部活动时所受力最大，造成损伤的机会也较多。第3腰椎横突顶端附有腰方肌、横突间肌、胸腰筋膜的深层、横突间韧带、横突棘肌、骶棘肌等肌肉、筋膜、韧带等组织，损伤后会引起局部渗血、水肿、浆液性渗出、无菌性炎症，产生纤维变性，形成瘢痕或粘连，压迫刺激脊神经后支的外侧支，或将神经束缚在肌肉筋膜之间，从而产生一系列临床症状。

三、体会

虽然委中穴对于急性腰痛作用显著，但亦有其局限性。经临床观察发现，委中穴所主治之腰痛，其疼痛及压痛部位应在足太阳经的经络循行路线上，即在脊柱两侧1.5~3寸的腰肌上，非此不能奏效。

刺法要正确。现在很多人直接运用古人的经验取穴治疗疾病，往往并没有取得满意疗效，非取穴不当，乃因刺法失宜。委中治疗腰背痛当以刺血为主，如出血不畅可加拔罐法。临床中针刺委中穴时若针刺过深，容易伤及腘动脉或其分支，导致血流不止，甚至有截肢的危险。因此，针刺委中穴时要严格把握针刺深度。

综上所述，委中穴是治疗腰背痛的要穴，从其治疗作用分析，“腰背委中求”一语抓住了要点，它反映了经穴主治的规律，足三阳经俱走足，太阳经着重联系腰背。其治法以针刺或小隐静脉点刺出血为主，必要时可针灸并施或加用电针、火罐、穴位注射等其他辅助疗法。

“腰背委中求”的经典中医理论，应用于运动医学，提示针刺委中穴治疗腰痛的机制是通过增加膀胱经的皮肤血流量，进而使腰部膀胱经被疏通，气血运行恢复正常，营养供应加强，致痛物质被清除，最终使腰痛减弱或消失，即中医讲的“通则不痛”。

有氧运动诱导衰老血管功能重塑的平滑肌K^+通道机制

北京体育大学　石丽君

一、前言

21世纪人群老龄化问题日趋严重，随之心血管疾病的发生率也日益增高。血管衰老是人体衰老的关键始发因素，探讨血管衰老机理和寻找延缓血管老化的策略已成为国内外的研究热点。运动（尤指有氧运动）是非药物干预血管老化的有效手段，且简便经济，效果显著，但其作用机制至今仍未阐明。适度运动对血管功能增强具有积极意义。运动可引起血管结构与功能的重塑，主要体现在血管内皮和血管平滑肌细胞（以下简称VSMC）上。以往有关运动对血管功能影响的研究多集中在心血管疾病治疗方面，且多关注内皮功能，对VSMC功能重塑的研究十分有限。K^+通道广泛分布于VSMC上，其中大电导钙激活钾通道（以下简称BKCa）是膜电位和血管张力的主要调节因素，增龄可致其表达和功能改变。但是国内外目前关于运动对衰老血管平滑肌功能影响的膜通道机理方面的研究十分有限，而这对我们理解血管衰老的发生和防治至关重要。

本研究采用动物实验，将膜片钳技术应用于运动干预血管衰老的机理研究中，对衰老大鼠施加有氧训练，结合在体清醒动态心血管功能监测、离体动脉反应性及细胞内钙测定、BKCa通道蛋白表达和功能检测等手段，系统探讨了运动诱导衰老血管功能重塑的VSMC K^+通道机理。

二、材料和方法

（一）衰老模型及运动训练模型的建立

本研究建立了成年（16月龄）和老年（22月龄）的大鼠自然衰老模型，随机分为运动组和安静组，对运动组大鼠进行了12周的运动训练。根据实际情况，22月龄大鼠的训练强度和频率采用的是15 m/min，3天/周和5天/周，0坡度。大鼠均成功完成运动训练。

（二）清醒动态心血管功能监测

无菌埋置股动静脉插管，于无麻醉状态下监测大鼠心血管功能，静脉给予AngⅡ（促血管生成素-2）、NE（去甲肾上腺素）、特异性BKCa阻断剂等，清醒动态分析衰老导致的心血管功能及反应性差异，以及不同频率有氧运动对衰老诱发的心血管反应变化的影响。

（三）动脉超微结构观察

制备大鼠肠系膜动脉透射电镜标本，观察衰老所致动脉形态结构变化及不同频率有氧运动对此变化的影响。

（四）离体动脉反应性测定

选取肠系膜动脉制备血管环，进行血管张力测定。分别施加不同血管刺激物、K^+通道阻断剂或激动剂等，从离体组织器官水平探讨有氧运动对衰老血管平滑肌反应性及Ca^{2+}变化的影响及K^+通道在其中的作用。

（五）VSMC急性分离及BKCa通道膜片钳电生理功能检测

急性分离肠系膜动脉平滑肌细胞，采用膜片钳技术，着重VSMC的BKCa通道，观察衰老所致其特性改变，从细胞电生理角度探讨有氧运动对平滑肌钾通道电学特性的影响。

三、结果与分析

（一）衰老对动脉平滑肌超微结构的影响

选用老年组肠系膜动脉，并与成年对照（安静）组对比进行透射电镜观察动脉的超微结构。老年大鼠动脉内皮细胞发生脱落、裂解、内弹力膜卷曲等结构变化。老年大鼠动脉平滑肌细胞发生局部变性、间隙增宽、胶原纤维大量增生等衰老性变化。如图1所示，成年组肠系膜动脉（左图）内膜层内皮细胞（EC）、基底膜、内弹性膜（EL）界限清晰整齐。内皮与内弹性膜伴行，维持着血管内膜的完整性与连贯性。老年组肠系膜动脉（右图）内膜层内皮细胞从基底膜上完全脱落，胞质裂解，细胞失去正常形态。内弹性膜在此处变薄出现褶皱，与基底层和平滑肌层相互移行，界限不明；大量胶原纤维（COL）增生至内膜层。如图2所示，成年组肠系膜动脉（左图）平滑肌层，VSM（动脉平滑肌）平行紧密排列，细胞间质少，细胞之间充填有少量胶原纤维。老年组肠系膜动脉（右图）平滑肌层，VSM变形，突起和分岔增多，出现局灶性坏死。细胞间质增加，细胞间隙增宽，细胞间胶原纤维大量增生成束状。

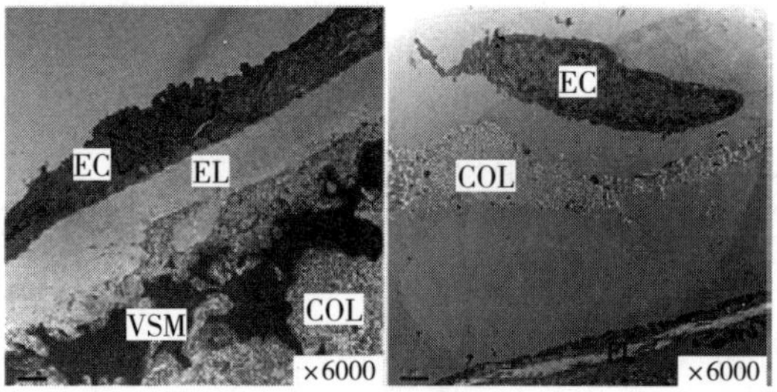

图1　肠系膜上动脉内膜层的衰老改变（左：成年组；右：老年组）

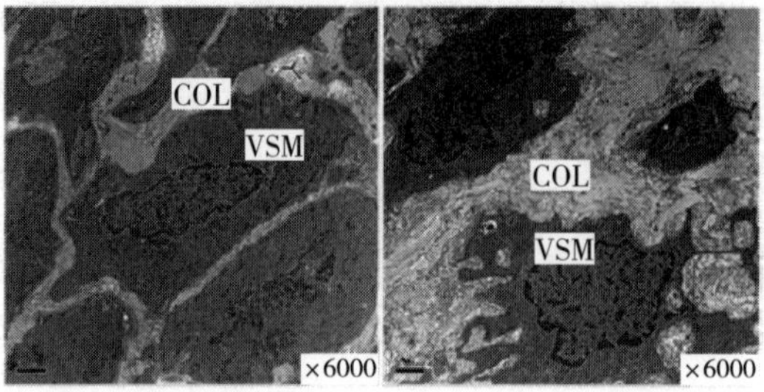

图2　肠系膜动脉平滑肌细胞的衰老改变（左：成年组；右：老年组）

（二）有氧运动对衰老大鼠整体心血管功能的影响

在前期实验基础上，建立并完善了清醒动态的血压监测方法，于无菌操作下对16月龄和22月龄大鼠进行了股动、静脉插管手术，恢复2天后，对其基础血压和药物反应进行动态（无麻醉）监测。完成了有氧运动对中年和老年大鼠心血管功能的影响这部分内容。实验测试于清醒动态下监测基础血压，并于静脉给予AngⅡ或NE，记录血压变化。实验发现：

（1）有氧运动的老年大鼠安静心率明显下降；老年大鼠SBP（收缩压）和PP（脉压）均明显升高，有氧运动后老年大鼠的SBP和PP显著下降，但仍高于青年对照组（表1）；

（2）静脉注射NE（每千克体重18 μg）在老年大鼠引起的升压反应减小，有氧运动后升压反应增大，仍低于成年对照组。

表1　有氧运动对大鼠体重、血压和心率的影响

大鼠分组	体重/g	收缩压/mmHg	舒张压/mmHg	脉压差/mmHg	平均动脉压/mmHg	心率/（次·min^{-1}）
Young	326.0 ± 11.2	126.2 ± 3.8	106.2 ± 3.2	20.0 ± 3.5	98.9 ± 3.6	355 ± 7
O-SED	733.0 ± 14.7*	143.0 ± 3.8*	88.7 ± 4.4*	54.3 ± 4.5*	91.0 ± 4.2	356 ± 6
O-EX	603.8 ± 17.8*#	135.1 ± 4.2*#	95.1 ± 4.3*	40.0 ± 4.2*#	93.5 ± 4.3	337 ± 6*#

注：*P<0.05，与成年对照组（Young）比较；#P<0.05，与老年安静组（O-SED）比较；O-Ex为老年运动组；n=6。

股静脉注射NE后，三组大鼠血压均明显升高，成年对照组大鼠ΔSBP（SBP变化幅度）最明显，老年组大鼠ΔSBP升高幅度显著小于安静组（P<0.05），老年运动组大鼠ΔSBP升高幅度大于老年安静组大鼠：（P<0.05）；成年对照组大鼠ΔDBP（舒张压变化幅度）升高亦最明显，老年安静组大鼠ΔDBP升高幅度降低（P<0.05），老年运动组与老年安静组大鼠ΔDBP升高幅度无明显差别，见图3。

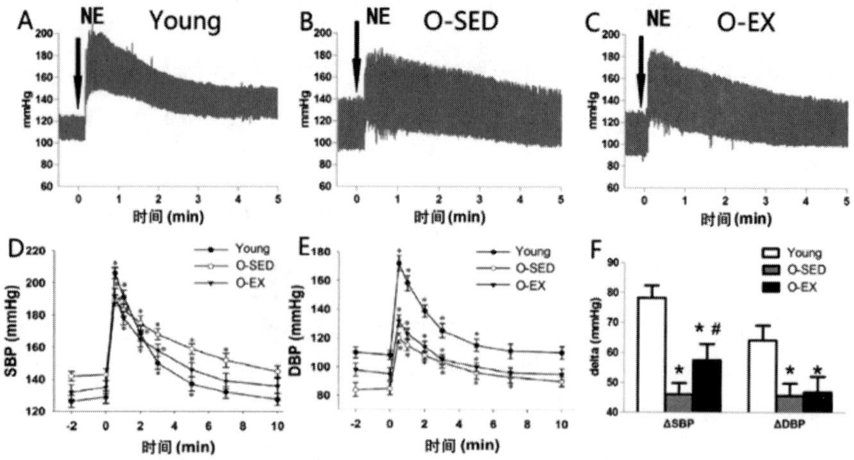

图3 有氧运动对NE诱发心血管反应的影响

注：A、B和C分别表示成年对照组（Young）、老年安静组（O−SED）和老年运动组（O−EX）大鼠注射NE后血压升高的实测图；D、E和F分别表示注射NE后SBP和DBP（舒张压）的统计图，其中0 min代表药物注射时间点，*$P<0.05$，与注射前基础值相比，各组$n=6$。

（三）有氧运动对大鼠离体动脉反应性及K^+通道的影响

研究选取了青年和衰老大鼠阻力动脉（以肠系膜动脉为代表）制备血管环，并进行血管张力测定。将120 mmoL/L KCl的最大收缩张力变化作为参照（K_{max}），灌流分别施加不同血管刺激物、K^+通道的阻断剂或激动剂及内皮依赖性血管舒张剂乙酰胆碱（ACh）等，通过剂量–反应曲线计算pD2（反映血管对药物的敏感性），观察长期规律有氧运动训练对衰老大鼠离体动脉反应性的影响及K^+通道在其中的作用。从离体组织器官水平探讨有氧运动对衰老所致的动脉反应性变化的影响及K^+通道在其中的作用。

肠系膜动脉血管环对NE有浓度依赖性收缩，老年大鼠血管对NE的最大收缩反应显著下降，有氧运动可提高血管对NE的敏感性；NE（10^{-9}~10^{-5}moL/L）可诱发各组肠系膜动脉收缩，并呈浓度依赖性收缩。与成年对照组相比，老年大鼠肠系膜动脉对NE的最大收缩反应显著下降，老年安静组大鼠对NE的收缩反应性最低，见图4。引起50%最大收缩反应的NE浓度的负对数（pD2）分别是成年对照组5.787 ± 0.048；老年安静组5.286 ± 0.024；老年运动组5.426 ± 0.030，提示运动可缓解老年大鼠肠系膜动脉对NE的敏感性降低。

非特异性钾通道阻断剂TEA、BKCa特异性阻断剂IbTX均可使肠系膜动脉收缩，收缩幅度成年对照组＞老年运动组＞老年安静组；与成年对照组相比，老年安静组大鼠收缩幅度减小；与老年安静组相比，老年运动组大鼠收缩幅度则明显增大。

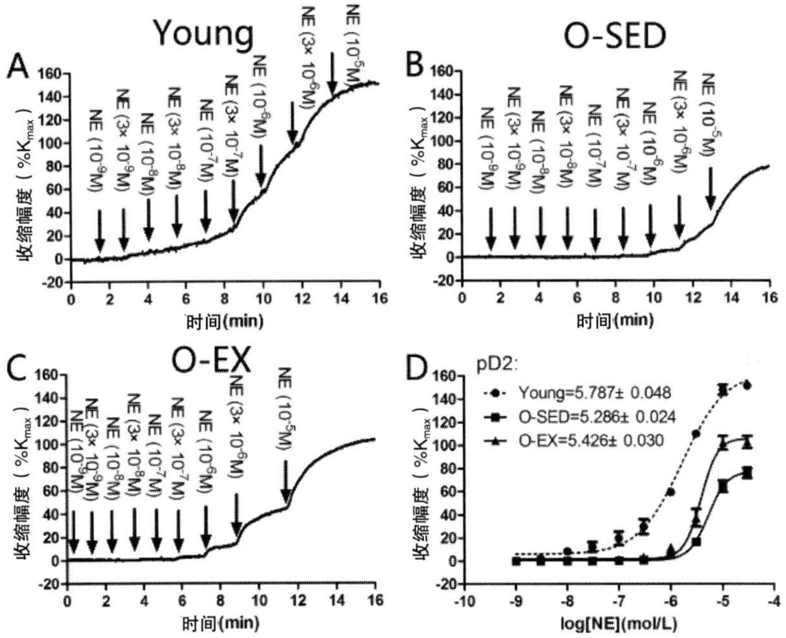

图4　有氧运动对NE诱发肠系膜动脉收缩的影响

非特异性钾通道阻断剂TEA（5×10^{-3}moL/L）可诱发大鼠肠系膜动脉收缩，与成年对照组相比，老年安静组大鼠血管收缩反应明显降低（34.3±5.1% vs. 11.5±4.7%）（$P<0.05$），老年大鼠运动后可增强此收缩反应性（24.7±5.4%）（$P<0.05$），但收缩幅度仍低于成年对照组，图未示。

IbTX（BKCa特异性阻断剂，3×10^{-8}moL/L）可诱发各组大鼠肠系膜动脉收缩，与成年对照组相比，老年安静组大鼠血管收缩反应明显降低（$P<0.05$），老年大鼠运动后可增强此收缩反应性（$P<0.05$），但收缩幅度仍低于成年对照组，见图5。

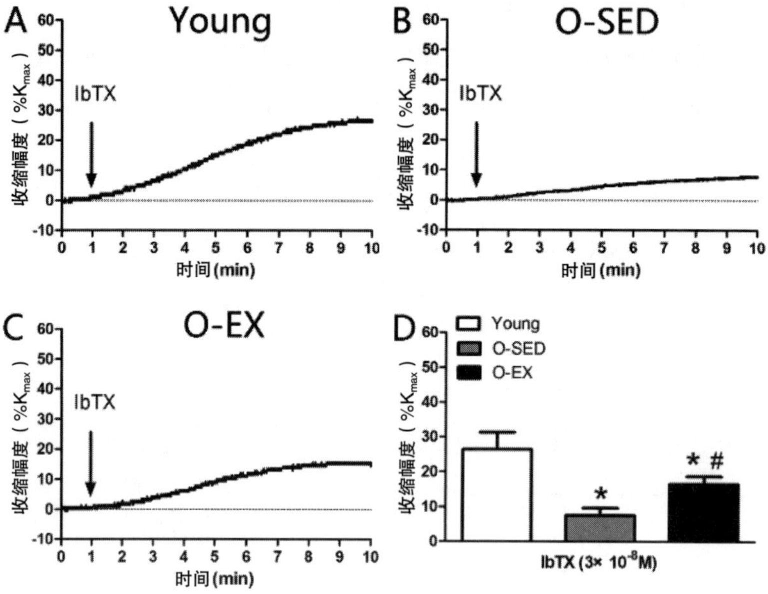

图5 有氧运动对IbTX诱发动脉收缩的影响

（四）有氧运动对大鼠VSMC的BKCa通道电生理特性的影响

采用两步酶消化法，分离获得形态完整的VSMC。细胞呈梭形，表面光滑，立体感强，边界清晰而亮，反映细胞活性状态好。

1. 有氧运动对衰老大鼠肠系膜动脉平滑肌细胞BKCa通道全细胞电流的影响

急性分离的大鼠肠系膜动脉平滑肌细胞膜上的全细胞钾电流表现出明显的电压依赖性，全细胞钾电流及电流密度成年对照组>老年运动组>老年安静组。IbTX可显著抑制全钾电流。IbTX 敏感的全钾电流即BKCa电流，在老年组显著降低，BKCa电流密度显著下降，运动可增加此电流密度，但仍小于成年对照组，见图6。

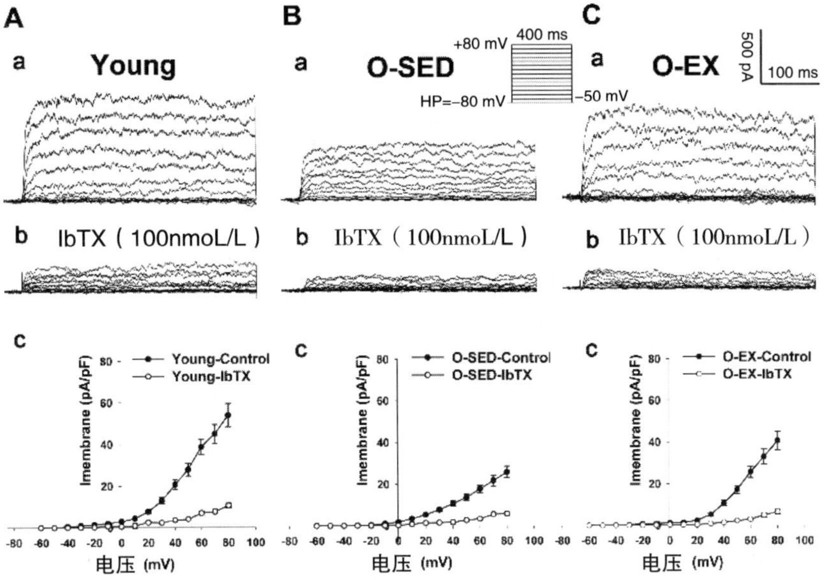

图6　衰老诱发大鼠肠系膜动脉平滑肌细胞全细胞外向钾电流减小

采用穿孔膜片钳技术记录STOC（瞬时外向钾电流），反映钙火花对局部BKCa的激活。实验发现，STOC呈现明显的电压依赖性，且衰老明显降低STOC的频率与幅度，运动可减弱此效应，见图7。

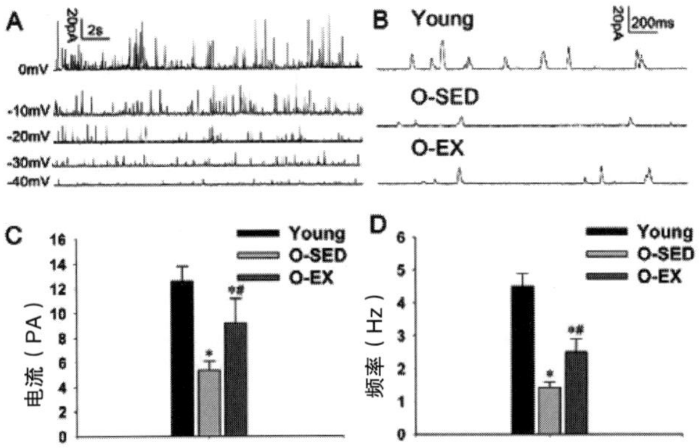

图7　衰老诱发大鼠肠系膜动脉平滑肌细胞STOC特性改变

2. 有氧运动对衰老大鼠肠系膜动脉平滑肌细胞BKCa单通道特性的影响

急性分离的大鼠肠系膜动脉平滑肌细胞膜上的BKCa单通道活动表现出明显的电压依赖性。随着膜电位去极化程度的增大，通道NPo和通道电流幅度明显增高，通道平均开放时间增加，而通道关闭时间显著缩短。研究发现：衰老诱发通道电压敏感性下降，Ca^{2+}敏感性下降，开放概率下降，平均开放时间减少，平均关闭时间延长，而运动可改变BKCa此变化，不影响其电导大小，但使电压依赖性增加，钙敏感性增加。使用Tamoxifen（通过激活BKCa通道的β1亚基来改变通道的门控特性），发现成年对照组开放概率增加最多，而老年安静组增加最少，老年运动组次之。提示成年对照组BKCaβ1亚基最多，其次为老年运动组，最少的为老年安静组。

（五）有氧运动对动脉平滑肌BKCa α和β1蛋白表达的影响

检测增龄导致的肠系膜动脉平滑肌细胞的BKCa通道α和β1亚基表达的改变，结果显示增龄可降低BKCa通道α和β1亚基表达，但对β1亚基的降低作用更为显著，继而表现衰老动脉β1/α比值显著下降。

有氧运动训练可有效逆转衰老所致的BKCa通道α和β1亚基的不平行下降，使β1/α比值上升（接近1：1）。

四、结论

（1）衰老可导致大鼠血压上升，阻力动脉血管结构改变和舒张功能下降，其中平滑肌细胞BKCa通道在血管张力维持中的贡献率下降是其重要机制，而有氧运动可有效逆转此衰老变化。

（2）有氧运动可有效降低衰老大鼠血压（收缩压和脉压），诱导血管结构和功能良性重塑，其重要机制之一是通过有氧运动逆转衰老所致的BKCa通道的α和β1亚基不平行下调得以实现的。

女足运动员损伤预防与康复

上海体育科学研究所　王晨

一、女足运动员最常见的伤病

足球运动场地比较大，比赛时间长，身体对抗强度大，对运动员体能、技战术、心理等方面要求非常高，同时由于其高对抗性，在比赛与训练的过程中都有可能发生不同程度的损伤。伤病是影响竞技能力的最重要因素之一，同时对于运动员的职业生涯等方面亦带来非常大的影响。根据我们对上海女足的伤病调查，女足运动员运动损伤部位多集中于下肢，以膝关节、大腿、踝关节为最易损伤部位，常患有大腿后群肌肉拉伤、膝关节内侧副韧带的损伤、十字韧带损伤、半月板损伤、髌骨末端病、踝关节扭伤、足底筋膜炎等，目前上海成年女足30名运动员中9人有膝关节损伤，其中4人为膝关节术后；躯干部位的损伤占第二位，如腰椎间盘突出等，30名运动员中2人腰椎间盘突出较严重，并经常复发；头颈部损伤居第三位，如颈椎病，30名运动员中2人颈椎病较严重，并经常复发；内脏损伤几乎没有发生。

二、损伤的主要原因（以足球最常见的膝关节损伤为例）

足球运动过程中，短暂时间内要重复完成最大或接近最大努力的动作，如跨步、转身、切入、冲刺和跳跃等。这些动作都需要协调性和爆发力，对神经肌肉系统要求非常高。同时由于足球运动的高对抗性，在比赛与训练的过程中都有可能发生不同程度的损伤。膝关节的损伤主要是膝关节内侧副韧带的损伤、十字韧带损伤等，而且一般膝内侧副韧带的损伤都伴随有膝内侧半月板的损伤。损伤可以分为接触型和非接触型，接触型多发生在激烈的比赛过程中，如运动员拼抢过程中。以ACL损伤为例，ACL损伤主要由直接暴力作用于小腿后侧或受到上体正面的冲撞力造成，胫骨向前的作用力超过了ACL的承受力；非接触型多发生在冲刺过程中的减速、急停，拼抢过程中的落地和突然的转身、大力射门踢空等过程中。对于非接触型ACL损伤，其主要原因是膝关节控制能力较差或出现过多的错误动作，如膝关节前后肌群肌力的不均衡性，大腿后侧肌群离心肌力较差，落地时屈膝角度下降，脚后跟地面作用力的增加等，均会造成ACL承受较大的压力。足球运动员的损伤除了运动员自身的行为因素之外，许多因素都可能造成损伤。了解原因我们才能有针对性地采取预防措施。

（一）训练缺乏科学性，过度疲劳

训练量过大, 过于集中，没有安排合理的恢复时间， 导致运动员身体疲劳或训练负荷过于集中在膝关节而引起局部损伤。足球训练和比赛包含大量的加速、减速、转身等动作，如“ 对脚”、向内侧扣球过人、脚弓推球等。女足运动员膝关节肌肉力量较男子差得多，在做相同动作时受伤的可能性本来就较男性大，再加上身体疲劳或下肢局部疲劳的情况，造成损伤发生率上升，甚至导致更严重的损伤。同时，还存在运动员受伤后仍带伤训练、未完全恢复即参加对抗训练甚至比赛的情况。

（二）关节稳定性差、肌肉力量不足、柔韧性差、肌力不平衡

我们曾应用CYBEX等速肌力测试仪对46名女足运动员进行了测试分析，发现女足运动员存在膝关节屈伸肌群肌力不足、屈伸肌力不平衡，大腿后侧肌群离心肌力较差，两腿之间屈伸肌力不平衡的问题。

在足球训练和比赛中，膝关节屈伸肌群不仅要维持人体最复杂关节的稳定性，而且要在快速奔跑和踢球动作中发挥着决定性作用。一般建议，在低速度和等长条件下，膝关节屈伸比率为60%～65%。屈伸比率能反映大腿前后肌群的均衡性。肌肉的不平衡性可能影响动作的协调性，甚至引起运动伤病。女足队员的左、右侧膝关节的屈伸比分别为0.71±0.18、0.80±0.20，比值明显超过60%～65%正常范围，即大部分女足队员大腿屈伸肌力不均衡，这与很多女足队员存在膝关节损伤的状况相吻合。

从预防伤病的角度出发，个体运动员两腿肌力之间的差异不应超过10%～15%，而女足运动员左右侧屈肌力的差异性和伸肌力的差异性超过10%～15%的高于25%，快速力量超过10%～15%的比例更是高达30%，这可能是弱侧腿容易发生伤病的重要原因之一。

（三）女性特殊生理结构导致其较男性更易发生膝关节的损伤

为什么女性容易发生膝关节损伤，大部分生理学家认为这与女性的解剖结构有关，如骨间相关的髁的凹口——大腿骨底部一个小的凹口是ACL通过的部位，女性较男性的小，因此理论上做急停或跳跃时，小的凹口被磨损，使ACL受损。任何小的ACL损伤都会导致更严重的损伤。

由于女性的骨盆较宽，当脚在地上的时候，会增大股骨与胫骨的角度，从而增加膝关节内在的压力和胫骨的外旋，导致对膝关节的压力。

女性的ACL比男性松弛，因此推测更容易受到过伸的影响。ACL上有雌激素和黄体酮（孕酮）的感受器，任何一个激素增加，都会导致ACL松弛，增加损伤的危险性。目前已经知道当怀孕时，由于激素的改变，韧带会变得非常松弛，因此因女性韧带的松弛度导致的损伤受月经周期的影响。

女性的腿部力量小、肌肉反应时较男性慢，这也会增加ACL损伤的风险。已经证实若要保持ACL完好无损，除了要增加腘绳肌力量，还要提高腘绳肌对ACL产生压力运动的反应速度，若反应速度很慢，无论力量有多大，都不能保护ACL不受损伤。

女性运动员在训练前股四头肌和腘绳肌力量严重不平衡，更重要的是，男性运动员在跳起着地时的屈力矩是女性运动员的3倍以上。

三、损伤的预防与康复

现阶段的预防与康复理念已从被动的伤后康复向主动的伤前预防转移，将运动员的体能训练与预防性康复训练有机结合，主动寻找损伤发生的因素，分析和加强运动员身体弱链环节的练习，纠正错误的身体姿势，改善肌肉平衡结构，从而主动地减少运动损伤。

（1）制订合理的训练计划，防止过度疲劳。

（2）根据足球项目的专项力量特点，有针对性地安排力量训练。

①重视屈膝肌群控制膝关节过伸和髋关节过屈的作用，防止运动中膝关节及屈伸肌群的损伤。我国女子足球运动员膝关节屈伸肌力量不均衡是膝关节损伤的主要原因，力量训练中应加强屈、伸肌力量，尤其是伸肌的力量，以防止损伤。

②合理利用超等长力量训练来提高腘绳肌的力量和爆发力，提高腘绳肌/股四头肌峰力矩的屈伸比值，加强膝关节侧向和向中间移动时腘绳肌的力量。大量的研究证实：超等长训练通过最小化着地时膝关节不必要的移动来减少着地时的压力，可以降低膝关节损伤的概率。

③我国女子足球运动员存在两腿力量不平衡现象，在力量训练中，应加强对弱势腿的力量训练，以保证两腿的肌力平衡，防止损伤。

（3）核心稳定性训练、主动的功能性力量训练和柔韧性训练应在足球运动员日常训练安排中得到重视。要注意训练后的恢复。如足球运动中大量的踢球使得一些运动员的内收肌更容易受到损伤。这些损伤似乎在运动员核心稳定性较差，内收肌太紧或者太弱，以及组织没有充分的时间恢复时更容易发生。

（4）重视术前、术后的康复训练，尽量避免或减少运动员带伤正常训练、未完全恢复即参加对抗训练甚至比赛的情况发生。

四、主要工作

（1）伤病的预防与康复需要包括教练员、运动员、医务人员、康复体能团队、科研人员共同合作完成。

（2）不定期进行运动能力测试和功能性测试（FMS、YBT等），用等速肌力测试与康复系统帮助女足伤病运动员开展康复训练。不定期的测试与评估，能够及时反映运动员的体能状况，展现阶段性训练所取得的成果，以及诊断可能存在的薄弱环节和主要问题，为教练员科学化训练提供量化依据。

（3）在运动康复策略上，把体能、运动康复和治疗进行有机结合。在认真全面的检查与测试评估的基础上，为每位运动员制订详细的康复性训练计划，及时记录康复过程中的动态变化情况，保证康复训练科学有效。按照术前康复期、术后急性期、恢复神经肌肉控制期、功能性提高期和重返专项训练期的5个阶段，有计划地完成每个阶段的康复目标和任务，最终使运动员健康地参与正常的足球训练和比赛。在每个康复阶段，有意识地把足球专项技术融入康复训练过程中，以便尽早地产生专项适应性，从而保证受伤运动员能够早日重返赛场。如我们针对女足运动员ACL术后的康复过程：手术医生提供了详细的手术档案，明确了康复时的运动禁忌，并定期复查，为术后的康复提供了临床上的保障。足球体能教练参与整个康复计划的制订和实施过程，尤其是结合足球专项特点和技术要求，提高了康复计划的专项性、科学性和个性化。同时在康复理念和具体康复方法的运用方面，结合了国际上最先进的康复理念，如早期水下有氧训练、动作模式训练、减重跑台训练，以及把生物电刺激与活动度练习有机结合起来，这些均有利于早期功能的恢复。整个康复计划过程划分细致，目标明确，并严格遵循渐进性和康复手段的多样性。阶段性的测试与评估贯穿整个康复训练阶段，包括形态学指标和功能性指标的动态监控。将临床治疗、一般性康复、专项体能康复和体能训练有机结合起来，遵循科学化、个性化和渐进性的康复原则，做到个性化康复训练有手段，康复成效有评价，确保了运动员健康重返赛场。

核心组合练习对脊柱姿势和腰部功能改善效果的研究

北京市体育科学研究所　徐建武

一、脊柱稳定和核心组合练习的机制

核心组合练习是由美国脊骨神经医师艾瑞克·古德曼和体能教练彼得·帕克在康复和训练实践中共同创造的一套运动疗法。整套训练分为三个阶段：第一个阶段为基础阶段，训练内容包含基础式、背部伸展式、内收肌辅助的背部伸展式、跪姿基础式和弓箭步伸展式5个动作。第二个阶段为进阶加强阶段，训练内容在前阶段基础上增加深蹲式和啄木鸟式动作，共7个动作。第三个阶段为强化提升阶段，训练内容再增加早安式、风车式和变化版撑体式动作，共10个动作。每次进行3个循环的动作练习，每周3次，每两周为一个阶段，共6周的训练。该核心组合练习是在特定的姿势下进行，动作步骤不多，可以随时随地练习。

通过检索文献，首先区分核心稳定性和核心力量的概念，分析脊柱姿势与核心稳定性的关系，进一步认识腰部功能与核心稳定性的关系。在目前改善脊柱姿势和下腰痛的核心稳定性训练的各项研究成果基础上，分析核心组合练习的姿势要求，发现在核心组合练习中的所有站立姿势都要求膝关节微屈，背部伸直保持正确的曲线，从臀部开始向前屈，这时身体形成的角度会让大腿后侧肌肉群的肌腹伸展得更多，臀大肌和股二头肌协同工作骨盆向后倾，纠正过度前倾，使得骨盆处于正常位置。

在此姿势下结合躯干的屈伸和旋转所涉及的多组肌肉，明确核心组合练习所针对训练的组织结构，人体运动的核心是腰盆骨部分。腰盆骨部分的活动性和稳定性取决于胸腰筋膜、阔筋膜和腹筋膜系统之间的相互作用。与核心区相关的肌筋膜链可分为后斜链、前斜链和后纵链，这些“链”提供张力并锁合骨盆带。核心组合练习动作训练了上述筋膜和筋膜链，尤其是对胸腰筋膜产生巨大的影响。胸腰筋膜张力还可通过上肢、下肢和躯干的活动提高；盆部后旋导致腰骶联合屈曲增加，从而提高胸腰筋膜张力；通过动作变化也加强了骨骼—筋膜—肌肉的联系，这样核心组合练习通过特定的姿势要求和动作训练增加了核心的稳定性、肌肉结缔组织的弹性和灵活性，对较小负荷的快速反应性，为身体的功能运动训练打下良好的基础。

最后归纳了核心组合练习要点：①核心组合练习由髋关节（而非脊椎）负责体现身体的灵活性以及前屈动作；②核心组合练习注重整合动作，膝关节微屈条件下使大腿后侧肌群与臀肌整体发力，这样产生最大的力量与最低的受伤风险；③进行核心组合练习，强调注意动作序列，将它记在脑子里，然后学习放松，并将注意力转移到呼吸上，提高机体的效能。

二、核心组合练习对普通大学生身体姿态和腰部功能改善效果的研究

（一）研究目的

下腰痛的治疗是一个临床研究的热点问题。本研究通过对普通大学生进行古德曼运动疗法干预，探究腰部功能状态的改善效果，从预防的角度为防治下腰痛提供新的思路。

（二）研究方法

招募北京体育大学在校健康男性大学生40人，体力活动水平相当，随机分为实验组和空白对照组，年龄18～23岁。从2016年3月28日开始对实验组受试者进行三阶段各两周的古德曼运动疗法干预。第一个阶段包括基础式、背部伸展式、跪姿基础式等5个动作练习。第二个阶段在前阶段基础上增加深蹲式和啄木鸟式共7个动作练习。第三个阶段再增加早安式、风车式和变化版撑体式共10个动作练习。每次进行3个循环的动作练习，每周3次。干预前后分别进行测

试，内容包括：①腰椎状态测试。运用Spinalmouse脊柱测量仪测量腰椎关节活动度（屈曲、伸展），所得的角度精度为±1。②多裂肌肌肉张力测试。采用Myoton-3肌肉检测仪测量L4水平静息状态双侧多裂肌硬度。③肌肉耐力测试。用秒表计时。④功能性运动测试。FMS、YBT，记录FMS各项评分和总分、YBT的分值和左右侧上下肢不同方向的触够距离。⑤腰椎X射线摄影。对测试者站立位矢状面进行X射线摄影。采用Seze测量法。⑥表面肌电测试。观察脊柱失衡时多裂肌的肌电表现。对以上干预前后测试所得数据利用SPSS 18.0进行相关分析统计，组内数据采用配对样本t检验，组间数据采用单因素方差分析，对计数数据进行分析，显著性水平$P<0.05$。

（三）研究结果

发现核心组合练习对脊柱姿势无明显影响，可能与由于本研究观察的普通大学生都非常健康，没有下腰痛史，且干预时间较短有关。

核心组合练习对腰部肌肉功能的影响主要表现在实验组受试者静息状态下双侧多裂肌肌肉刚度呈显著下降趋势，并且能够显著提高受试者背伸肌耐力；肢体主动运动，对提升多裂肌的预激活功能具有一定的帮助，睁眼状态下肢体外加载荷，对提升多裂肌的预激活功能无明显帮助，但闭眼状态下肢体外加载荷，对提升多裂肌的预激活功能有明显帮助。这些都说明核心组合练习能够稳定腰椎，保护腰椎，避免损伤。

核心组合练习对核心稳定性的影响主要表现在下肢YBT中，实验组的后内侧伸展分数、后外侧伸展分数及综合得分明显提高，而上肢YBT实验组前后及组间比较无显著性差异，说明核心组合练习对臀部、大腿后侧肌肉群以及整个背部的肌肉有显著性作用，从而能有效提高核心稳定性，另外核心组合练习存在提高受试者FMS得分的可能性。

（四）结论

尽管干预时间不长，但核心组合练习仍旧展现出了它对提升背肌耐力、恢复多裂肌功能，改善动作模式，提高核心稳定性方面的功效，而这些指标，都是发生腰痛人群中的常见问题指标，因而本研究认为，核心组合练习，对于腰部功能的改善、腰痛的预防，具有良好的帮助。

三、专业运动员开展核心组合练习效果研究

随着对核心组合练习的机制深入研究，在对运动损伤的整体辨证过程中要特别注意骨盆动作方向变化及控制骨盆动作的主要肌肉状态分析。一方面，强有力的核心肌群为身体姿势、技术动作提供稳定和支持作用；另一方面，将不同关节的运动和多块肌肉（肌群）的收缩整合起来，形成符合专项力学规律的肌肉“运动链”，才能为四肢末端发力创造理想的条件。因此，我们也对不同项目腰、肩、膝、踝运动损伤的优秀运动员在不同阶段康复计划中灵活加入核心组合练习方法，取得满意的康复效果。

（一）古典跤重点队员进行核心组合练习

该队重点队员以老运动员为主，于2016年6月16日夏训开始时进行了全面的身体素质测试，尤其是通过FMS、YBT和关节等速肌力测试发现队员中普遍存在肩、腰、膝的慢性损伤。另外，因为队长马亮左侧腰骶部不适两年，训练后加重，于5月底开始进行两周第一阶段核心组合练习后腰部疼痛没有出现，因此，教练员在夏训中每天训练课后的恢复放松环节加入核心组合练习，队员普遍反映腰痛的症状发作减少，教练也认为队员能够在大强度训练时适应得了，腰部也能够发力了。在10月的全国冠军赛中段海明在科研综合保障下取得了个人历史性第三名的好成绩。

（二）第十二届全运会武术冠军王曦腰伤后进行核心组合练习

2015年4月，该队员在训练中不慎受伤，导致腰5椎弓峡部裂，腰4、腰5向前1度滑脱。在离队休息一年后， 2016年4月13日他打算针对腰部进行康复性体能训练，当时查体时向前弯腰、后仰及左侧弯时腰部疼痛，双手抱肩转体右侧范围略小，右坐骨结节疼痛明显、左髂腰肌痛点明显，左侧髂骨向后下旋转移位，考虑仍存在骶髂关节紊乱，进行骶髂关节松动复位术后，教之核心组合练习锻炼方法。练习两周后腰部不适感出现次数明显减少。

（三）游泳重点队员程海花进行核心组合练习

该队员自2016年4月冠军赛后肩和踝损伤加剧影响训练，左肩上抬抱水时疼痛明显。经FMS和YBT后建议加强上肢力量、左肩的稳定性和核心反射性稳定

性练习，加强胸椎灵活性练习和右侧臀肌和腘绳肌力量，避免左肩部的损伤风险。8月9日来我所运动康复实验室要求进行系统康复，主要加强核心稳定性，进行前锯肌练习、肩胛骨稳定性练习和胸椎灵活性练习。1周后感觉竖脊肌紧凑有形，另外，逐渐感觉能够通过躯干发力来带动手臂划水，肩部疼痛减轻，可以开始系统专项体能训练，在9月初黄山举行的全国游泳锦标赛中程海花取得200米仰泳金牌。

另外，开展核心组合练习所涉及的运动队还包括北京拳击队、北京柔道队。所涉及的运动员及其部位功能恢复类型还包括体操运动员王妍的腰部功能恢复、射击运动员陈颖的腰部功能恢复、国家飞碟队运动员魏宁的腰部功能恢复、女子自由式摔跤运动员徐蕊的腰膝部损伤康复、柔道运动员安建奇的肩部损伤康复、武术运动员罗弘的膝关节术后康复、军事五项队运动员管超楠的膝部损伤康复、女排运动员乔婷的踝部康复等。

浙江省强制隔离戒毒人员体能康复训练运动实时监控研究报告

浙江体育科学研究所　薛亮

受浙江省戒毒管理局的委托，承担实施《强制隔离戒毒人员体能康复训练规范》（以下简称《标准》）地方标准的撰写。为推动此《标准》的出台，科学校验体能康复训练方案实施的科学性、有效性和安全性，特对强制隔离戒毒人员运动负荷生理生化指标进行实时监控。

浙江省强制隔离戒毒在场所布局上实现四区分离，分别设立生理脱毒区、教育适应区、康复巩固区、回归指导区。戒毒人员体能康复工作职能主要由体能康复中心负责，本研究主要以戒毒人员体能康复提升关键阶段——康复巩固期为主要测试监控区。

一、研究对象与方法

（一）研究对象

在浙江省拱宸男子强制隔离戒毒所和莫干山女子强制隔离戒毒所分别随机抽取14名和12名康复巩固期的戒毒人员参与测试。具体性别年龄组见表1。

表1　测试对象性别年龄分布

	20～29岁	30～39岁	40～49岁	50～59岁
男	3	4	4	3
女	3	3	3	3

（二）测试方法

对戒毒人员运动负荷体能康复训练课前后进行血液生化指标测试，主要测试训练前后血红蛋白、尿素、肌酸激酶指标变化情况。

对戒毒人员（男、女各抽取9名）体能康复训练课进行运动负荷实时监控，使用实时运动监控系统（Zephyr），戒毒人员佩戴胸带，收集实时心率、呼吸频率、姿势分析等。

（三）体能康复训练课程安排

根据《标准》，实施体能康复训练。每天开展体育活动，包括快走、广播操、球类运动、力量训练等。每周一节相对大负荷的体能训练课，每次90分钟，主要由准备活动、正式运动（体能康复训练）、放松活动组成。准备活动和放松活动主要是拉伸运动和简单的热身操，体能康复训练包括有氧（跑步、骑功率自行车、健身操）、力量（器械、仰卧起坐）等训练。

二、测试结果与分析

（一）体能康复训练课整体情况

监控结果表明：抽取的9名男性戒毒人员一节90分钟的体能康复训练课的心率为65.1%～75.7%的最大心率，属于较大强度的体能康复训练；9名女性戒毒人员一节90分钟的体能康复训练课的心率为58.0%～66.8%的最大心率，属于中等强度的体能康复训练。结合《标准》发现，女性戒毒人员的训练强度标准中的“有氧运动训练每次30～60分钟中等强度运动且每周至少150分钟，或每次20～50分钟较大强度运动且每周至少75分钟”基本符合，但是男性戒毒人员的训练强度明显偏高（图1、图2）。

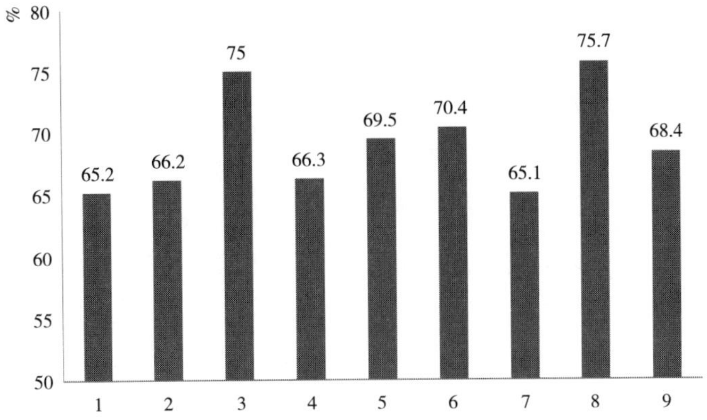

图1 9名男性戒毒人员一节体能康复训练课平均心率百分比

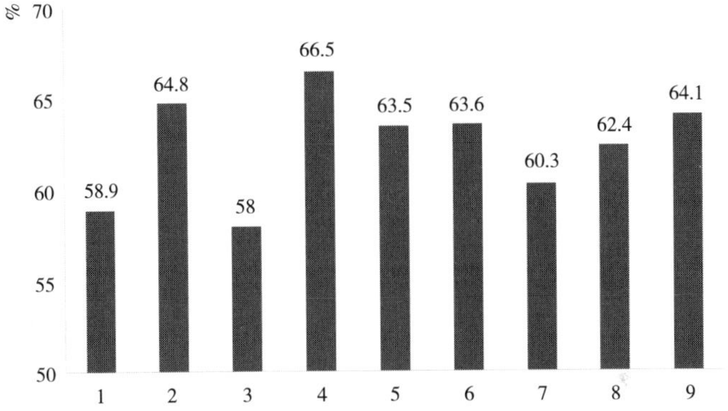

图2 9名女性戒毒人员一节体能康复训练课平均心率百分比

（二）体能康复训练课各运动项目情况

随机挑选男、女各一名戒毒人员，观察其体能康复训练课实时心率（图3、图4）。

1. 准备活动和放松活动

男性戒毒人员准备活动心率百分比为30%～60%，女性戒毒人员准备活动心率百分比为45%～75%；男性戒毒人员放松活动心率百分比为55%～70%，女性戒毒人员放松活动心率百分比为50%～70%。相比准备活动，男、女性戒毒人员的放松活动心率较平稳；女性戒毒人员的准备活动心率百分比较男性高，说明女性戒毒人员准备活动项目——跳操的有些动作强度略大。

2. 正式运动

男、女性戒毒人员的体能康复训练课心率百分比最大值均出现在跑台跑步项目上，男性达到85%以上的心率百分比，女性达到75%～80%的心率百分比，这属于大强度训练。且男、女性戒毒人员开始跑台跑步后，迅速达到较高的心率百分比，这和男、女性戒毒人员开始跑步时速度比较大的实际情况吻合。建议采用递增负荷方式开展训练，以防止意外发生。

男性戒毒人员在开展力量训练和有氧健身操时的心率百分比基本维持在65%～85%的较大强度。值得注意的是，男性戒毒人员在放松活动前出现一个较大强度的波峰，最高达到80%以上的心率百分比。鉴于戒毒人员的身体特殊性，不建议在正式运动后期有大强度的训练。

女性戒毒人员在开展仰卧起坐、功率自行车的训练时，心率百分比基本维持在45%～65%的中等强度范围。

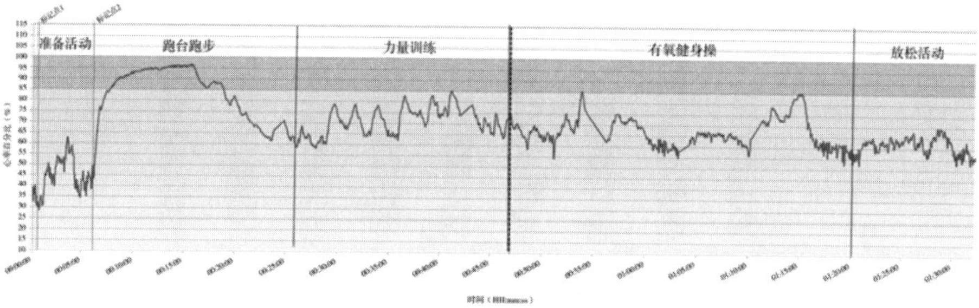

图3　一名男性戒毒人员一节体能康复训练课的心率百分比

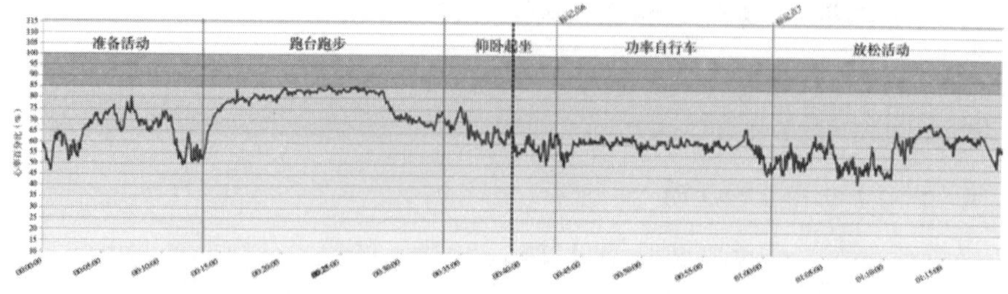

图4　一名女性戒毒人员一节体能康复训练课的心率百分比

（三）体能康复训练周情况

对戒毒人员运动负荷体能康复训练前后的血液生化指标进行分析。血红蛋白是红细胞的主要组成部分，能与氧结合，运输氧和二氧化碳，男性正常值为120～160 g/L，女性正常值为110～150 g/L。尿素是人体蛋白质代谢的主要终末产物，正常值为4～7 mmol/L。两者都是反映训练量的指标。

结果显示，戒毒人员的血红蛋白和尿素基本处于正常范围，且变化不大，说明戒毒人员机体处于正常水平，且目前的训练量适宜。CK（肌酸激酶）是一个与细胞内能量运转、肌肉收缩、ATP再生有直接关系的重要激酶，反映肌肉刺激程度，激酶活性越大，肌肉刺激程度越深，是反映训练强度的指标。结果显示，CK指标在训练周前后个体差异较大，个别戒毒人员CK的活性异常增高，且CK同工酶也随之升高，排除力量、大强度训练影响外，可能与既往吸食毒品的种类、时间，以及对心肌的损伤有关。运动强度的外加因素诱发心肌酶谱活性增高，应引起注意，防范运动意外的发生（表2、表3）。

表2　男性戒毒人员训练周前后生化指标比较

	CK（U/L）		尿素（mmol/L）		血红蛋白（g/L）	
	训练前	训练后	训练前	训练后	训练前	训练后
范**	166	3 024	5.41	5.60	142	143
滕**	120	368	6.59	3.58	154	151
丁**	132	177	6.31	5.27	162	166
李**	69	230	6.74	4.67	168	158
方**	—	908	5.86	5.46	162	156
葛**	142	3 861	6.44	5.98	150	148
高**	98	305	5.13	4.94	159	160
王**	100	827	4.84	4.36	155	152
黄**	135	260	5.86	4.83	158	157
沈**	188	3 098	5.36	4.55	158	150
戴**	74	125	5.66	5.00	164	164
夏**	219	288	5.87	4.64	166	162
鲍**	95	803	7.04	5.97	152	150

续表

	CK（U/L）		尿素（mmol/L）		血红蛋白（g/L）	
	训练前	训练后	训练前	训练后	训练前	训练后
赵**	181	3 144	5.81	5.91	153	141

表3　女性戒毒人员训练周前后生化指标比较

	CK（U/L）		尿素（mmol/L）		血红蛋白（g/L）	
	训练前	训练后	训练前	训练后	训练前	训练后
严**	70	91	5.44	5.19	135	137
王**	137	123	3.75	4.73	145	141
周**	3 446	345	4.92	4.11	135	129
余**	1 659	17 562	3.74	3.54	138	140
江**	66	63	3.59	3.04	134	134
张**	128	194	3.86	3.60	136	138
方**	111	281	4.63	4.32	140	144
吴**	142	161	5.87	4.38	124	119
谢**	95	108	3.44	3.40	110	104
朱**	77	77	3.69	4.97	143	141
何**	74	255	5.38	4.66	132	129
谭**	105	125	2.79	3.57	128	135

三、问题和建议

（一）体能康复组织管理有待提升

实地测试观察发现，戒毒所在体能康复区域的警力不足，各项目区域如跑台、动感单车、力量训练仪等重点区域无专人管理，但这些项目的训练强度亦大亦小，如果过大，容易发生意外，如果过小，达不到训练目的，所以，建议在重点区域安排专员看护和指导，同时借助各大队的力量，共同把握戒毒人员在体能康复区锻炼的安全性和有效性。

（二）体能康复课程需注重科学性

实验结果显示：首先，男性戒毒人员体能康复训练强度较大，且训练间歇时间短，训练前后CK值差异明显。其次，男、女性戒毒人员在准备活动后，立即开始较大强度的跑台训练，心率迅速上升，大大增加了运动风险。跑台训练应采取递增负荷的方式，让机体有缓冲适应的阶段，避免发生意外。同时，将男性戒毒人员体能康复课程后期的训练强度小高峰提前一些，有利于体能恢复。

戒毒人员属于特殊群体，训练负荷安排与正常人要有所区别。戒毒人员对目前每周一节相对大训练负荷体能训练课，整体认为负荷量较为适宜。而对于承受相对大训练强度的体能训练课安排，反映个体差异性较大。建议在执行周体能训练课时，根据循序渐进原则，适当增加一堂强调运动负荷量积累的训练课。

（三）体能康复训练须因材施教

戒毒人员个体化很强，建议在实施体能康复训练中，结合个体的体质健康测评报告以及患病情况，对戒毒人员进行分组。然后根据分组安排适当的体能康复训练，从而避免因人员太多出现个体运动强度不适宜的情况。另外，建议在医疗体检方面加入心肌酶谱的指标，及时筛查异常数据，加强运动风险防控。

我国残疾人社区康复社会化发展

国家体育总局体育科学研究所　张彦峰

1976年，世界卫生组织首次将社区康复作为一种全新的残疾人康复途径向各成员国进行推广。1994年，由国际劳工组织、联合国教科文组织和世界卫生组织联合发布的《社区康复联合意见书》，把社区康复从最初的社区治疗模式发展为医学—社会模式。与此前只关注对残疾人生理损伤的治疗和护理不同，医学—社会模式更加强调在整合社区资源基础上，不断提升政府公共服务的可及性水平，切实保障残疾人的社会权利，为残疾人发展创造公平的条件。在2004年发布的《社区康复联合意见书》中，社区康复被进一步定义为，在社区地域空间内促进所有残疾人的康复，使之享有平等机会和融入社会的一项整体发展战略。残疾人社区康复不仅不局限于促进身体机能恢复和改善日常生活，而且进一步逐渐延伸到了残疾人教育、就业与社会服务等方面。因此，随着经济社会的发展，社区康复的理念、内涵和模式也在不断地更新和扩展。当前，社区康复已经成为一项重要的社会发展战略，对于消除因病致贫、促进机会均等，实施脱贫攻坚战略，以及实现共享经济社会发展成果具有积极意义。

一、残疾人社区康复的价值理念

随着政府改革运动的深度推进，以及治理和善治理念的风行，社区康复也突破了传统的政府包办模式，逐渐成长为一种以社区为基本行动单元，以促进残疾人社会融入和自我发展能力为主要目标，以多元主体的互动和合作为基本特征，充分整合政府、市场和社会资源的新型发展模式。概括地看，这种新型发展模式具有三个方面的典型特征。一是多元化的主体结构。社区康复不再是政府公共部门的“独角戏”，而是充分吸纳社区自治组织、群众性志愿者组织、非营利性社会机构，以及残疾人家庭成员等多元主体共同参与的主体结构。二是包容性的发展取向。残疾人社区康复不再仅仅囿于社会保障范畴，而是坚持整体性和包容性的发展取向，着力为残疾人发展提供全方位的服务，努力培育和提升残疾人群体独立发展能力。三是社会化的运行模式。传统的残疾人康复服务和社会保障是医疗机构的专业活动和公共部门的专职行为。新型社区康复则坚持一种社会化和开放式的运行模式，努力构建多组织联合运营的方向，充分发挥市场机制和社会机制的优势。

二、残疾人社区康复的功能定位

纵览国内外的发展经验，残疾人社区康复已经由单一的社会保障项目，发展成综合性的社会发展计划，功能定位也随着理念的更新而不断跃迁。概括地看：第一，“兜底”和保障功能。这一功能是通过公共部门履行法定职责，运用组织化的工作流程和管理措施，为残疾人群体的康复、教育、就业等提供基本保障。当前，社区康复主要围绕医疗卫生和民政两大系统展开，侧重向残疾人提供基本公共服务，也就是发挥“兜底”和基本保障的功能。这是残疾人社区康复事业发展的基础。第二，促进与发展功能。当前，残疾人社区康复有着更高的社会发展功能定位，要帮助残疾人康复、减少贫困和增进机会均等，保护残疾人人权和消除社会歧视，促进残疾人获得公平的社会待遇，使之能够充分地融入社会和共享发展成果。《“十三五”加快残疾人小康进程规划纲要》突出改善社会发展指标。例如，加强残疾人中高等特殊教育职业院校建设、丰富残疾人文化体育生活、完善无障碍环境建设政策和标准等。

三、残疾人社区康复的基本内容

残疾人社区康复主要包括四个方面的基本内容。第一，开展残疾人医学康复治疗。为残疾人提供疾病预防、康复治疗、辅助用具和配套服务。这是履行政府公共服务生产和供给的职责，通过提供基本的临床医学治疗和辅助性康复条件，帮助残疾人最大限度地缓解病痛折磨，为其获得稳定的生活条件提供基本保障。第二，促进残疾人身心机能的调适与恢复。通过各种社会化延伸措施，从人本主义的发展理念出发，通过教育、就业和公共服务方面的法律保障和政策关怀，全面促进残疾人身心机能的调适和恢复，不断改善残疾人生活和发展条件，这也是传统社区康复功能的扩展。第三，帮助残疾人提高生存与发展技能。在缓解病痛、促进机能发展基础上，创造良好的社会发展和政策环境，全面培育和提升残疾人的生存和发展技能，不断改善残疾人自主谋生和创新创业的能力，促进残疾人群体更好地实现人生价值和社会价值。第四，培育和提升社会活动能力。在整合社区资源的基础上，综合运用各种社会化技术、方法和工具，努力帮助残疾人群体克服心理障碍，在人际帮助、婚姻与家庭、文化与艺术、娱乐休闲与体育等方面开展社区帮扶和定点援助，让残疾人以积极的心态参与公共生活和融入社会，这是社区康复事业发展更高层次的目标。

四、我国残疾人社区康复事业发展的现状

由于人口基数大、结构变化快，加上残疾人数量多、分布广，一些地区经济条件有限等因素，以及存在的机制不健全、财力保障不足、人力培养滞后和组织管理不到位等方面的问题，社区康复事业仍然面临许多制约，亟须通过改革破除障碍和促进发展。

（一）我国残疾人社区康复事业发展的成就

2002年8月，国务院办公厅批转卫生部等六部委共同制定的《关于进一步加强残疾人康复工作的意见》提出，到2015年，实现残疾人“人人享有康复服务”的目标。根据相关统计，到“十一五”期末，全国开展社区康复的市辖区为808个，开展社区康复服务的县（市）为1 568个，分别占全国市辖区总数和县（市）总数的90.5%和68.9%。经过30多年的探索和完善，社区康复事业的发展取得了显著成绩。第一，形成了政府主导和社区为本的管理和运行体制。这种自上而下和自下而上相结合的运行机制，有利于充分发挥政府和社区各自的优势，有效地保障了残疾人的生存和发展权利。第二，社区康复的资源整合和多元主体协作能力不断增强，推动社区康复的社会化发展成为基本目标。残疾人康复事业也由部门计划上升到国家计划。政府各有关部门、社会社团组织，与社区自治组织和残疾人及其家属之间的互动和协作水平进一步提升。第三，提倡中国特色的社区康复技术，坚持中西结合的医疗技术，在不断提高社区康

复覆盖面的同时，有效地控制社区康复成本。第四，在社区康复发展任务的实施方面，力求与当地经济社会发展条件相适应。近年来，依托“新农合”等政策措施和改善民生的契机，社区康复事业的整体水平得到了持续提升。

（二）社区康复事业发展过程中存在的问题

目前，我国的残疾人人口已经达到8 500万人。近年来，社区在残疾人康复和发展方面的功能也进一步凸显。但是，由于长期以来社区功能建设的相对滞后性，以及社区治理机制的不完备，影响和制约了社区康复事业的发展。第一，社区康复的功能层次比较低，影响了整体功能的发挥。我国残疾人社区康复事业一直在政府主导之下进行，由于社会化程度比较低，运行活力不足，主要发挥的是社会保障和政策性帮扶的功能。当前，残疾人的生活质量仍有待提升，特别是在教育、就业等发展权利的实现和维护方面，仍然存在着许多现实问题。第二，多数社区康复服务机构缺乏康复技术人才，部分康复人员以中医康复为主。农工党中央调研发现，目前我国大约需要35万康复技术人才，而事实上仅有2万人，医疗技术人员、社区康复员和咨询员等康复医学技术人才缺乏。由于基层和社区的发展空间狭窄、收入较低、缺少激励，辛苦培养出来的专业人才大多涌向大型医疗康复机构，能够留在基层和社区康复部门的人很少，一些康复机构的工作人员年龄偏大，也怠于采用新技术和方法，难以有效满足残疾人社区康复的需要。第三，与社区康复的社会化发展目标相比，社会资源的吸纳和整合能力仍有很大差距。当前，社区康复仍然依靠公共部门支撑。例如，残疾人居家康复服务的各个层面都与政府密切相关，经费主要来源于政府财政和投资。由于过度依赖机构康复，残疾人康复的成本较高、周转率低、服务面小、残疾人的经济负担较重，不仅影响了残疾人自身权利的实现，也增加了残疾人家庭的负担。

（三）社区康复事业发展中存在问题的成因

正确认识和全面把握这些问题和制约因素的深层原因，对推进社区康复事业的发展具有重要意义。当前来看，这些原因主要包括以下几个方面。第一，由于城乡二元结构下资源配置的不均衡，社区康复事业发展存在明显的差异。在城乡接合部和广大农村地区，社区康复的组织机构不健全、财政保障比较薄弱、组织机构建设和人才培养滞后，社区康复的整体运行绩效很低。因此，城乡二元结构的惯性效应仍然存在，直接制约了社区康复事业的整体发展。第二，社区康复现有的主体结构和运行模式抑制了发展的活力。改革开放以后，我国形成了政府主导型社区康复模式，主要通过政府的力量，有力地推动残疾人康复事业的发展。但是，随着残疾人康复事业的外延不断扩大，不再囿于基本的社会保障，而是促进残疾人社会能力的全面提升，单靠政府公共部门的力量无法达成这一目标。因此，促进残疾人社区康复的社会化发展，就必须要改革现有的管理和运行体制。第三，地方和基层政府的认识不到位，对残疾人社区康复的重视程度不高。改革开放以来，由于在发展理念上重经济增长而轻社会发展，地方和基层政府对包括社区康复事业在内的社会建设投入的注意力和资源不足，推动相关体制改革、制度建设和政策创新的主动性不足，这也是制约和影响社区康复事业发展的重要原因。

五、促进残疾人社区康复事业发展的对策

针对当前社区康复事业发展中存在的问题，必须要科学地平衡社区康复的行政化与市场化之间的关系，切实解决社区康复人才需求与人才培养可持续发展之间的矛盾，不断提升社区服务机构的能力以满足社区康复需求。为此，应该强化和完善以下几个方面的措施。

（一）积极转变社区治理和发展理念，不断提升基层政府的认知水平

残疾人社区康复是一项社会公共事业，各级政府应该将其作为利国利民的重要民生工程加以关心。第一，要在坚持全面发展的理念指引下，充分认识残疾人社区康复工作的现实意义，进一步健全残疾人社区康复的组织领导体系。要将社区康复事业纳入地方经济社会发展的评价体系，作为基层政府绩效考核的基本内容，不断提升政府公共部门在社区康复事业发展方面的主动性。第二，各级政府和部门要牢固树立以残疾人为中心，以促进社会融合为目标的发展理念。要面向基层群众加大宣传力度，普及残疾人康复的知识，努力改变残疾人及其家庭对社区康复的态度，使之能够积极主动地融入社区康复事业。第三，政府要为促进社区康复事业搭建制度平台，为培育和发展民间社会组织、

创新社区自治组织的治理机制，以及引入市场资源配置机制提供政策支持。要创新社区康复绩效评价体系，积极探索和引入第三方评估，不断改进社区康复的绩效产出。第四，切实发挥政府的“兜底”功能，对一些社会组织无法负担的特殊服务，积极探索以政府生产或政府购买的形式进行供给，积极推动社区康复由医疗服务向综合性康复服务发展。

（二）进一步筑牢社区发展的基础，不断提升和增强社区治理能力

社区康复作为一项综合性的社会发展计划，是集预防、医疗、保健、康复和心理服务于一体的整体性服务，因而需要全域性地融入社区建设和发展之中。第一，中央政府要加强顶层设计和推进整体规划。为此，各级地方政府要因地制宜地制订本区域的发展规划，实现残疾人社区康复事业与本地区经济社会协同发展，为社区康复社会化发展提供良好的法律、制度和政策环境。第二，创新社区治理机制。社区康复是一种在家庭和社区层次上为残疾人提供康复服务的新途径。当前，要以社会治理机制创新为契机，以社区建设为载体发展多部门合作机制，充分发挥残联的龙头和连接作用，构建劳动和社会保障部门、民政部门和卫生部门协同推进的工作网络。第三，推进残疾人社会融合机制建设。社会融合的社区康复理念强调的是社会环境，强调人与人之间的社会融合和高质量的社会生活。一方面要积极倡导以提升残疾人社会融合能力为导向的参与式发展规划；另一方面要在全面推进社区事业发展的基础上，不断提高保障水平、丰富服务内容、改进绩效产出和降低运行成本，为残疾人提供经济、方便、综合和连续的康复服务。第四，培育社区文化，增强社区的文化维系力，为残疾人更好地融入社会创造良好的氛围，这也是大力发展残疾人社区康复的重要环节。

（三）不断完善社区康复的硬件设施，努力推进组织建设和人才培养

推动我国社区康复事业的发展必须要构建社会化服务体系，进一步推进组织建设和人才培养，为促进社区康复的社会化程度奠定基础。第一，按照《“十三五”加快残疾人小康进程规划纲要》提出的行动路线图，统筹财政资金和专项建设资金，落实好特殊教育提升计划，大力实施“残疾人体育健身计

划”，全面推进无障碍环境建设等方面的硬件建设。第二，培养社区康复技术人才，推进社区康复人才库的建设。当前要以社区康复工作站建设为抓手，进一步加强政策引导和激励，通过在高等院校开设康复医学，以及康复治疗技术相关专业，建立和完善专业技术人才的储备机制，打造现代化的社区康复团队和人才队伍。同时，社区康复的管理本身也是一门技术，要加强社区康复管理人才的培养。第三，培育和发展以社区为单位的志愿服务队伍和残疾人自助组织。要发挥社区康复者、医生、护士、心理咨询师、社工、律师、警察、PT、精神科医生、家政助理和个人护工等多元主体的优势，灵活运用团队中不同成员的专长，有效满足不同服务对象的需求。第四，地方和基层政府要积极承担多重角色，制定科学的人才评价和激励机制，通过引入目标管理等先进方法和工具，构建完备、高效的绩效管理机制，为吸引和留住人才提供基本保障。

（四）充分激发和吸纳市场与社会的力量，实现共建、共享和协同推进

早在2000年，民政部等14个部门就联合印发了《关于加强社区残疾人工作的意见》，要求将社区残疾人工作纳入社区建设总体规划，融为一体、同步发展和共建共享。为此，第一，积极借鉴和引入西方发达国家的经验，因地制宜地创新社区康复发展机制。从国外的经验来看，社区康复服务项目既要体现政府的服务和保障功能，也要主动引入市场和社会化机制，引导残疾人减少被动的康复服务消费，开发和完善保健服务契约式服务，不断提高资源的配置效率。例如，德国将部分社区康复项目交由工会组织管理，发挥社会组织的自我管理作用就取得了积极成效。2012年11月14日，《民政部、财政部关于政府购买社会工作服务的指导意见》公布，这也是我国推进社区康复社会化的重要举措。当前，各级政府和部门要积极统筹规划和全面贯彻落实国务院关于九项改革“政府购买社会组织服务”项目。第二，加快立法保障和政策引导，扶持民办康复机构发展，提高和扩展机构康复的容纳力。例如，很多城市在当地残联的监督下，利用社会力量，根据残疾人的特点专门开设专科康复。要在不断总结经验的基础上，循序渐进地推进重点领域的立法工作，为民办康复机构参与社区康复提供制度和政策依据。第三，要依托信息网络技术，建立健全政府购

买社会工作服务信息管理平台。通过常态化地开展需求调查、计划发布、项目管理、政策宣传和信息公开等工作，定期举办社会工作宣传周、项目推介会、展示会、公益创投等活动，为民办社会工作服务机构交流经验、推广项目和争取资源创造条件，以社会化的方式和机制实现社区康复项目由单一部门实施向多部门协同发展。第四，要因地制宜地加大财政支持力度，加快现代康复技术的引进和推广。要充分利用政策扶持、试点先行和集中推广等方式，沿着以点带面、城市辐射农村的路径，积极推广先进技术和成功经验，促进我国社区康复事业的整体发展。

常见运动损伤的预防、评价与重返赛场

国家体育总局运动医学研究所　周敬滨

本文依据各种运动损伤的当前研究进展，针对运动员或健身人群常见的运动损伤如膝关节ACL损伤、肩关节撞击症、肩袖损伤、髋关节撞击症和过劳性运动损伤的预防、评价、相关治疗和重返赛场进行总结与综述。

一、ACL损伤

进入21世纪，ACL损伤一直是运动损伤领域中讨论的重点和热点，人们对ACL的认识也在不断深化，尤其是在ACL损伤的预防、ACL损伤后膝关节功能评价、长期随访与重返赛场、青少年ACL损伤的治疗特点等方面有了新的研究结果和进展。

（一）ACL损伤的预防

通过流行病学的研究可以了解到ACL损伤和ACL重建术后再次断裂的具体原因，并能够控制损伤因素来达到预防目的。美国一体化健康管理系统的调查研究发现，目前美国每年高中和大学女子运动员ACL损伤超过5万例，学生运动员发病率为1%。ACL预防项目设计的一套ACL功能训练方法和计划，能有效降低ACL损伤发生率，通过该项目，损伤发生率下降50%。随着ACL重建术后患者的增多，ACL术后失效的患者绝对数量也在增加。根据对ACL翻修患者的统计，系统对ACL再次断裂与失效的原因进行详细分析。年龄和身体质量指数（BMI）均为ACL失效的影响因素，移植物的种类是ACL再次损伤更为重要的影响因素，其中同种骨腱骨失效率最低，同种腘绳肌腱次之，而同种异体肌腱失效率最高。在同种自体腘绳肌腱中，移植物直径越大，失效率越低。因此，使用同种自体骨腱骨或者直径粗大的腘绳肌腱作为移植物，是防止ACL再次发生损伤的重要措施。对ACL重建术后患者长时间随访发现，半月板损伤和骨性关节炎发病率仍然较高，因此需要进一步研究ACL的重建技术和方法。

（二）ACL损伤后的膝关节功能评价

ACL损伤不仅使膝关节前后向不稳定，而且会使旋转不稳定，而旋转不稳定是影响膝关节运动功能的主要因素。如何客观有效地评价膝关节旋转不稳至关重要，对旋转不稳定的评价主要包括静态旋转不稳定和动态旋转不稳定的评价。静态旋转不稳定最简易有效的评价方法为轴移试验，根据膝关节旋转不稳的程度，大致又将旋转不稳分为轻度轴移试验阳性和重度轴移试验阳性，而对患者重度轴移试验阳性的判定不仅取决于ACL损伤程度，还和外侧半月板损伤程度、膝关节前外侧复合体（ALC）、胫骨平台倾斜角度有关，因此，要纠正重度膝关节旋转不稳定，需要进一步评价各种影响因素，包括是否有外侧半月板损伤、ACL损伤和过大的胫骨平台后倾斜角度等。但轴移试验为主观性试验，和操作个体存在关系，经验不同的医生可能会得出不同结论，因此，寻求客观有效的指标进行轴移试验的评价也成为ACL研究领域的热点之一。目前，针对轴移试验客观评价方法的研究包括图像分析法、导航定位法、加速器测量方法、三维动作分析方法，图像分析法简单易行，但数据敏感性较低，三维动作分析系统敏感性较高，但仍然需要进一步改进贴记方法和测试程序设计。虽然目前各类方法的敏感度和准确度文献报道不一，但为探索轴移试验的量化提供了试验基础，匹兹堡大学牵首的轴移试验小组“PIVOT Group”集合了世界上众多实验室对轴移量化测试进行了相关研究。

动态旋转不稳定的评价能最为客观地反映运动状态下膝关节旋转功能，目前可以利用三维动作分析系统和三维X射线成像系统进行评价。三维X射线成像系统排除了由皮肤贴点造成的误差，直接通过胫骨和股骨间的相对位移来评价膝关节旋转稳定性，测试结果更为客观，但是测试相对复杂，并需要专业工程师进行辅助计算，患者也需要接受过多的X射线辐射。三维动作分析法目前应用较多，通过模拟各种损伤动作进行旋转稳定性测试，目前模拟损伤动作虽然能够最为直观反映膝关节旋转功能，但是在实际操作过程中，患者因为恐惧或者保护性预防，很难真正去模拟受伤动作，因此数据仍然存在一定主观性。而正常行走状态下的步态测试虽然数据稳定，但是慢性ACL损伤患者步态改变则过于细微，变化不明显。为得到稳定而又敏感的数值，细野等人利用三维动作分析对下坡行走进行测试，发现下坡更能精确反映膝关节旋转不稳定，同时发现ACL解剖重建相比高位重建，在下坡行走时，旋转变化程度更小。

（三）ACL损伤后与重建术后的重返赛场

2002年由美国6个权威运动医学协会组织提出制定了“重返赛场”相关概念，这6个协会分别是美国家庭医生学会、美国骨科医师学会、美国运动医学学会、美国医学会运动医学分会、美国骨科运动医学学会和美国骨科学会运动医学分会。该学术权威联盟对运动医学中涉及的“重返赛场”问题发表了联合声明，即重返赛场是指受伤或者患病的运动员能够安全地重新参加训练或者比赛的一个决定性策略。其目的是减少、避免伤病运动员痊愈后或重返赛场后再次受伤的风险。损伤或者术后重返赛场从来不是一个简单的医学问题，医学角度的正确诊断与治疗只是众多影响个体重返赛场的一类因素。

近些年来，随着运动医学与关节镜技术的日益革新与发展，ACL的治疗理念也发生了极大的改变，运动员术后的康复也出现了多样化的趋势，普遍认为，运动员ACL术后重返赛场的时间在术后6~9个月，也有国际优秀运动员术后12周甚至更早重新参加对抗项目职业级比赛的例子。竞技项目运动员ACL术后既有早日重返赛场的强烈意愿，同时也面临着失效的危险，这是一个需要平衡的问题。因此，何时和何种标准下重返赛场需要进一步研究和讨论。研究证实，大多运动员（65%~88%）能在一年之内重新参与运动，一般再断率在0~13%，多数再次损伤发生率在3%~9%。阿德恩等人对48项研究进行了系统评估，对ACL重建术后5770名患者进行了研究，平均随访41.5个月。总体而言，在最终的随访中82%的患者恢复参与了部分运动，63%的患者恢复了伤前的运动水平，44%的患者恢复了对抗性运动。从理论上讲，ACL重建术会让膝关节具有更好的生物力学功能，但运动员重返赛场受多因素控制和影响，如重返赛场的意向和积极性，高水平运动员重返赛场的概率要高于低水平运动员，重点运动员重返赛场的概率要高于非重点运动员和低资历运动员。因此，ACL损伤后进行重建还是进行保守治疗是根据运动员从事的项目、运动员资历、竞技水平、心理状况、政治和经济因素等多方面来综合决定的。

大部分研究报告显示手术到恢复运动时间平均为7.3个月。这些研究中的体育活动参与者恢复水平各不相同。而范·艾克等人认为，ACL重建术后6~9个月是ACL再次损伤发生率最高的时间段，术后9个月后参加对抗性的运动则可以大大降低损伤的发生率。通过系统的文献回顾与分析，运动员ACL重建术后重返赛场的比率较高，同时也会出现再次损伤的现象，需要把握安全重返赛场的时间。从医学角度来讲，重返赛场不仅需要合适的康复方案，还需要足够的生物愈合时间。

二、肩关节运动损伤

（一）运动员与健身人群常见的运动损伤

健身人群或者运动员常见的肩关节损伤主要包括肩关节撞击症、肩袖损伤和肩关节脱位，引起损伤的主要项目包括乒乓球、羽毛球、棒垒球、田径、水球。肩关节撞击症引起的肩关节疼痛占65%，传统肩关节撞击症仅仅局限于肩峰下撞击综合征，而实际上体育运动造成的肩关节撞击症包括外撞击和内撞击，外撞击即传统的肩峰下撞击综合征，是由于肱骨头与肩峰在运动中造成撞击而产生的肩袖部分损伤或者滑囊炎。内撞击指过头位动作所致肩关节疼痛的综合征，其损伤主要包括肩袖关节面损伤、肱二头肌肌腱炎、盂唇损伤、前关节囊不稳、肩胛功能不良等，其原因为反复过度外旋或长期外旋负重均会增加关节囊前方张力和关节后方压力。而无论是外撞击还是内撞击都会造成肩袖的部分损伤甚至全层损伤，因此，肩关节撞击症的早期预防对于防止肩关节进一步损伤具有重要作用。

（二）肩关节撞击症的因素、评价与预防

运动员或者健身人群的撞击症与中老年人不同，有些是由肩关节周围肩胛带肌肉节律失衡造成的，尤其是对于乒乓球、羽毛球、健美、棒球运动员或者健身人群。根据运动特点，躯干前方肌肉相对发达，导致肱二头肌短头肌腱和胸小肌增强，导致肩胛骨前倾加重，而躯干后方在长期的训练或者运动过程中，导致后群神经肌肉病理性改变、斜方肌肌肉力量下降、肩胛骨前锯肌控制力下降。这样，躯干前后方肌肉的不平衡导致运动过程中肩胛节律的失衡，从而导致肱骨头

相对肩胛骨前移，使得肩峰下间隙变窄造成肩峰外撞击。而长期的过头位运动也会导致肩胛节律失衡，从而使外撞击症和内撞击症同时出现。各种文献报道也证明了肩峰撞击症同肩胛节律失衡的关系，基布勒等人认为，投掷运动员中存在肩胛骨移动异常，斜方肌、前锯肌肌力下降导致撞击症，苏等人认为有撞击症症状的游泳运动员存在肩胛节律异常，霍斯特报道了肩峰下撞击综合征网球运动员肩胛骨前倾和下角后突的症状，并认为撞击症运动员肩胛运动100%失衡。可以通过特殊的体格检查来诊断肩胛节律失衡是否会导致撞击症，包括稳定肩胛上举试验、双侧肩胛骨位移测试试验，对肩胛运动失衡进行相关评价。

因此，理解了运动员或者健身人群肩关节撞击症发病的机制，从肩关节运动预防角度而言，可以通过肩胛节律训练或者肩胛带周围肌群训练对肩关节撞击症进行预防，罗伊等人报道肩胛节律训练4周，能够明显缓解肩峰撞击症状。通过文献研究与实践证明，肩胛带肌群力量与协调训练明显减轻撞击症患者疼痛症状，提高肩关节功能。

（三）肩关节运动损伤的重返赛场

肩关节疼痛或者撞击症一般不会严重影响训练和比赛，肩关节脱位造成的盂唇损伤，以及外伤导致的肩袖损伤则需要进行手术。手术后重返赛场由多种因素决定，但对于医学因素，应该强调充分的生物愈合时间，无明显的疼痛或者功能障碍症状，根据运动项目决定重返时间，一般重返赛场时间为术后4~6个月。职业网球运动员：88%重返，时间平均为7个月，25%达到伤前水平。

但对于特殊状况下的损伤，如残疾人轮椅篮球运动，则肩关节属于负重关节，肩峰下压力是正常的1.5~2倍。

肩袖组织更易损伤。因此，该类患者应该适当推迟重返赛场的时间，一般控制在8个月左右，重返后适当进行针对性的保护。

三、其他运动损伤

除去常见和典型的膝、肩运动损伤，髋关节、踝关节以及过劳性运动损伤发生率也在上升，尤其是髋关节运动损伤，由运动造成的髋关节撞击综合征发生率也在逐渐增加。伯德等人对职业或者专业运动员进行流行病学调查发现，跑步运动是中学生和青少年出现髋关节疼痛和髋关节撞击症最多的运动，其次是美式橄榄球、足球和篮球运动。突出表现为髋关节内部和腹股沟区疼痛、屈髋困难、下腰痛等。目前，通过微创关节镜治疗髋关节撞击综合征或者髋关节盂唇损伤均取得不错的疗效，髋关节镜治疗有可能在下一个10年成为运动医学的研究热点。

过劳性运动损伤主要跟目前兴起的全民健身项目有关，如跑步或者健步走运动、网球羽毛球运动、足篮排球类运动。损伤主要包括髌腱炎、膝外侧综合征、足底筋膜炎或者足弓痛、网球肘或者高尔夫球肘。目前的治疗方案越来越倾向于以多中心大数据的研究结果为依据进行选择。以网球肘即肘关节肱骨外上髁炎为例，目前治疗多以休息、理疗、护具、功能锻炼、注射、手术为主，理疗主要是冲击波，并且是在6个月内疗效较好。佩戴网球肘护具也有利于缓解症状，网球肘护具能够减轻伸肌群在肱骨止点的应力，同时局部的加压作用能加强伸肌力量，形成人为的次级止点，降低负荷。手术的治疗指征多以顽固性网球肘为主，而顽固性网球肘最大的致病原因则是类固醇激素药物的注射治疗。斯密特等人曾在《柳叶刀》杂志发表了关于类固醇激素治疗疗效分析，认为类固醇激素的局部封闭治疗大多在6周内有效，而在52周后，有31%的复发率，而未经任何治疗的自愈率达83%，复发率仅有17%。功能锻炼治疗包括对桡侧腕短伸肌的离心收缩练习，1年后自愈率达92%。因此，对慢性劳损造成的肌腱末端病，以功能锻炼为主导的治疗方式比注射治疗长期疗效更佳。

综上所述，美国运动医学学会学术年会在运动损伤方面更侧重于运动损伤的预防、评价和重返赛场等内容。根据美国运动医学学会学术年会和运动损伤领域的学术导向，研究重点仍然在膝、肩等部位上，而髋关节运动损伤也越来越受到重视，由大众健身造成的慢性过劳性损伤则以功能锻炼治疗为主。ACL损伤仍然为运动医学的研究热点，青少年的发病率在增加，ACL损伤与术后的评价要重视对旋转不稳的评价，运动员重返赛场后，在注重康复功能锻炼的同时，不要忽略组织的生物愈合规律。运动员或者健身人群肩关节疼痛需要重视肩胛节律失衡造成的撞击症，通过肩胛带肌群的功能锻炼能改善肩关节撞击症症状。对于以“网球肘”为代表的运动劳损性肌腱末端病，注射治疗，以功能锻炼为主的康复治疗长期效率佳。

参考文献

[1] CLANCY, WILLIAM G. Anatomic ACL reconstruction: The final answer? [J]. Knee Surgery Sports Traumatology Arthroscopy Official Journal of the Esska, 2015, 23 (3): 636-639.

[2] FU F H, JORDAN S S. The lateral intercondylar ridge—a key to anatomic anterior cruciate ligament reconstruction [J]. Journal of Bone & Joint Surgery American Volume, 2007, 89 (10): 2103-2104.

[3] LABELLA C R, HUXFORD M R, GRISSOM J, et al. Effect of neuromuscular warm-up on injuries in female soccer and basketball athletes in urban public high schools: cluster randomized controlled trial [J]. Archives of Pediatrics & Adolescent Medicine, 2011, 165 (11): 1033-1040.

[4] WEBSTER K, FELLER J. Exploring the high re-injury rate in younger patients undergoing anterior cruciate ligament reconstruction [J]. Am J Sports Med, 2016 (44): 2827-2832.

[5] RUGG C, WANG D, SULZICKI P, et al. Effects of prior knee surgery on subsequent injury, imaging and surgery in NCAA collegiate athletes [J].Am J Sports Med, 2014 (42): 959-964.

[6] WIGGINS A, GRANHI R, SCHNEIDER D, et al. Risk of secondary injury in younger athletes after anterior cruciate ligament reconstruction: a systematic review and meta-analysis [J]. Am J Sports Med, 2016 (44): 1861-1876.

[7] BRAMBILLA L, PULICI L, CARIMATI G, et al. Prevalence of associated lesions in anterior cruciate ligament reconstruction: correlation with surgical timing and with patient age, sex, and body mass index [J]. Am J Sports Med, 2015 (43): 2966-2973.

[8] VAN ECK C F, SCHKROHOWSKY J G, WORKING Z M, et al. Prospective analysis of failure rate and predictors of failure after anatomic anterior cruciate ligament reconstruction with allograft [J]. Am J Sports Med, 2012, 40 (4): 800-807.

[9] ANDERNORD D, DESAI N, BJORNSSON H, et al. Patient predictors of

early revision surgery after anterior cruciate ligament reconstruction: a cohort study of 16 930 patients with 2–year follow–up [J]. Am J Sports Med, 2015 (43): 121–127.

[10] MALETIS G B, CHEN J, INACIO M C, et al. Age–related risk factors for revision anterior cruciate ligament reconstruction: a cohort study of 21 304 patients from the Kaiser Permanente Anterior Cruciate Ligament Registry [J]. Am J Sports Med, 2016 (44): 331–336.

[11] PULLEN W M, BRYANT B, GASKILL T, et al. Predictors of revision surgery after anterior cruciate ligament reconstruction [J]. Am J Sports Med, 2016, 44 (12): 3140–3145.

[12] MUSAHL V, HOSHINO Y, AHLDEN M, et al. The pivot shift: a global user guide [J]. Knee Surgery Sports Traumatology Arthroscopy, 2012, 20 (4): 724–731.

[13] MUSAHL V, RAHNEMAI–AZAR A A, COSTELLO J, et al, The influence of meniscal and anterolateral capsular injury on knee laxity in patients with anterior cruciate ligament injuries [J]. Am J Sports Med, 2016, 44 (12): 3126–3131.

[14] ROESSLER P P, SCHUTTLER K F, HEYSE T J, et al. The anterolateral ligament (ALL) and its role in rotational extra– articular stability of the knee joint: a review of anatomy and surgical concepts [J]. Arch Orthop Trauma Surg, 2016, 136 (3): 305–313.

[15] SHYBUT T B, VEGA C E, HADDAD J, et al. Effect of lateral meniscal root tear on the stability of the anterior cruciate ligament–deficient knee [J]. Am J Sports Med, 2015, 43 (4): 905–911.

[16] ARAUJO P H, AHLDEN M, HOSHINO Y, et al. Comparison of three noninvasive quantitative measurement systems for the pivot shift test [J]. Knee Surgery Sports Traumatology Arthroscopy, 2012, 20 (4): 692–697.

[17] BORGSTROM P H, MARKOLF K L, WANG Y, et al. Use of inertial sensors to predict pivot–shift grade and diagnose an ACL injury during preoperative testing [J]. Am J Sports Med, 2015, 43 (4): 857–864.

［18］HOSHINO Y，ARAUJO P，AHLDEN M，et al. Quantitative evaluation of the pivot shift by image analysis using the iPad［J］. Knee Surgery Sports Traumatology Arthroscopy，2013，21（4）：975–980.

［19］HOSHINO Y，KURODA R，NAGAMUNE K，et al. Optimal measurement of clinical rotational test for evaluating anterior cruciate ligament insufficiency［J］. Knee Surg Sports Traumatol Arthrosc，2012，20（7）：1323–1330.

［20］MYKLEBUST G，BAHR R. Return to play guidelines after anterior cruciate ligament surgery［J］. Br J Sports Med，2005，39（3）：127–131.

［21］ARDERN C L，WEBSTER K E，TAYLOR N F，et al. Return to sport following anterior cruciate ligament reconstruction surgery：a systematic review and meta–analysis of the state of play［J］. Br J Sports Med，2011，45（7）：596–606.

［22］LEPHART S M，FERRIS C M，FU F H. Risk factors associated with noncontact anterior cruciate ligament injuries in female athletes［J］. Instr Course Lect，2012（51）：307–310.

［23］ARDERN C L，TAYLOR N F，FELLER J A，et al. A systematic review of the psychological factors associated with returning to sport following injury［J］. Br J Sports Med，2013，47（17）：1120–1126.

［24］VAN ECK C F，SCHREIBER V M，LIU T，et al. The anatomic approach to primary，revision and augmentation anterior cruciate ligament reconstruction［J］. Knee surgery，sports traumatology，Arthroscopy，2010，18（9）：1154–1163.

［25］MICHENNER L A，MCCLURE P W，KARDUNA A R. Anatomical and biomechanical mechanisms of subacromial impingement syndrome［J］. Clin Biomech（Bristol，Avon），2003（18）：369–379.

［26］DRAKOS M C，RUDZKI J R，ALLEN A A，et al. Internal impingement of the shoulder in the overhead athlete［J］. JBJS，2009，91（11）：2719–2728.

［27］ROCHE S J，FUNK L，SCIASCIA A，et al. Scapular dyskinesis：the surgeon's perspective［J］. Shoulder & elbow，2015，7（4）：289–297.

［28］KIBLER W B，SCIASCIA A，WILKES T. Scapular dyskinesis and its relation to shoulder injury [J]. J Am Acad Orthop Surg, 2012 (20): 364–372.

[29] SU K P E, JOHNSON M P, GRACELY E J, et al. Scapular rotation in swimmers with and without impingement syndrome: practice effects [J]. Medicine & Science in Sports & Exercise, 2004, 36 (7): 1117–1123.

[30] HOST H H. Scapular taping in the treatment of anterior shoulder impingement [J]. Physical Therapy, 1995, 75 (9): 803–812.

[31] ROY J S, MOFFET H, HÉBERT L J, et al. Effect of motor control and strengthening exercises on shoulder function in persons with impingement syndrome: a single–subject study design [J]. Manual therapy, 2009, 14 (2): 180–188.

[32] BERNHARDSSON S, KLINTBERG I H, WENDT G K. Evaluation of an exercise concept focusing on eccentric strength training of the rotator cuff for patients with subacromial impingement syndrome [J]. Clinical rehabilitation, 2011, 25 (1): 69–78.

[33] LOMBARDI I, MAGRI A G, FLEURY A M, et al. Progressive resistance training in patients with shoulder impingement syndrome: a randomized controlled trial [J]. Arthritis Care & Research, 2008, 59 (5): 615–622.

[34] YOUNG S W, SAFRAN M R, DAKIC J, et al. Arthroscopic Shoulder Surgery in Female Professional Tennis Players Ability and Timing to Return to Play [J]. Orthopaedic Journal of Sports Medicine, 2013, 16 (1): e63–e64.

[35] BAYLEY J C, COCHRAN T P, SLEDGE C B. The weight–bearing shoulder. The impingement syndrome in paraplegics [J]. JBJS, 1987, 69 (5): 676–678.

[36] BYRD J W T, JONES K S. Arthroscopic management of femoroacetabular impingement in athletes [J]. Am J Sports Med, 2011, 39 (1 suppl): 7S–13S.

[37] PETTRONE F A, MCCALL B R. Extracorporeal shock wave therapy without local anesthesia for chronic lateral epicondylitis [J]. JBJS, 2005, 87 (6): 1297–1304.

[38] NIRSCHL R P, ASHMAN E S. Elbow tendinopathy: tennis elbow [J]. Clinics in sports medicine, 2003, 22 (4): 813–836.